大是文化

王進崑營養學，白髮變黑髮，年輕15歲

薑黃、蜂蜜、辣木、木鱉果、青梅……
營養學博士的太極飲食法，
用天然食材強化自癒力。

中山醫學大學前校長暨營養學系教授、
國際食品科技聯盟院士
王進崑——著

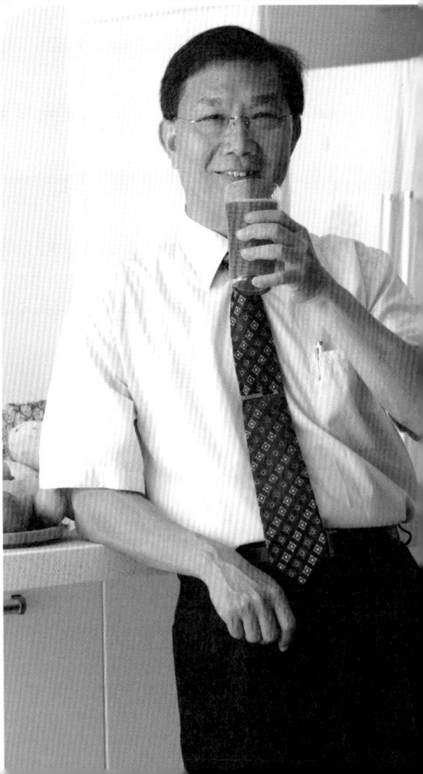

第1章

失戀要吃香蕉皮，想回春，你要吃……

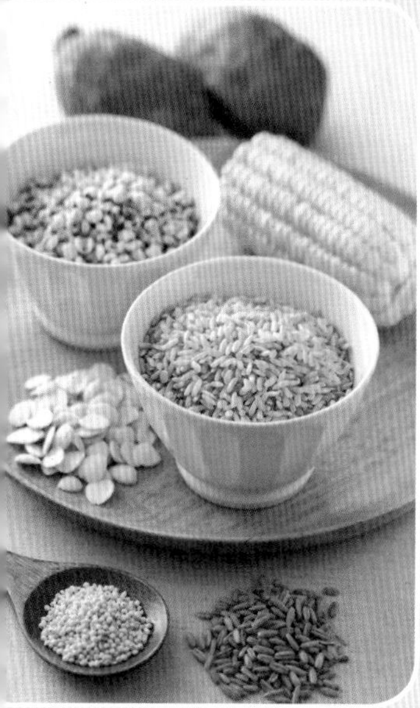

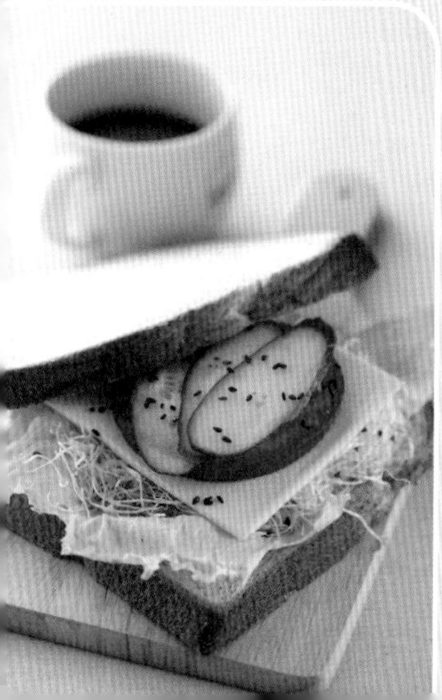

第2章 我的太極養生操，這樣動年輕15歲

第3章 美食也有大藥，平衡最重要

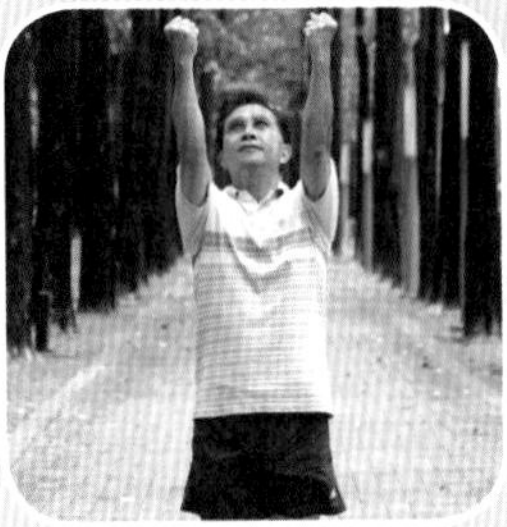

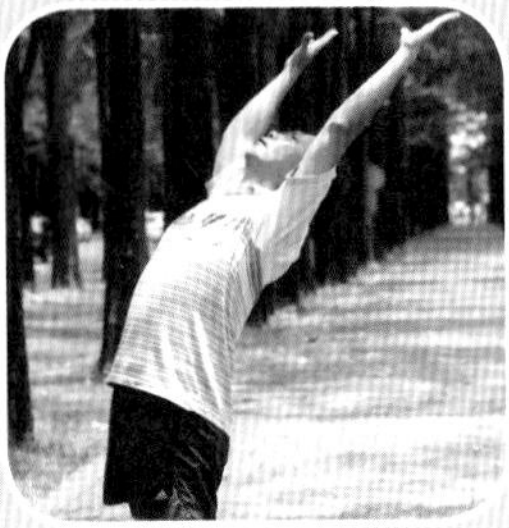

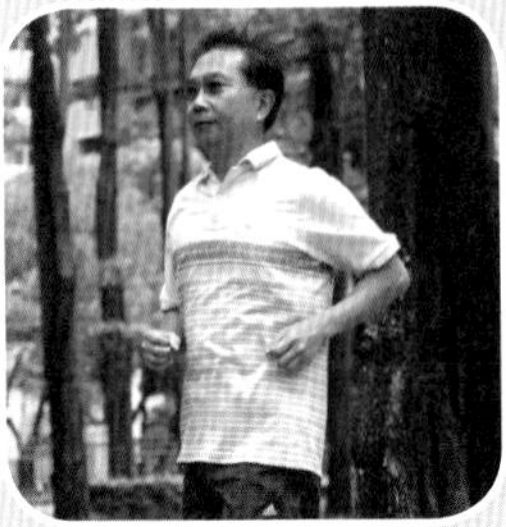

第4章

你累了嗎？如何喚起人體第一道自癒力？

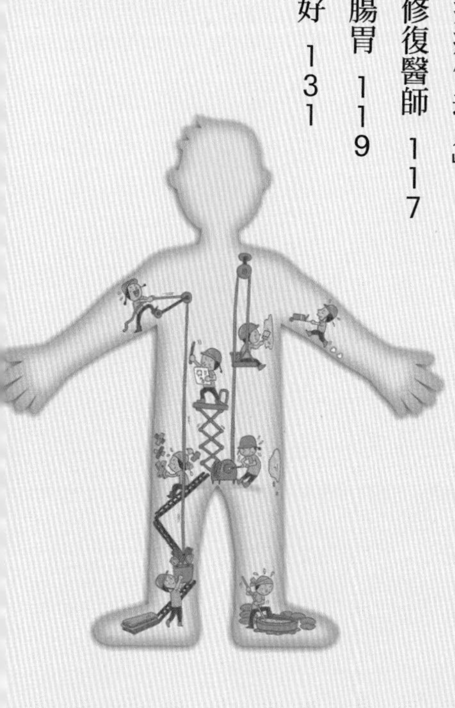

第5章 老化是可以阻止的

第6章 下班後沒力運動，作息顛倒常輪班，怎麼辦？

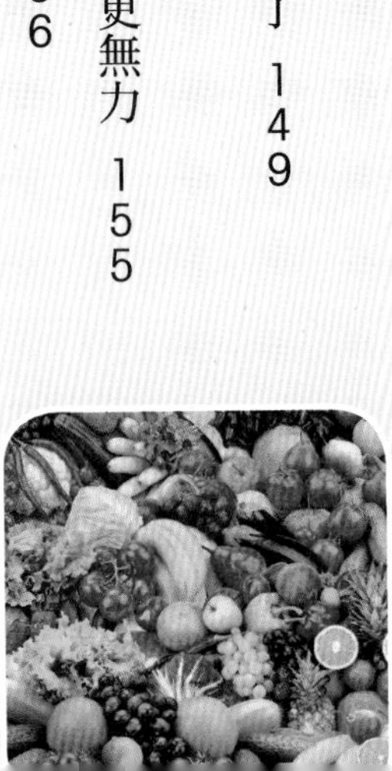

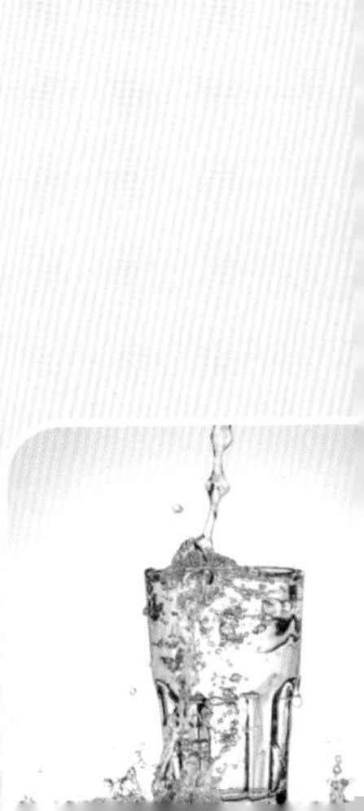

第7章

輔助太極飲食的營養補充品，天然的最好！

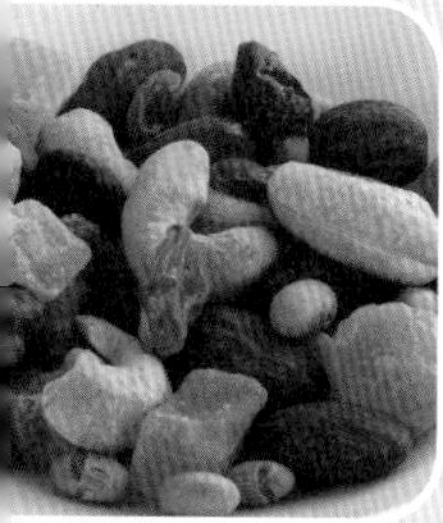

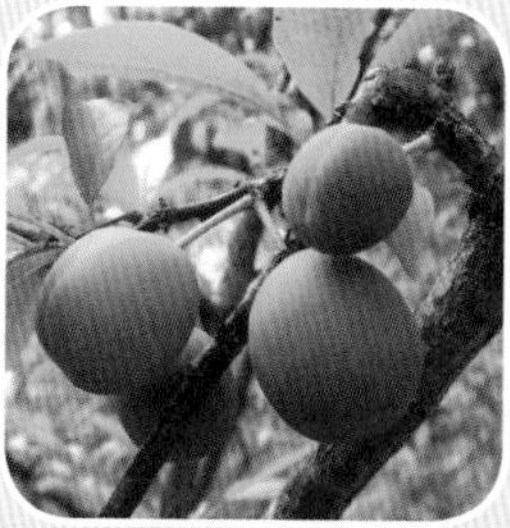

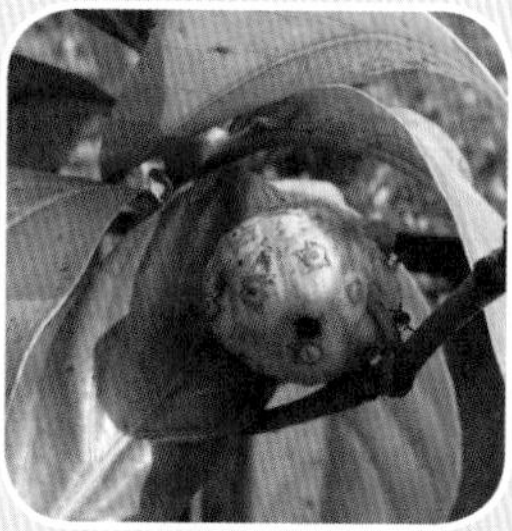

第8章

中西結合的王家健康餐桌

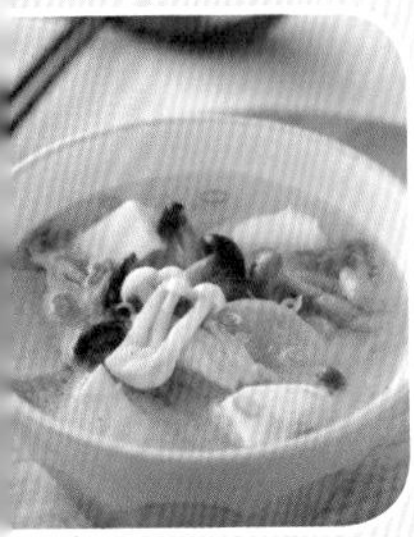

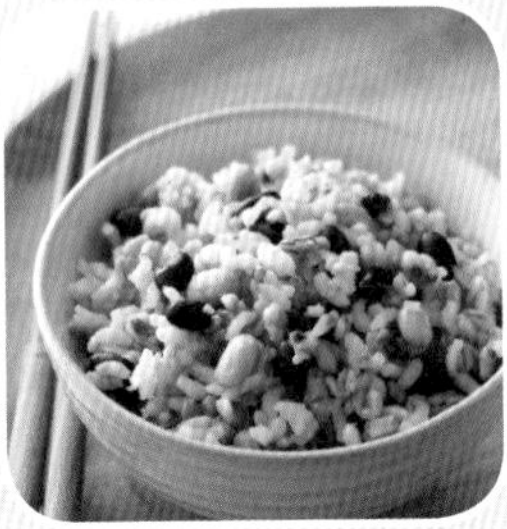

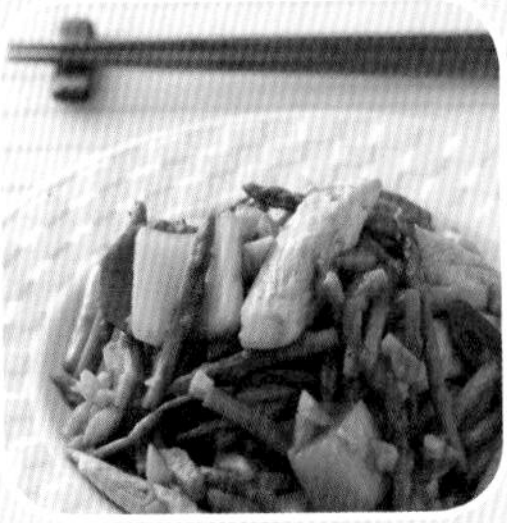

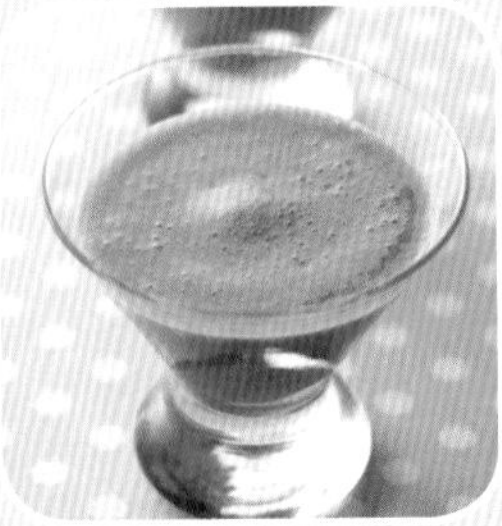

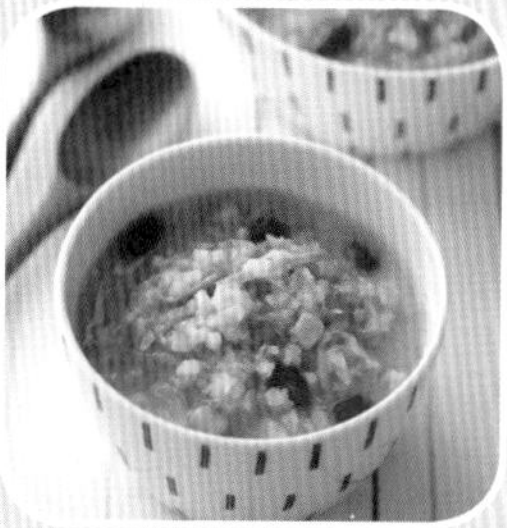

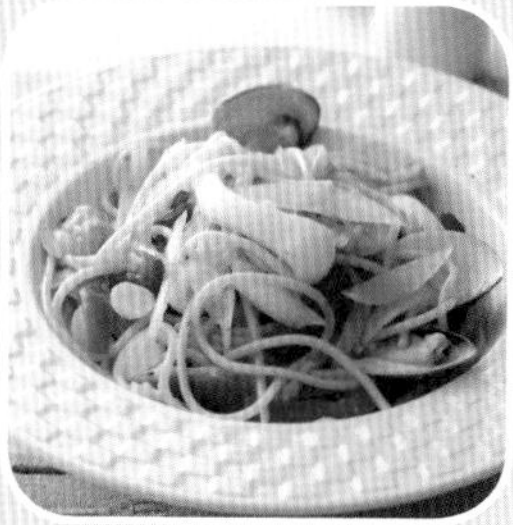

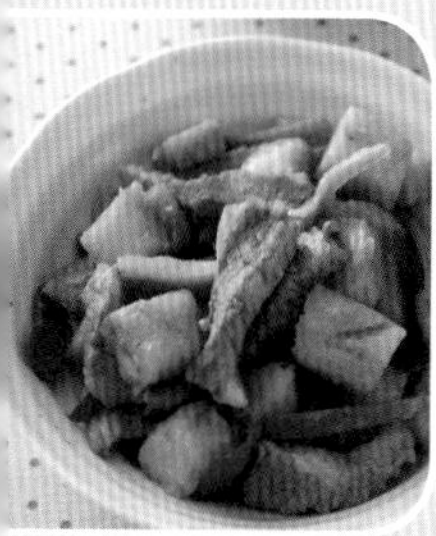

Contents

第9章 防疫、抗過敏、對抗慢性疲勞……你吃對了嗎？

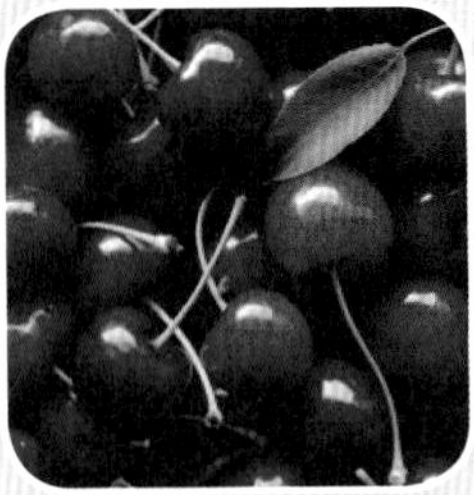
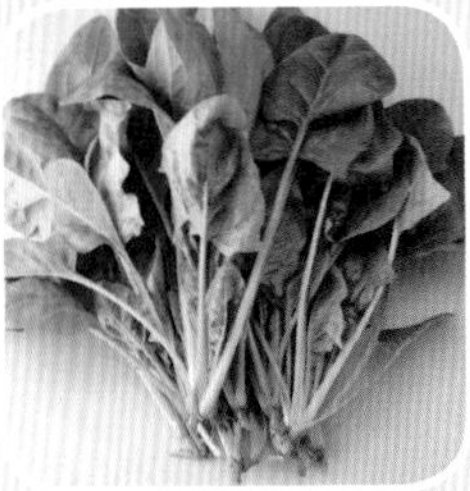
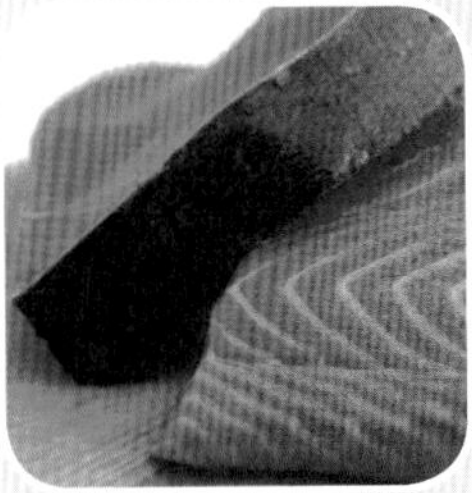

新版序

期許能為國人的健康防線多盡一份心力

二〇一三年本著藉由發揮所學回饋社會的初衷，我出版了《這樣吃，我的白髮變黑髮、年輕十五歲》，希望透過傳播正確的營養知識，達到全民健康的目的。很幸運的，這本書廣泛獲得各界熱烈的迴響。

二〇二〇年因新冠肺炎的影響，全球各地爆發大規模疫情，病毒無情的奪走數百萬人的性命，或造成難以彌補的後遺症與家庭悲劇。有鑑於此，告訴更多讀者如何透過日常飲食、善用食材來保護自己的健康，是本書強化內容後再出版的主因。

毛進曜

防疫重視的是保護自己，除了良好的防護措施與衛生習慣之外（例如正確的戴口罩及洗手），平時善加利用優良食材，可以有效抵抗病毒入侵我們的身體。

新版內容除了**新增面對疫情時的應對做法，更增加受全球矚目的薑黃、辣木等保健食材的介紹**，這些食材不僅能促進身體健康，更提供身體修復、強化抵抗力與自癒力、維持青春、白髮變黑髮等功效。

不忘初衷是發自內心的自我期許，希望再次經由傳遞正確的營養知識，為國人的健康防線多盡一份心力。

此外，本人也確認擔任二〇二六年世界食品大會的主席，大會將於臺北市舉辦，屆時將有來自全球一百多個國家的專家，超過一萬餘人前來臺灣，共同分享食品營養科技與健康的最新研究成果，為全人類的健康一起努力。

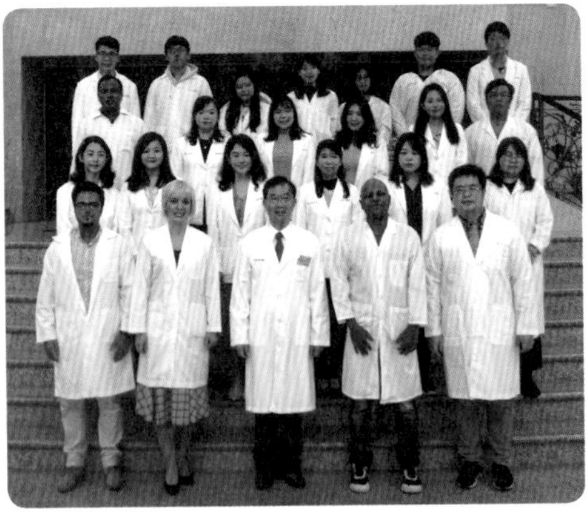

▲ 我與來自世界8個國家的研究室團隊成員。

推薦序一

現代飲食結合古老中醫，竟然那麼實用！

黃伯超

（黃伯超教授——臺灣營養學泰斗、
臺大醫學院生物化學暨分子生物學科名譽教授）

在臺灣食品營養界，王進崑教授是一位深具特色的學者，不但專精於食品科學、研究推廣保健食品，同時具有傑出的行政能力。擔任中山醫學大學營養學系主任後，接著擔任該校健康管理學院院長、升任副校長以及校長。

王教授同時是台灣營養學會第十五屆理事長，推動國民營養法的立法。二〇〇八年與二〇一三年，更以國際保健營養學會（ＩＳＮＦＦ，全球最大的保健食品學會，該組織目前共有來自全世界五十三個國家的會員）理事暨執行長身分，在臺灣舉辦國際性的保健學術會議。

《王進崑營養學，白髮變黑髮，年輕十五歲》，其內容相當專業、特殊，不同於一般營養保健書籍。

看了書中的故事，才知道原來王教授的夫人是一位資深中醫師，夫妻倆常常討論食品營養如何結合傳統中醫理論。他們認為中醫藥本來就有「太極養生」的精神，而一般家庭也常把中藥應用在日常飲食中，因此食品營養學結合中醫藥學，自然能推廣給一般民眾。

讀完書中內容，我想起過去負責教育部醫學教育委員會工作時，曾建議中醫學系減少古典中醫學課程的學分數（如八個學分的黃帝內經），因為那是數千年前的古老中醫學，但未被該系接受。而王教授在書中提出的**太極飲食法**，**並非很古老的中醫學思想，反而多是根據現代保健飲食科學，設計出的各類食物及飲食分量，非**

常實用。

王教授也特別重視胃腸道功能與飲食的關係，並依據太極養生法擬定一天起居、睡眠、排泄、運動方式等，相信一般民眾必能輕易上手而獲益。

本書具有相當鮮明的特色，青壯年或中年讀者讀後若能領悟書中的太極養生精神，並實行其方法，必能提升健康狀態，特此推薦大家細心閱讀。

推薦序二

三十年營養學功力，帶你吃回健康

（陳維昭醫師——臺灣大學前校長、
國家生技醫療產業策進會會長）

陳維昭

隨著生活環境的改善、人類壽命的延長，現代人越來越重視養生與健康；除了延長生命的長度，更要提升生命的品質，也就是要活得健康快樂，並且活得有意義。因此，最近有關保健養生、減肥瘦身的書相當受歡迎，但這其中難免有品質、內容參差不齊的問題，甚至造成誤導。

王進崑教授邀我為他的書《王進崑營養學，白髮變黑髮，年輕十五歲》寫序時，讓我感到非常高興，毫不遲疑的就答應了。因為王教授不僅具有深厚的營養專業，在教學、研究、行政都相當繁忙的情形下，還願意奉獻寶貴的時間現身說法，出版保健營養通俗書籍，提供社會大眾比較正確、有用的知識，是一件相當難得、也是相當可喜的事。

王教授是臺灣大學食品科技研究所博士，曾獲得臺灣大學傑出校友的殊榮，我們兩人都是台灣營養學會的成員，也都擔任過理事長，彼此有不少的互動。除了在國內許多相關學會擔任重要職位之外，王教授也獲頒國際食品科技聯盟院士，在國內外營養學界均享有崇高的聲望與地位。

書中敘述他**在忙碌與壓力下忘記照顧自己的健康，然後如何把年輕吃回來的真實故事，以及如何將三十年營養學的專業，落實在包括個人、家庭以及餐桌的日常生活體驗**。

王教授的「太極健康飲食法」包括正確適當的飲食、充分的睡眠以及適當的體能活動三個面向，這三者可以說是保健養生的不二法門，許多研究也都證明了三者與健康長壽的密切關聯。

這其中，食品營養是現代人最需要的預防醫學，卻也是人們最感到困擾的問題：「到底怎麼吃才對？」對此，王教授提出了太極飲食法的觀點，以及七分飽二十一比例原則。所謂太極飲食法講究的是互補、平衡與協調，簡單的說就是注意冷熱、多少、酸鹼、陰陽等平衡與協調，並盡量不偏食，分散風險。

飲食營養雖然因個人體質可能有些差異，但王教授所提的觀念、原則，加上他個人的實際體驗，都具有極大的參考價值。全書內容精彩，敘述深入淺出，是一本可讀性極高的好書。

推薦序三

一本容易「跟著做」的健康書

（孫璐西教授——臺灣大學食品科技研究所名譽教授）

物質生活的提升，改變了我們的生活型態及飲食習慣，讓人們健康直接受到影響，因此如何維持健康早已成為現代人的主要課題。坦白說，均衡飲食與運動一直是保持健康的最佳方法，過與不及不僅無益，甚至有害。

長期過度飲食或飲食不均衡，加上運動量過少，是造成慢性疾病的元凶。雖然飲食習慣影響健康是大家熟知的訊息，但如何藉由飲食調整與營養照護，回復或維持健康卻是大家陌生的。

王教授是權威的食品營養專家，他把個人如何透過飲食與生活習慣，將稀疏斑白的頭髮變得濃密烏黑的過程，以說故事的方式生動呈現給讀者。

另外，透過太極陰陽調和與平衡觀念，強調過與不及可能帶來的傷害；現身說法和讀者分享他每天二十四小時，如何實踐七分飽的二十一比例健康飲食法，以及怎麼睡、怎麼動，成功拯救自己的衰老，找回健康活力。

書中點出腸道是人體接觸食物的第一線，但多數人卻不清楚腸道功能原來與健康是息息相關的。而排泄是排除體內毒素最重要的方式，如何促進排泄與何時排泄，在書中都有詳細的說明。

書中更告訴讀者如何正確使用營養補充品，利用目前全球熱門的保健食品達到事半功倍之效；清楚解說有助預防與改善疾病的Omega-3脂肪酸、青梅、諾麗果、牛樟芝等，怎麼吃、怎麼選才能達到保健效果。

王教授更特別分享自己家庭餐桌上的食譜，並且實際製作示範，**搭配圖文讓讀**

者更容易自己動手烹調。

全書以淺顯易懂、圖文並茂的方式，清楚呈現王教授自身體驗設計出的「太極健康飲食法」，不僅讀起來輕鬆無負擔，書中的每一個方法都能輕易落實在我們的生活中。

推薦序四

結合中醫養生原理，找回平衡身心

（林昭庚醫師——前總統府國策顧問、
中醫針灸實證醫學宗師、中國醫藥大學講座教授）

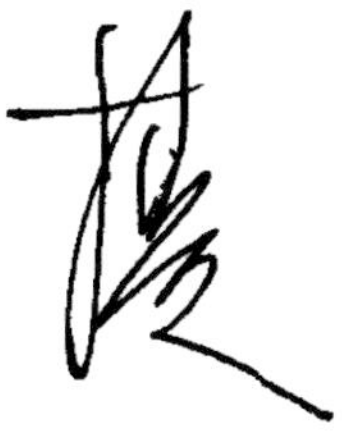

自古以來，健康與長壽便是人類追求的共同願望。想擁有健康不外乎四個條件，第一要有規律的生活，第二要有適當的運動，第三要有均衡的營養，第四要修身養性，有一個快樂的人生觀。目前市場上琳瑯滿目的保健工具、養生藥品、健康食品，無一不是在宣告著「活得老更要活得好」。

善用各種「養生之道」追求健康、延緩衰老，已成為新世紀人類的共同課題，而如何運用知識與科技，選擇適當的保養工具，聰明的抗老、保健康，正是現代人迫切需要的。

王進崑教授從事食品營養的研究與教育已達多年，擔任過中山醫學大學營養學系主任、中山醫學大學附設醫院營養部主任、學院院長、校長，以及台灣營養學會理事長，二〇一六年獲頒國際食品科技聯盟院士。《王進崑營養學，白髮變黑髮，年輕十五歲》一書，是王教授將食品營養專業落實於日常生活之匯集，強調腸胃道保健、闡述全穀雜糧與天然蔬果對健康的益處，並導入保健食品的正確概念。

書中特別提到以「太極飲食法」來調整體質，藉由均衡飲食並搭配優質的睡眠（陰性），與適當的體能活動（陽性），如同陰陽調和般搭配動態與靜態，以喚醒上天賦予人體的自癒力。

學習中醫多年之來，我一直將「心靜」與「身動」作為養生原則，透過靜坐與打太極拳來調養身體。中醫養生學原理是從人的整體出發，透過局部分析人體各系統間的相互聯繫和協作，注意是否有陰陽氣血失調情況，協調整體陰陽氣血及臟腑平衡，扶正祛邪，達到消除病邪、治癒疾病的目的。

此外，「順四時而適寒暑」也是中醫養生原則之一，自然界的四季氣候變化對人體生命活動有極大的影響。天熱時，氣血暢通易行；天寒時，氣血凝滯沉澀。因此，人們對於養生或疾病調養，應該依據四季的規律和特性，才能健康長壽。

王教授於書中所提的養生方式，與中醫養生原理實有異曲同工之處，這本書可以說是坊間不可多得的專業養生保健書，因此特撰文推薦。

推薦序五

全社區等了十五年的健康飲食書

（張莉珠——臺中市南屯社區健康營造中心志工團團長）

張莉珠

過去王進崑教授到臺中南屯區推動社區健康營造，當他親自為我們說明為何要進入社區推廣健康時，當地的民眾聽了都深受感動。

在該社區經營開放式藥局的我，了解一般人有許多錯誤的飲食觀念與生活習慣，當下非常感動教授用心企劃、想要教導民眾的信念。心想既然是那麼有意義的事，當然應該全力支持，因此接下志工團團長的工作，從此與教授結下不解之緣。

透過地方上幾位里長的配合與合作，我們廣招志工並進行教育與實作訓練，讓他們可以自助助人，再以家戶服務的概念，由種子志工進入社區的每個家庭，讓大家了解如何以「太極飲食」獲得健康。

透過教授與安排的醫療團隊持續推廣，我們開始改變生活與飲食習慣。王教授又鼓勵大家養成每週至少運動三次的習慣，經過這樣的改變，大家的**體態不只變得輕盈，也減少了許多慢性病的發生，許多人因此減少了原本需要用藥的次數，甚至可以停藥**。

多年來，王教授不曾間斷推動社區健康營造的工作，我們真的很感謝王教授將其專業知識無私的回饋給社區民眾，尤其他讓我們每個人學會如何自主健康照護，這樣的用心讓健康概念在社區中落實生根，直到現在，我們社區的運動風氣與健康生活習慣都未曾中斷過。

《王進崑營養學，白髮變黑髮，年輕十五歲》這本書，相信對讀者的健康將大有幫助。

推薦序六

營養學博士到你家，教你怎麼吃才對

（沈祐成——中山醫學大學
健康產業科技管理學系副教授）

身為王教授的學生，能為教授的書撰寫推薦序，感到非常榮幸。我認識教授已經二十幾年，除了佩服他對於食品營養的熱忱及超高效率的工作能力，相處時我總是能感受到他平時對健康的重視。

教授做任何事情前都會先訂出目標，並且計畫性的預想接下來每個步驟，一一實踐。他總是同一個時間訂定許多目標，並且同步進行，最後一一驗收成果。對他來說，長時間做同一件事情久了會累，換做另一件事情就有新鮮感，每一件事都全力以赴，到最後每件事情都有進展，而且進行每件計畫都能保持新鮮感與熱忱，有時連我這個年輕人都忍不住佩服教授的體能與活力。對於如何保持充沛的體力，教授完全不藏私，常在課堂上、日常聊天話語中傳授大家許多健康養生的技巧。

近年來，大眾對於健康飲食大都抱持正面看法，但在部分研究與報章媒體的渲染下，許多人對於到底如何吃、如何做，才能獲得健康感到遲疑，因此教授特別分享他如何把多年的專業落實在日常生活中，以親身力行與成功經歷的故事，讓讀者了解，太極飲食這樣吃，就能自然回春。

書中把均衡飲食、睡眠與體能活動導入太極健康飲食法中，一翻開書就可以跟著教授這樣動、這樣吃，你會發現原來一條毛巾就能幫助我們排氣又排毒。

最有趣的是，書中的食譜實際拍攝了教授家中的家庭餐桌，做法簡單只要三步驟，彷彿就**把一位專業的營養學博士帶回家**，因此，我相信這本書一定有助於促進大家的健康。

前言

跟我一起這樣做，把年輕找回來

「王教授，你天天教人怎麼吃出營養，自己一定吃得安全又健康囉！」接觸食品營養超過三十年，從青澀的求學階段到現今專業教學、工作與生活，我沒有一天脫離營養學。我天天教人怎麼吃、哪些食物應該如何搭，所以我曾天真的以為：憑自己的專業，健康應該不會出問題。

直到某一天，一位天天見面的研究生突然跟我說：「老師，你怎麼看起來很累的樣子，發生什麼事？你頭髮都白了，而且變得很稀疏。」我才驚覺，擔任中山醫

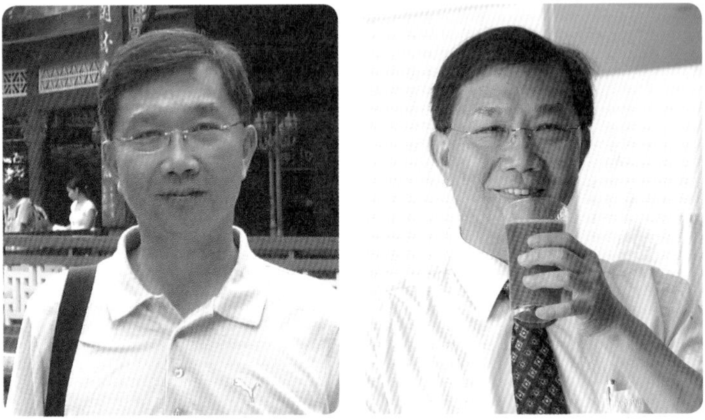

▲ 擔任中山醫學大學副校長與校長期間，我的白髮突然變多、看起來衰老（左圖）。後來我力行太極飲食，把白髮吃成黑髮，整個人年輕了15歲（右圖）。

學大學副校長、校長期間，忙碌的校務工作與教學研究，讓我身心備感壓力，**頭上的白髮就是身體發出的求救警訊**，但我卻完全忽視了。

當時，我面臨中年，身體的代謝與消化能力都剛好進入變化期。人在四十歲左右，會面臨到人體代謝變化由高至低的一個轉折點，只是有些人下降的速度慢，但有些人會很快。

下降速度快就代表老化快，會有聽力退化、老花、白內障、消化差、關節無力、記憶衰退等；外觀上則會出現皺紋、皮膚鬆弛、白髮等老化指標。但這些症狀是可以改善的。

天天教人怎麼吃才健康的人，外表居然看起來這麼蒼老又不健康，對我真是一大打擊，讓我面對學生或病患時，所有的理論與建議更是欠缺說服力，可是又不能馬上辭掉工作回家專心養身。為了找回健康與活力，我重新回到營養學的本質——食物，靠著三十年的食品營養學研究心得，開始貫徹「太極健康飲食法」。

我先將科學定義下的生理酸性與生理鹼性食物分類，分別代表太極的陰與陽（見第九十一頁），重視陰陽調和不偏向一方，達到互補與協調。例如，**積極運用上天賜給我們的天然全穀雜糧與蔬果（陽性），平衡現代人攝取過多的加工食品、精緻麵粉製品與肉製品（陰性）**。

於是我開始調整三餐飲食。我的早餐通常是一杯黑咖啡加上一份夾著生菜、起司、灑上芝麻的全麥吐司。跟其他人不一樣的是，早上我不喝冰涼的蔬果汁或牛奶，也不吃蛋肉類食物。吃完早餐後約十分鐘是我每天的第一次排便，排掉前一晚體內代謝的廢物與毒素。

由於工作的關係，我的午餐與大多數的上班族一樣，往往都是一個便當就打發，但我會盡量選擇全穀雜糧飯，再以魚肉、雞肉或是少量紅肉為主配菜。通常我會自行準備生鮮蔬果，在午餐後食用。

至於**一般人吃得最豐富的晚餐，卻是我一整天中最簡單的一餐**，簡易的蔬果餐加上一杯現打蔬果汁就夠了。工作忙碌時，我就把加熱或汆燙後的全穀雜糧與蔬果，打成一杯全穀雜糧蔬果汁。晚上九點半，我會有第二次排便，排掉當天未消化吸收的代謝廢物。

此外，我要求自己不管多忙都不再熬夜，每天晚上十一點前一定上床睡覺，而且睡滿七小時。然後依照大學時養成的習慣，每天晨跑至少半小時。數十年來，就算是出國開會或訪問，我也一定會帶著運動服與慢跑鞋，享受異國的慢跑樂趣。如果遇到下雨，我則會利用家裡的跑步機。

不過度運動、不熬夜，身體自然維持在動靜平衡（太極）的絕佳狀態。自從有晨跑習慣後，我樂此不疲，深深上癮，世界上沒有比跑步時的自我歸零，以及跑完後的流汗舒暢更快樂的事了。

這樣飲食調整一個月後，我居然長出許多新生的黑髮，原有的頭髮也變得更有光澤，人看起來更有活力。兩個月後，白髮幾乎都消失了。學生們看到我還問，我是不是染髮了，因為整個人年輕許多。

從那時候開始，十幾年來我始終維持「太極健康飲食法」：不管是吃喝睡與運動，絕對不特別偏重一方；這餐因為聚會吃得多，下餐就吃得少；忍不住吃了「垃圾食物」，就來杯全蔬果綜合堅果汁。我每天能夠充分攝取完整的天然營養源、維生素與礦物質（以植物性食物為主），不僅黑髮維持得很好，每天都精力充沛並且神采奕奕。

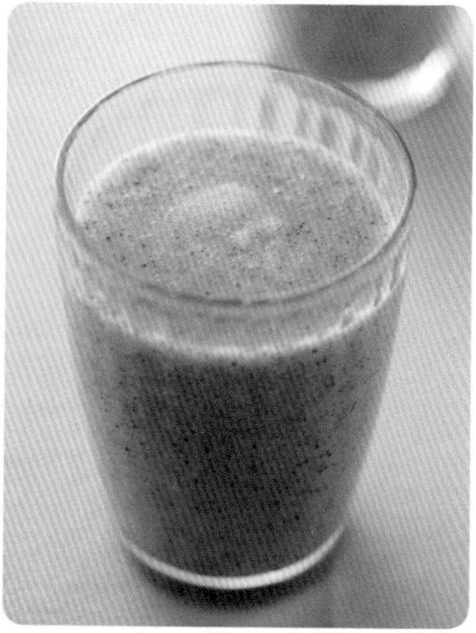
▲喝蔬果汁要喝對時間，午餐、晚餐的時間都比早上好。

太極飲食，讓我白髮變黑髮

過去十幾年我力行太極飲食的過程中，要特別謝謝我的太太，她是一位資深的中醫師，讓我得以從西醫的角度融合中醫的精髓，體會到古老智慧**「太極」中的陰陽平衡，原來就是健康的最大關鍵，什麼都能吃但得懂「加減」，讓身體維持在平衡狀態**。

此外，我與中醫太太還研發出多道簡易的太極飲食食譜，將中醫藥膳融入每天的餐桌菜餚中，每一道都只要三個步驟就可以完成，非常的快速而且實用，十分適合生活忙碌的我們。

雖然食品營養是我的專業，但專業如果沒有落實在生活中，也是無

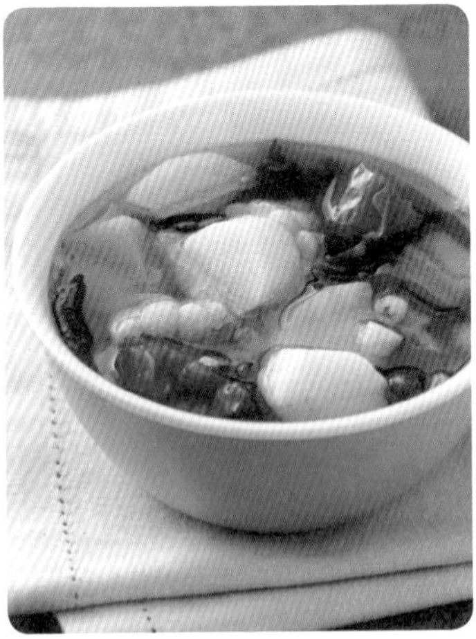

▲一道簡單的湯品，就融合了五行蔬菜及豐富植化素。

用。過去的這段經歷，讓我開始想把食品營養的理論澈底落實在實際生活中。

成功試驗過太極健康飲食法後，我開始把自己的親身經歷（靠食物與運動，成功擺脫衰老的方法），分享給社區民眾。期間常聽到民眾與病患問我：「多數營養又健康的食物根本都不好吃，人如果不能享受美食，活著有什麼意義呢？」

在我的「太極健康飲食法」中，正好可以打破這種錯誤迷思，因為我愛吃美食（偶爾也會吃雞排和漢堡），但照樣養生，甚至把自己的黑髮和年輕的活力一起吃回來。

我所倡導的太極健康飲食法，其實就是回歸自然法則，將最傳統的均衡飲食、睡眠與體能活動正確導入生活中，**什麼都吃但得懂「加減」**。現在很多瘦身書或是健康書，常標榜一日一餐、不要吃澱粉、一大早就喝蔬果汁、三日斷食法、酵素減肥等奇奇怪怪的排毒法，乍聽之下似乎都有道理，但實際上卻違反均衡飲食的原則，可能會危害健康。年輕時也許感覺不出有什麼影響，但等到中年以後就會產生很大的問題，千萬不可不慎。

本書第一章我會告訴你，想要靠飲食回春，可以跟我這樣吃；第二章則會呈現我的一日太極養生操，怎麼動才能活化全身細胞；第三章會強調食物自有大藥，說明太極飲食怎麼挑；第四章詳盡說明太極養生如何喚起人體第一道自癒力；以及第七章介紹扮演人體自癒力催化劑的各種保健食品。

最後並將我們家餐桌上的飲食與大眾分享，透過食譜中的簡單三步驟，就能在家中落實太極飲食。

這是讓我白髮變黑髮、找回年輕的太極健康飲食法，相信你也可以做到。

第1章

失戀要吃香蕉皮，想回春，你要吃……

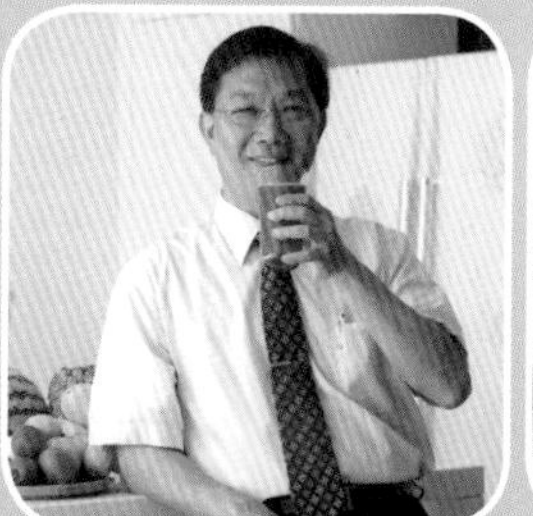

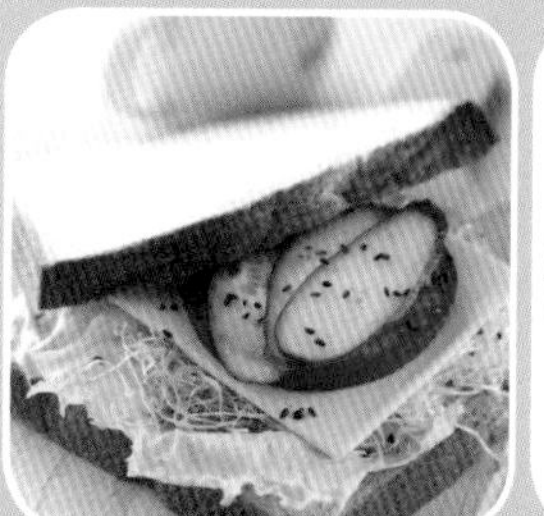

我們常聽到一句俗諺：「失戀，要吃香蕉皮。」有不少人會當笑話聽，但是我的研究卻驗證了這個說法。尤其是比較綠的香蕉皮，含有豐富的血清素前驅物（5-hydroxytryptamine，簡稱為5-HT），這種成分可以安定我們的精神狀態。只要洗淨一根未成熟的綠色香蕉皮（丟棄生香蕉肉），和適量的鮮乳放入果汁機中打成汁飲用，可有效緩解現代人面臨的壓力與憂鬱。

由此可了解，對症飲食有助於消減不良反應。我們吃進去的**每一口食物，都能增長或消滅內外壓力，只是選對了就能減少壓力、選錯了便會增加身體負擔**。

營養學博士也是普通人，白髮很正常？

雖然我如此了解飲食營養，但在擔任中山醫學大學院長、副校長與校長等行政職務期間，每天面對繁忙的校務、滿滿的行程及各種會議與餐會，讓我瞬間頭髮變白，衰老了好幾歲。我才驚覺，原來自己還是一個普通人，**沒有因為多了解醫學與**

Before

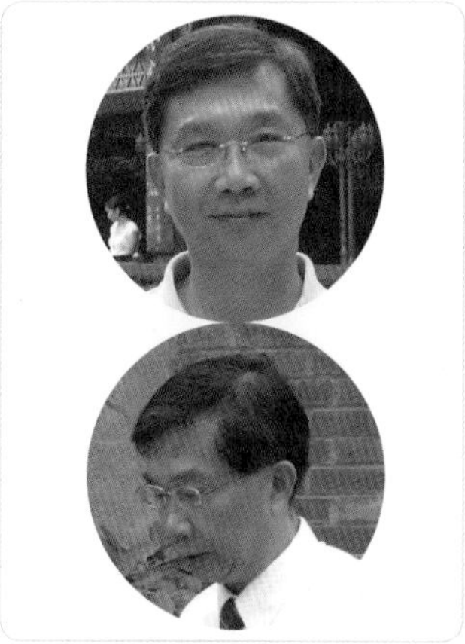

After

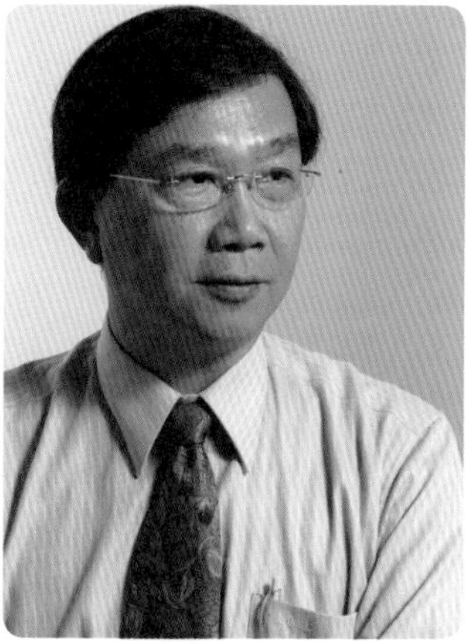

▲ 左邊的兩張圖，可看出工作壓力下我換來一頭稀疏白髮，不只看起來疲態衰老，更是身體給我的警訊。而右圖在經過太極飲食法調養後，我的頭髮開始變黑、也變多了。

營養知識，而遠離老化與慢性疲勞的威脅。

其實，頭髮會變白，主要是外在與內在壓力的雙重刺激所導致。我所說的外在壓力，並不是實際的物理性壓迫，而是指工作、生活、感情與心理等因素所造成的壓力，通常肉眼看不到，且具有累積性。內在壓力則是由飲食、消化、吸收、免疫、循環與病痛等單一或多重因子所產生。

事實上，外在與內在壓力可能會相互助長或相互抵消，這個概念與中國古老智慧「太極」中，五行的相生相剋極為類似，運用特定方法就能達到相生或相剋的效果。

例如，大家熟知的「懷石料理」，它的由來是早期僧人在面對貧乏的食物時，將溫熱的石頭抱在懷裡，以溫暖身體的外在方式，達到飽足的需求，進而克服內在壓力，達到相互抵消的成效。同樣的，食物也能減輕壓力。

很多人認為身體或心理的壓力不可能透過「食物」消除，但這是錯誤的，在我親自實踐「太極健康飲食」——互補的平衡後發現，只要善用正確的方法，便可以有效的減低或去除壓力。

太極就是平衡與互補，今天多明天就少

我在運用太極飲食的「互補、協調方法」時，通常以「一天」為原則單位，例如今天有宴會或烤肉大餐，攝取太多動物性蛋白質與脂肪，第二天就以全穀雜糧與

低蛋白飲食（低蛋白飲食是指蛋白質提供的熱量占總熱量的一〇%至二〇%，例如增加蛋白質含量極少的澱粉如冬粉，取代正餐的米飯及麵食）為主。如因時間或地點無法控制，則建議至少以每週為原則調整。

簡單的說，我都會記住前一（幾）餐或前一（幾）天吃了什麼樣的食物，然後在接下來的幾餐或幾天的時間做彈性調整，這就是太極健康飲食的精髓。

這裡所說的飲食平衡，並不是一種力矩關係、更不是等量對比而已。真正的平衡飲食是一種互補性的協調，就好比是太極的陰陽調和，**任何食物都分別具有陰或陽的屬性**，陰和陽之間存在著相互依存、制約與相互轉化，**例如肉類對蔬果雜糧，就是一個陰陽對比的食物**。因此，我才會將讓我重返青春的平衡飲食法，稱為「太極健康飲食法」。

飲食平衡，**是喚起人體自癒力的首要**，我們可以透過這套太極飲食法來力行。要想重返青春，你必須先把握以下五個太極飲食原則：再健康的食物也不能過量、這季產什麼就吃什麼、以全穀雜糧為主食、少吃動物內臟、多喝水多排尿。

再健康的食物也不能過量

太極飲食第一個原則——避免過多與不足，以食材選擇來說就是要多樣化，不要只吃或常吃單一種食物；以營養學而言就是均衡。

許多人都知道燕麥是好食物，理當多加推廣並善加利用。但如果因為它是好的食材，就一味的毫無節制或作為唯一攝取食物，一樣會出問題。

我曾經在診間遇到一些個案，為了減肥，每天吃好幾碗燕麥。只因為看了媒體報導，指出燕麥富含膳食纖維與多醣體且有飽食感，多吃有助於排便與調控血脂、血壓與血糖。

結果患者非但沒有成功減重，反而變胖了，這是因為燕麥中的主要營養素是澱粉，吃太多會導致熱量過高，具體的說，每天只要吃超過平日的飯量就不適合。

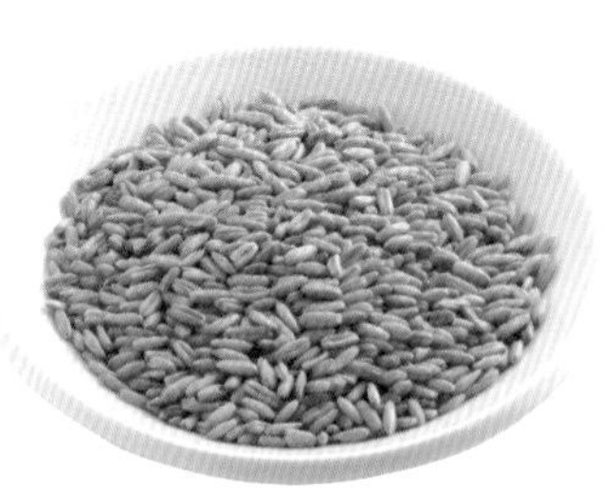

▲燕麥一天的建議量約75公克，相當於取代一碗白飯的熱量。

山藥也是大家熟知滋養身體的好食物，但研究已證實，每天過量進食（或作為唯一主食）會加速雌激素在體內累積，誘發肌肉纖維增生與子宮肌瘤的發生，千萬不能把山藥完全取代每日的飯量。

以上所說的兩個例子，並不是要否定燕麥與山藥對健康的重要性，也不是要大家從此不要吃，而是要適量。

除了好食物要適量攝取外，營養保健品也不是每個人都適合，錯誤的攝取反而把自己推向疾病。

我曾在診間遇到一個患者，每天補充十六顆魚油膠囊，連續一週後，皮膚開始起水泡、潰爛，而且腹部膨大。雖然魚油是Omega-3不飽和脂肪酸的優質來源，有益健康，但不宜過量。那名患者發現不對勁，前來檢查後才發現，吃進去的上百顆膠囊都未被消化，且堆積在腸道中，必須透過手術取出，才得以解決。

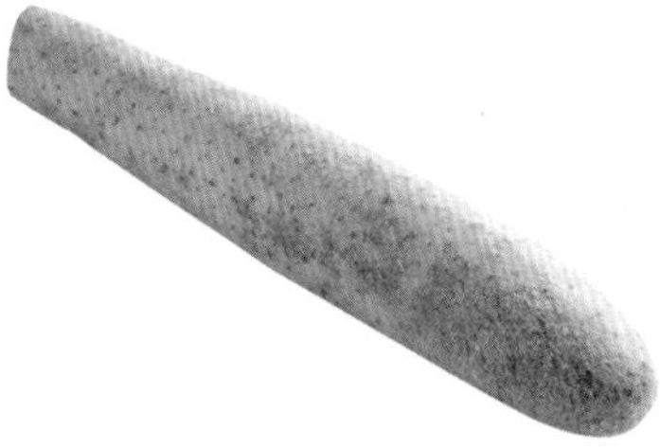

▲山藥中的皂甘（diosgenin）功能與結構類似雌激素，不宜過量以免影響生殖系統，並且造成便祕、消化不良。

所以，千萬不要流行什麼或別人說什麼對健康有益，就過度迷戀所謂的「好食物」、「營養補充品」。再好的食物，只要攝取過量都會轉為「壞食物」。

這季產什麼就吃什麼

最適合我們的食物，就是合乎自然、當季生產的食材。而且當地、當令的新鮮食物，不會因額外的運輸、加工，增加食材的成本以及減損營養成分。

以臺灣為例，夏季的瓜果類蔬菜如絲瓜、苦瓜、黃瓜等，是最好的消暑食材（可參考下頁表❶）。因為盛產，所以價格便宜，更重要的是當季生產最新鮮。尤其對於天生體質燥熱者，瓜果類蔬菜是最好的選擇，但也不要過度攝取，否則容易拉肚子。

一般會建議一天五份蔬果（三份蔬菜與兩份水

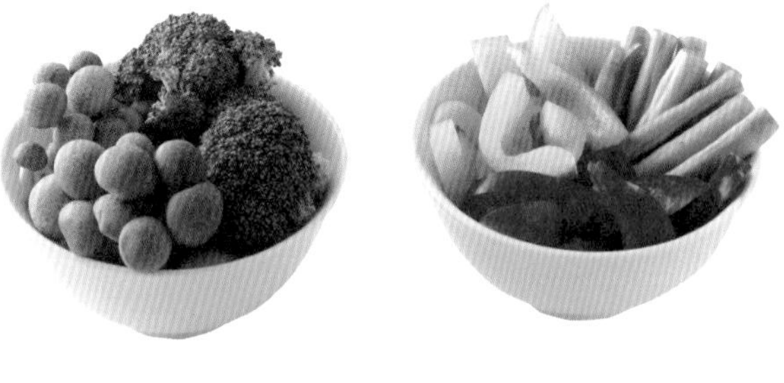

▲ 每餐應該攝取的蔬菜量，簡單計算就是約兩碗。

表❶・臺灣當季盛產蔬果清單

季節	盛產蔬果
春	青蔥、胡蘿蔔、大蒜、萵苣、山藥；枇杷、楊桃、蓮霧
夏	苦瓜、絲瓜、茄子、胡瓜、茭白筍、綠竹筍；西瓜、鳳梨、香瓜、荔枝、龍眼、芒果
秋	皇帝豆、菱角、薑、地瓜葉、四季豆；水蜜桃、釋迦、柚子、柿子
冬	茼蒿、萵苣、芥菜、芥藍菜、白蘿蔔、油菜、小白菜、大白菜、菠菜、大頭菜；柳橙、橘子、葡萄柚、草莓、棗子
四季皆有	高麗菜、空心菜、地瓜、豆芽、花椰菜、菜豆、毛豆、番茄、甜椒、玉米、花生、馬鈴薯、洋蔥、香菇、木耳、杏鮑菇、金針菇；香蕉、檸檬、木瓜、芭樂、百香果

資料來源：行政院農業委員會農糧署。

果），但為了健康，我強烈建議每人每天宜吃八到十份當令蔬果、菇蕈類，簡單計算就是每餐約兩碗的蔬菜與一碗水果。當纖維質攝取量多，便可增加糞便體積，加速排出身體不需要的廢物，縮短有毒物質停留在體內的時間。

以全穀雜糧為主食

全穀雜糧，是上天給我們最好的禮物，每天吃都適合。我每天至少有一餐會吃全穀雜糧飯。

全穀飯、糙米飯、雜糧麵包、

地瓜、玉米、芋頭和燕麥等，比單純提供澱粉的白吐司、白米飯，對健康更有助益。

全穀的主食，不僅可以提供水溶性與非水溶性膳食纖維、各種完整的營養素、優質蛋白質與植化素（phytochemicals），同時也是幫助人類避免疾病與病癒的最佳武器。

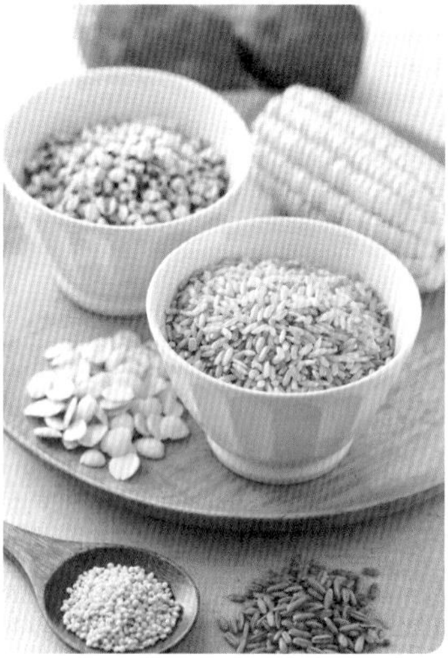

▲太極飲食最重要的主食選項，就是全穀根莖類。

少碰動物內臟

盡量避免食用動物內臟。動物的肝、腎等內臟，是代謝有毒成分與藥物的主要器官。目前我們吃的畜禽都是人工飼養，因為多使用人工飼料與藥物，可能殘留較高的藥物或毒素量，不建議經常食用。

多喝水多排尿

口渴時隨時補充適量水分，小口小口飲用，而不是一次灌完五百毫升，便可產生足夠的尿液，將毒素排出。

健康成人一天解尿量約五百至一千毫升，每人依其生活與工作環境每日攝取量約一千至兩千毫升的水（不包含湯汁、飲料、牛奶等液體）。若有腎臟或心臟問題，則要避免過度攝取，一般依實際症狀需求，在醫師或營養師的指導下攝取適量水分。

三餐吃多少？我用21比例來分配

除了以上所提到的五個大原則，我的太極飲食還遵守**每天三餐依照七分飽原則，三餐總量不高於二十一的比例**。舉例來說，早餐如果吃七分飽、午餐十分飽，

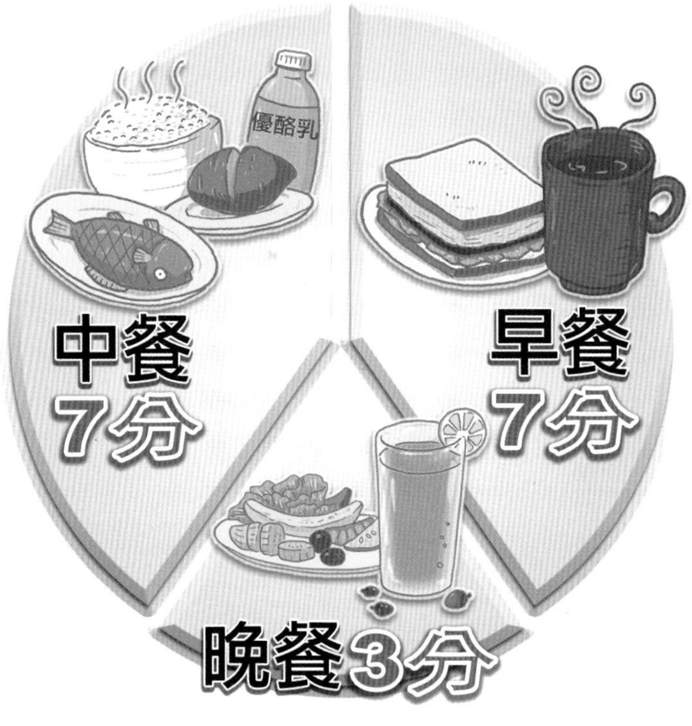

▲ 我的太極飲食三餐比例。

則晚餐不要吃超過四分飽。也就是在**早餐一定要吃的原則下，調整午晚餐的進食量**，我通常會建議大家午餐可以多吃，而晚餐可以少吃。

不過，如果早餐只吃三分、午餐吃七分，按照七分飽食的大原則，那晚餐最多還是吃七分就好，因為晚餐最靠近睡眠時間，吃太飽很難消化，千萬不要認為自己早午餐吃得少，就毫無顧忌的吃到撐。通常我的三餐分配比例：早餐七分、午餐七分、晚餐三分。

這是我的三餐食譜，你也來試試

太極飲食強調的互補協調，避免過與不及的極端，**維持動靜、冷熱、多少、酸鹼的平衡原則**，例如沒有適度的體能活動或運動時，我就適當減少食量；當有一餐吃得過多時，下一餐一定要減少分量；如果因為工作忙碌少食，下一餐就可以多吃一點補充，但不要於睡前大量進食。

首先，我把三餐飽食感控制在七成（不會餓的感覺），絕對不暴飲暴食。每天攝取各半的動物性蛋白質（如優酪乳、全蛋、魚肉、雞肉與少量紅肉），與植物性蛋白質（黃豆、黑豆、麥胚芽、豌豆）。我的早餐會以植物性蛋白質為主、動物性蛋白質為輔；午餐以動物性蛋白質為主、植物性蛋白質為輔。

例如**早餐**我一定喝杯**黑咖啡，配上一份夾著黃豆泥、小麥胚芽、芝麻、亞麻籽以及一片起司的全麥吐司。不建議早餐直接飲用冰冷的蔬果汁、冰牛奶或冰水，對腸道蠕動與消化非常不利。**

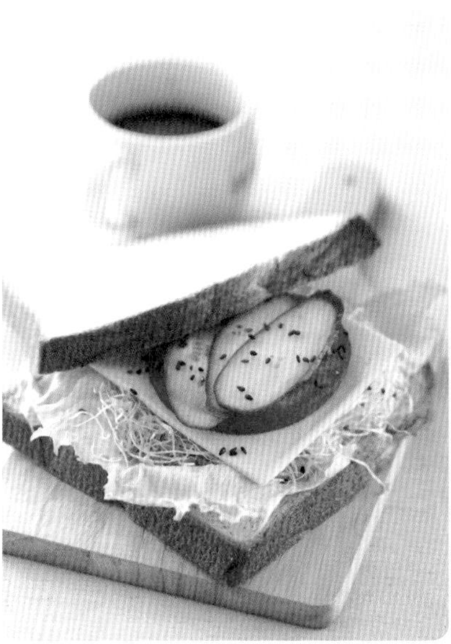

▲ 早餐我會以植物性蛋白質為主，全麥吐司配上生菜、黃豆泥，再灑上小麥胚芽及芝麻。

經過半天的工作，在白天的正午時刻，午餐最好吃得豐盛點。此時，我會建議攝取優質的動植物性蛋白質，符合陰陽相互依存原則。

因為工作的關係，我的午餐與多數人一樣常常是一個便當就解決，這時我就會以動植物性蛋白質（例如魚肉與豆腐）為主。另外，我也會自行準備一至兩份的當季水果，在餐後食用，有時候還會自己準備生菜沙拉。沙拉跟水果，都是選當季盛產的蔬果，並且反覆水洗，去除蟲卵與農藥。

蔬果汁應留在晚上喝

結束一天工作後，我的晚餐以陽性（生理鹼性食物）為主，例如全穀雜糧與蔬果，**若沒有太多時間料理，可將加熱或氽燙後的全穀雜糧與蔬果，一同打成蔬果汁補充**。我的晚餐分量通常不會

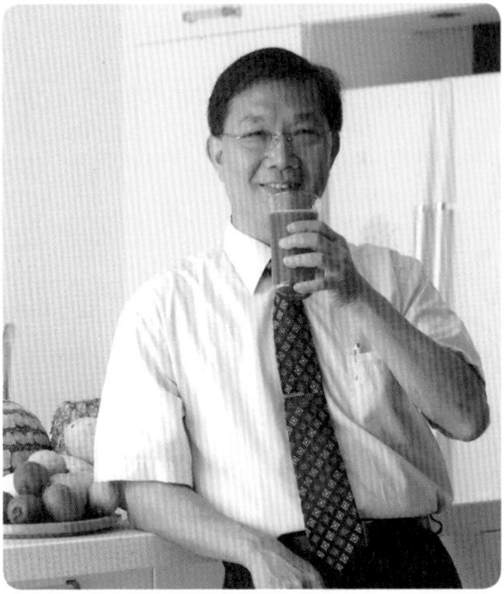

▲ 我和家人習慣在晚餐後再來杯蔬果汁。

太多，以全穀雜糧與蔬果為主，有時就喝一杯全穀雜糧蔬果汁取代。但發育中的兒童，並不建議這樣做，應該提供足夠的均衡飲食，不過仍要避免宵夜。

我是營養學博士，但照吃垃圾食物

吃東西看起來簡單，但其實是一門學問。我們常會在報章雜誌上，看到許多有關「垃圾食物」（例如漢堡、薯條、可樂、泡麵等）的報導，這些所謂的垃圾食物真的不能碰嗎？如果真是如此，為什麼許多人還是那麼愛？

其實，垃圾食物吸引人的地方在方便與美味，當然它也提供熱量、飽食感與營養，最大的問題出在營養失

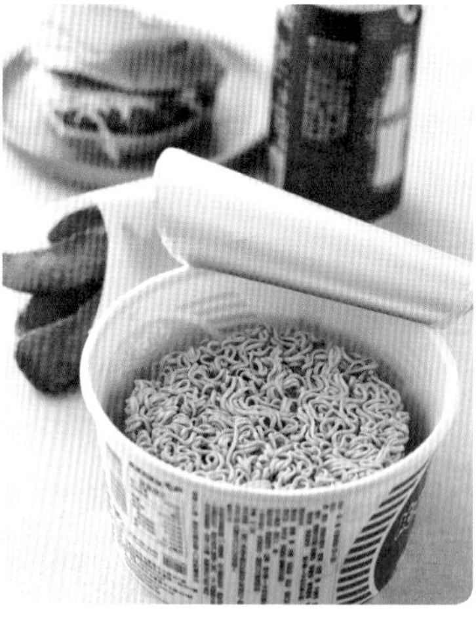

▲我和許多人一樣，有時會貪戀垃圾食物的便利性，但絕不會連續兩餐都吃。

衡。但是大家可以想想自己平時吃的食物，營養夠均衡嗎？如果答案是否定的，那你吃下肚的豈不也是垃圾食物？

我每天都在談「營養與健康」，很多人誤以為我完全不會碰垃圾食物。事實上，我並不是完全不吃，因為它們真的非常方便，說實在的，有些吃起來還滿美味的。不過，這並不代表我只吃這類食物，因為我懂得如何平衡，了解運用正確的太極飲食之道，垃圾食物當然可以吃。

這類營養失衡的食物，我不會連續兩餐食用，若是這餐吃了泡麵或是漢堡，下一餐會立即補充大量蔬果。如果因為外食或所處環境，食物選擇沒那麼自由，也會盡量選擇蔬果與全穀雜糧較多的餐點，並且避免碳酸的含糖飲料，例如汽水。

我認為所有食物都可以食用，只要不跟宗教與個人喜惡衝突（如因宗教信仰不吃豬肉），大可多方面嘗試。以我個人為例，平日會選擇多樣化的植物性食物，但遇到出國時，受限於環境或時間，我還是會入境隨俗，比如北非或西藏高原的主要食物為肉類，我也會隨緣食用，但是回到臺灣，會立即恢復蔬果與全穀雜糧為主要攝取來源。而參加聚會或在餐廳用餐時，我也會控制食用量。

常常聽到很多人吃大餐時，會說：「這餐吃太多了，明天操場要多跑幾圈。」、「這餐吃大餐，下一餐就不吃了。」也有人為了吃大餐，特地幾餐空腹；或吃了一頓大餐後，就連續幾餐都不吃。其實，這都是錯的。

平時就不應該暴飲暴食，也不要以絕食、斷食或餓肚子的方式，進行餐與餐之間的互補。這種過於劇烈的做法，非但毫無太極相生的精神，更容易造成身體機能無形的傷害。

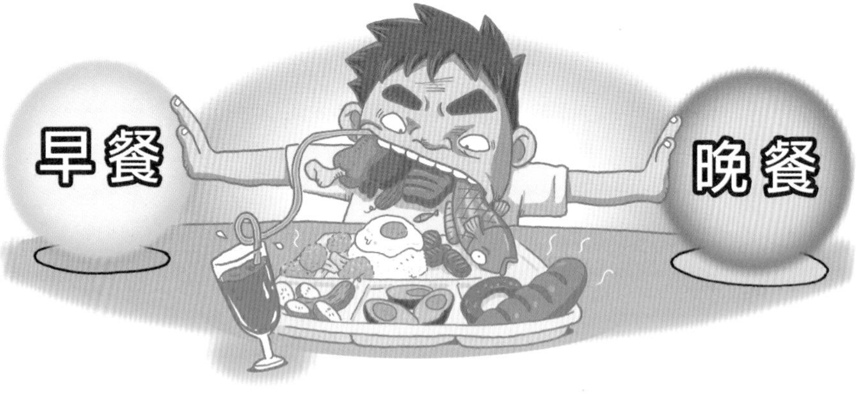

▲不少人認為這餐吃大餐、下餐不要吃就好，其實，反而打亂身體消化機能，造成傷害。

營養學博士告訴你的飲食真相

Q 一天只吃兩餐，可以嗎？少量多餐真能減重？

重點不在於一天吃幾餐，如果一天只吃兩餐，但餐餐都是高熱量食物，對健康一樣無益。健康的進食原則：吸收的熱量等於消耗的熱量。

研究發現，若每日吸收的熱量等於消耗的熱量，壽命將延長二〇%。一天吸收的熱量最好能和消耗的熱量互相抵消，至於要吃兩餐或三餐，可依個人生活作息調整，只要熱量控制得宜，吃幾餐對健康及體重並不會有太大的影響。

一天吃兩餐的飲食觀念，要注意定時定量用餐。避免空腹時間過長，因為每四至五個小時，腸胃的消化酵素就會循環一次，空腹時間拉長會讓膽汁濃縮，反而對健康不利（夜間睡覺休息除外，因此時腸道的所有作用及反應都會減緩）。若想減重，建議少量多餐，因為腸胃蠕動也會消耗熱量。

但是，早餐非常重要，千萬不可省略。減重時，可選擇在早、午兩餐吸收大部分所需熱量，而晚餐因為活動量不大，消耗掉的熱量不多，可補充白天攝取不足的纖維素等輕食。

第2章

我的太極養生操，這樣動年輕15歲

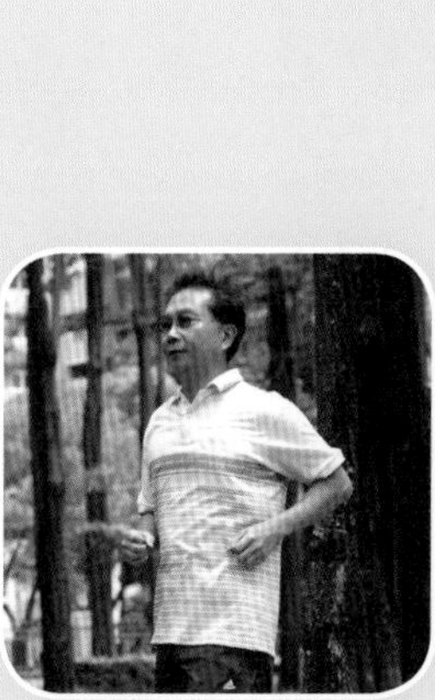
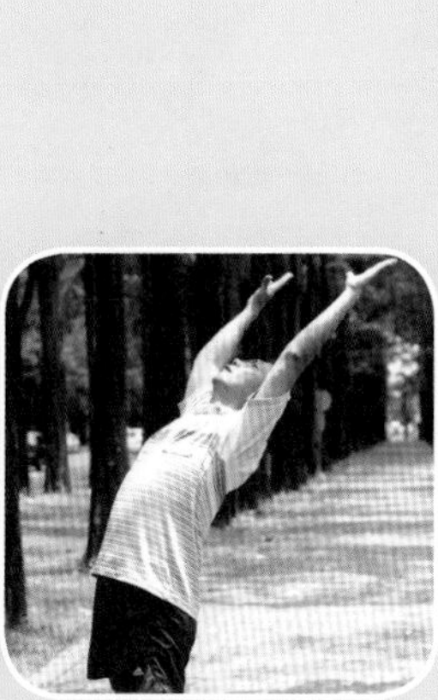
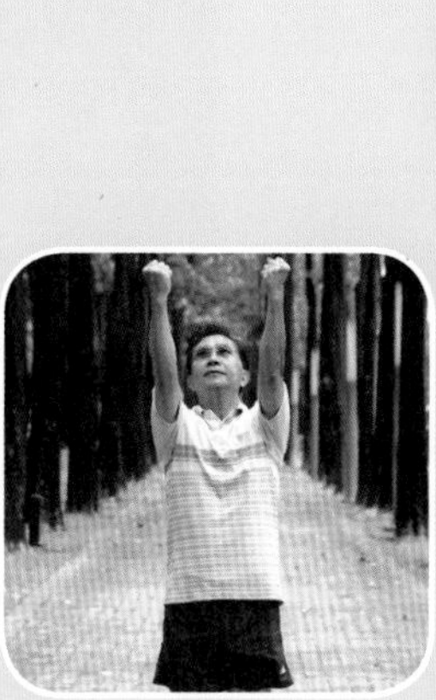

完整的太極養生，除了調整飲食還需要搭配優質的睡眠（陰性），與適當的體能活動（陽性），如同陰陽調和般搭配動態與靜態，自然就能喚醒上天賦予人體的自癒力。

快走流汗，就能活化細胞與代謝

睡眠大約占了我們生命三分之一的時間，優良的睡眠更是調整體質與修復身體最有效、也是最好的方式。每個人每天應該至少要有七小時以上的優質睡眠，而每天最佳的就寢時間是晚間十至十一點之間，我每天都會盡量在晚上十點半前上床睡覺。

而適當的體能活動，可以激發細胞活

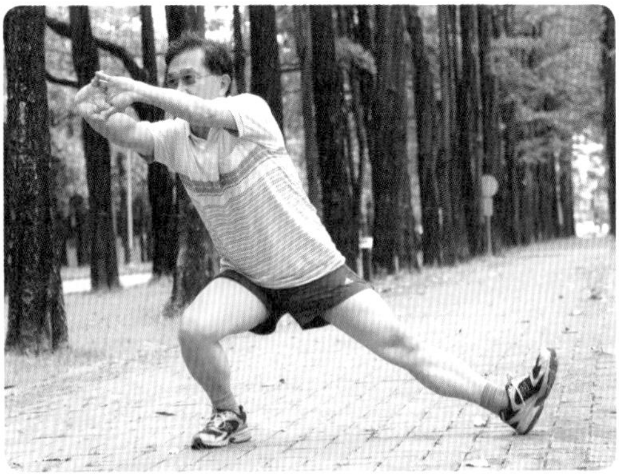

▲晨跑前的拉筋除了可以熱身，也能激發細胞活性。

性，細胞活性被激發後，便能活化功能，提高身體代謝。細胞是生命的基本單位，**活化細胞除了要有足夠的養分與熱量外，最好的方式就是體能活動。**

即使是**最簡單的快走，只要有流汗，都足以達到活化細胞的效果**，此時可藉汗液排除體內部分毒物。每天適當規律的體能活動，除了有效活化細胞，促進新陳代謝率，提升體能，更能刺激腸胃的正常功能與排泄作用。

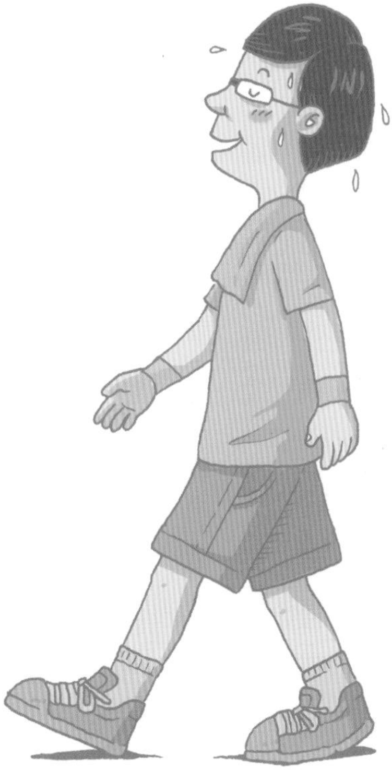

▲別再說找不到時間運動，只要快走到微微出汗，就能活化細胞、促進新陳代謝。

我的二十四小時太極養生作息

下頁的太極養生圖中，簡單呈現出我一天二十四小時，如何實踐太極養生法：七至八小時的睡眠、至少運動半小時、三餐飲食的時間分配。

我會在早上五點半前起床，花一個小時運動。洗淨運動後的汗水，早上七點吃早餐，讓食物喚醒腸胃，刺激身體產生便意。

結束一整天工作後，我會盡可能在晚上七點前吃完晚餐，還會在晚上九點多有第二次的排便。晚上十點半前就寢，讓自己擁有七個小時的優質睡眠。

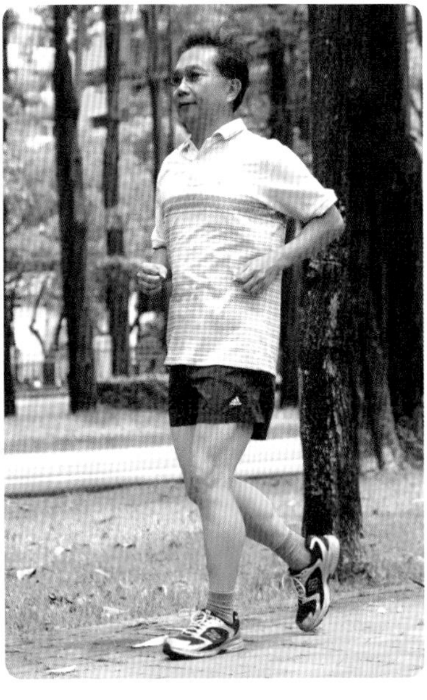

▲起床後，我一定外出到家裡附近的大學校區慢跑。

22:30
睡覺
21:30解便2
優質
睡眠
鹼性食物（陽）
酸
太
極
飲
食
鹼
酸性食物（陰）
18:30
晚餐
17:30
結束工作
12:00
中餐
8:00工作
7:30解便1
07:00
早餐
6:30沖澡
5:20-6:30
體能活動
5:20起床

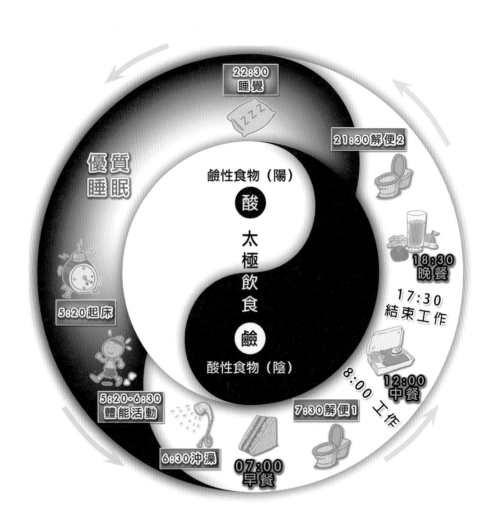

▲我的一天太極養生作息。

梳子輕按梳、五式拉筋操，醒腦又伸展

每天早上五點二十分，是我例行的起床時間。起床後，我會**先在床上做簡易的伸展與拉筋動作**，例如平躺屈膝，上半身向左轉、下半身向右轉，讓身體呈現扭轉的螺旋狀，右手往上舉，維持姿勢數秒後，換邊再做一次。盡量讓身體的關節充分放鬆、伸展後，再展開動態生活。

起身後，我會用**梳子反覆輕輕按梳、按摩頭皮一分鐘**，可以有效活化毛

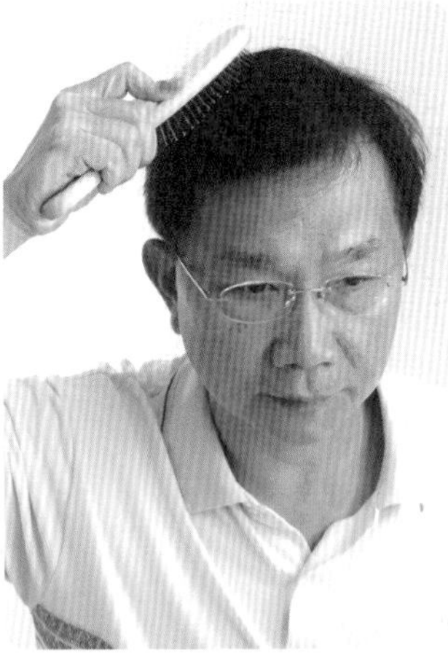

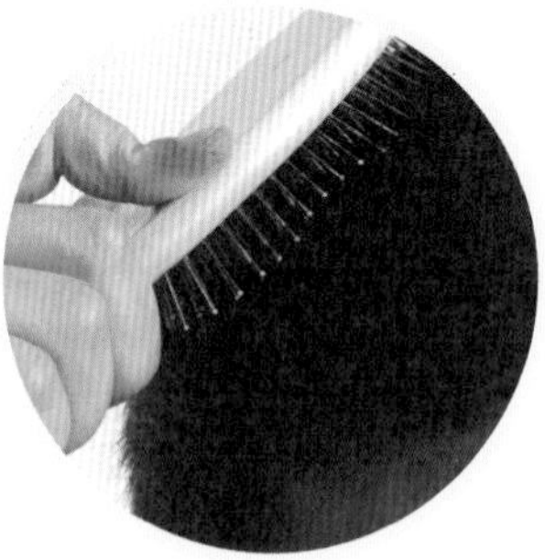

▲ 每天早上起床後，利用梳子輕輕按梳頭部，不可用力過度。

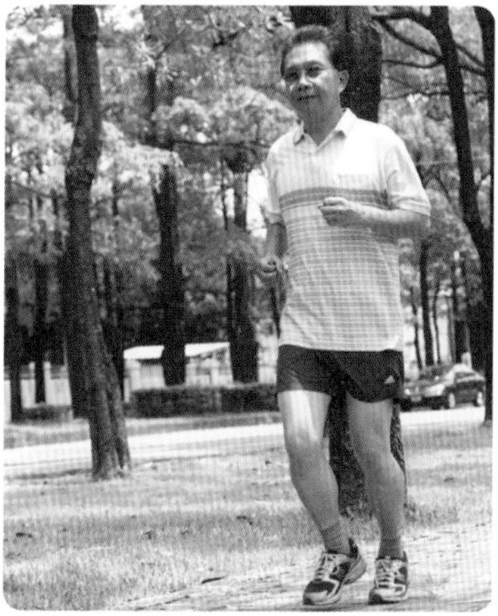

▲微微快走、享受清晨的新鮮空氣，是我每天早上的放鬆時間。

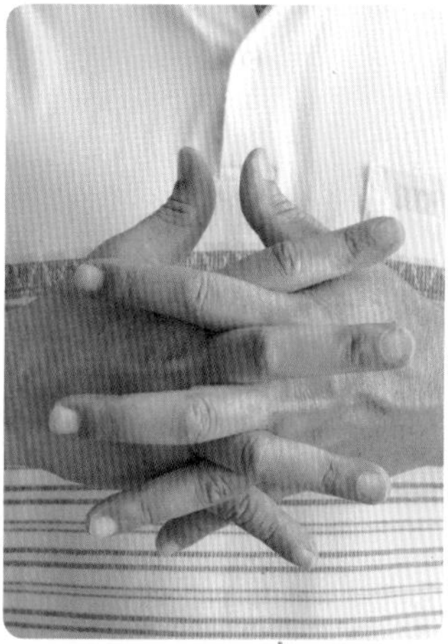

▲快走時，張開兩手手指交叉輕敲指縫間。

囊，也具醒腦功效。但切記不可以太過用力，以免傷害毛囊、掉髮。

之後，我會換上輕便的運動衣褲與慢跑鞋並出門運動。我習慣先**快走約八百公尺，而且一邊走一邊張開兩手手指並交叉敲打、按摩指縫間**，沿路享受清晨的新鮮空氣。

抵達定點後，我會開始拉筋與熱身。首先，分別轉動左右兩腳的腳踝，順時針與逆時針各三十下。接著伸展身體的上盤、中盤與下盤（見下頁）。

上盤伸展

上盤伸展，放鬆頭頸

左腳向前一步，先將雙手往前伸直、手掌相對、拇指朝上、四指併攏，與地平行。接著，舌尖頂上顎，身體向後傾，盡可能的將雙手向上、朝後方伸展拉開，重複十次。然後換腳，一樣的動作再做十次。

完成後雙手下垂，緩慢的將頭部先順時針轉一圈，之後再逆時針轉一圈。

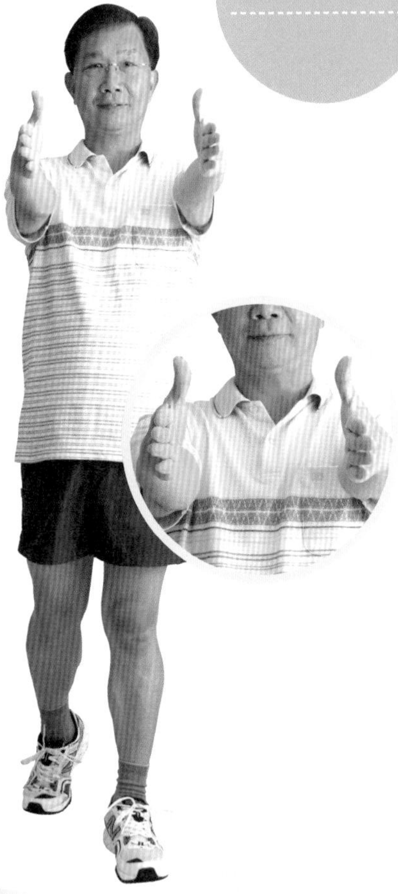

雙手往前伸直、手掌相對、拇指朝上、四指併攏，與地平行。

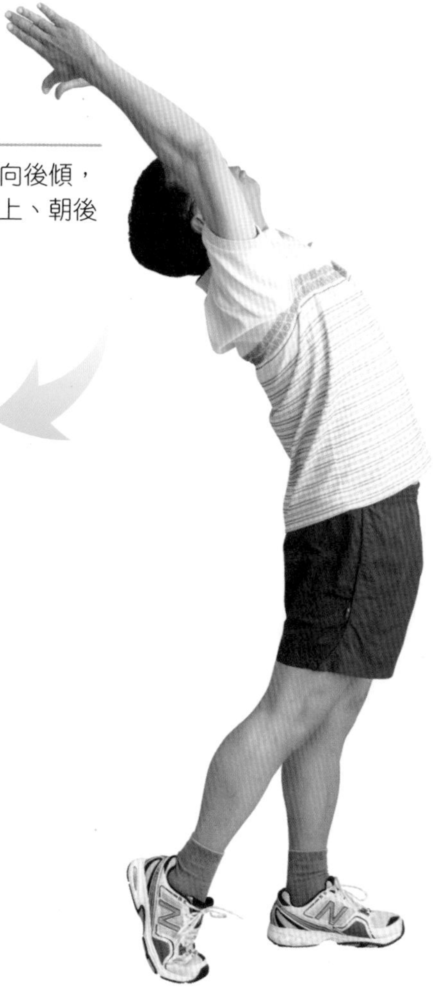

2

舌尖頂上顎，身體向後傾，盡可能的將雙手向上、朝後方伸展拉開。

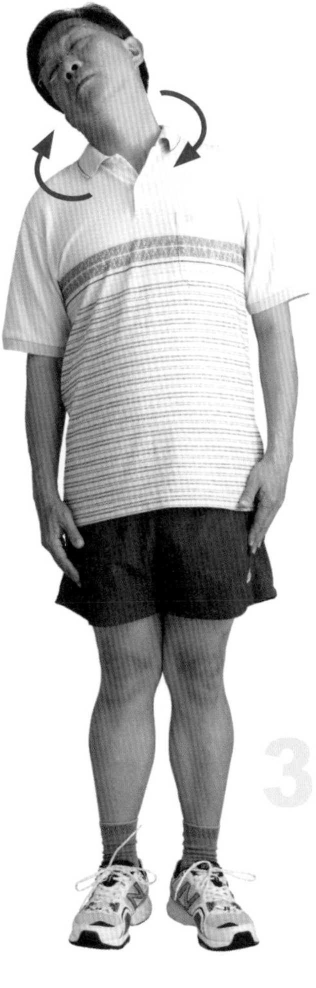

3

完成後雙手下垂，緩慢的將頭部先順時針轉一圈，之後再逆時針轉一圈。

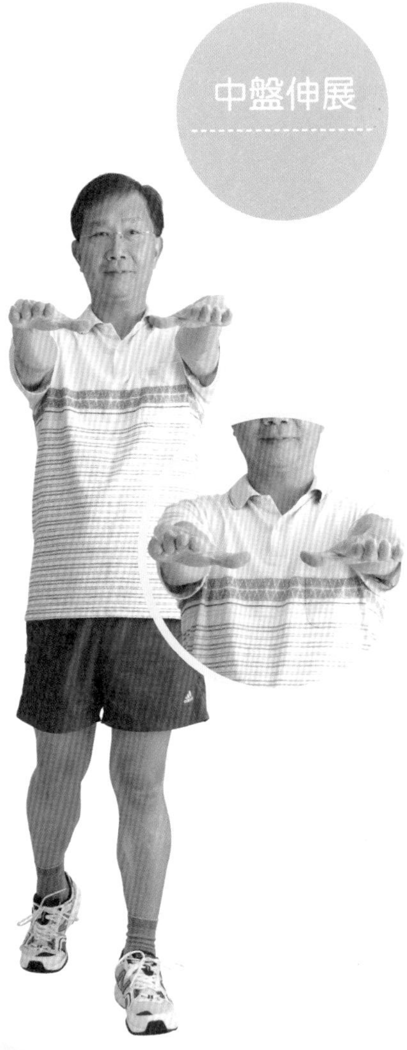

雙手往前伸直、手掌朝下、拇指張開、四指併攏，與地平行。

中盤伸展，雙肩舒緩

和上盤伸展一樣，左腳向前一步，並將雙手往前伸直、手掌朝下、拇指張開、四指併攏，與地平行。接著，舌尖頂上顎，身體向後傾，盡可能的向上、朝後方伸展拉開，重複十次。然後換右腳向前一步，一樣的動作再做十次。

完成後雙手下垂，緩慢的將雙肩由前向後轉十圈，接著慢慢由後向前轉十圈。

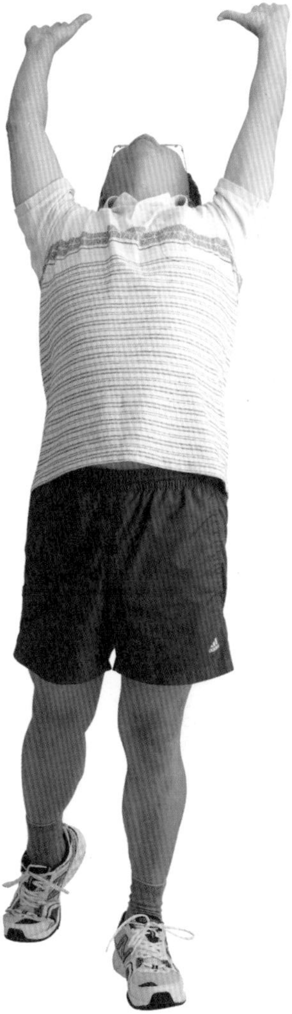

2

舌尖頂上顎，身體向後傾，盡可能的將雙手向上、朝後方伸展拉開。

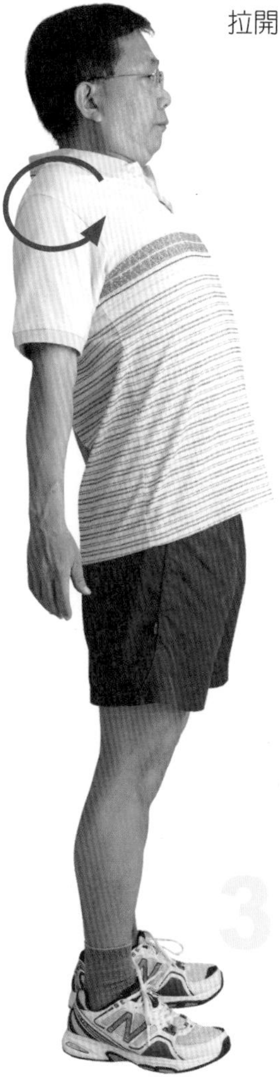

3

完成後雙手下垂，緩慢的將雙肩由前向後轉 10 圈，接著再緩慢的由後向前轉 10 圈。

下盤伸展

下盤伸展，拉鬆後背

左腳向前一步，將雙手往前伸直、手背相對、拇指朝下、四指併攏，與地平行。接著，舌尖頂上顎，身體向後傾，盡可能的向上、朝後方伸展拉開，重複十次。然後換右腳向前一步，一樣的動作再做十次。

完成後，手掌朝上，向前方伸出、往上移動，提高至眼前八十度角位置，然後雙手慢慢的握成拳頭狀，再將握拳的雙手往身體腰部收回。動作重複一次。

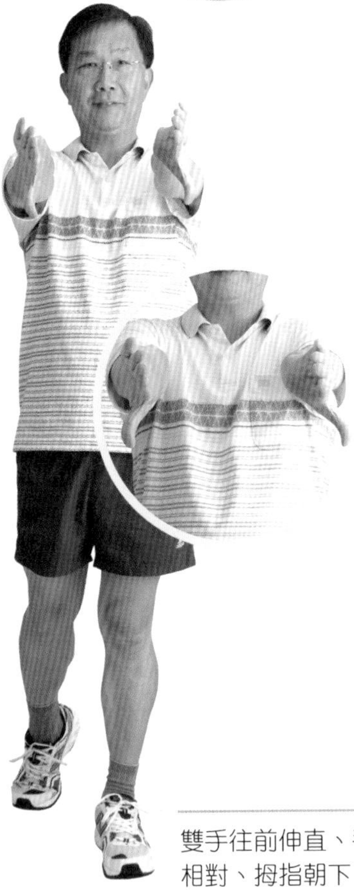

雙手往前伸直、手背相對、拇指朝下、四指併攏，與地平行。

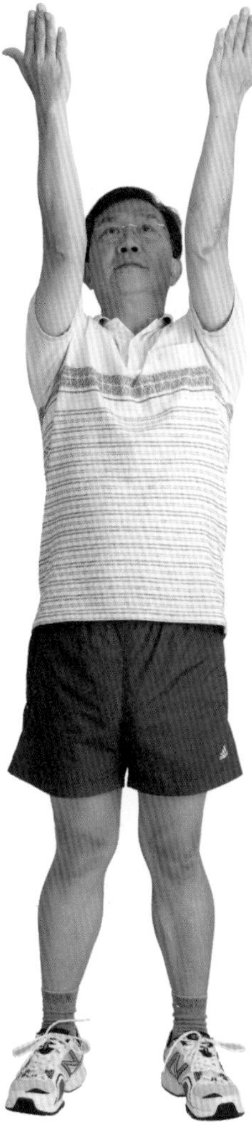

3

完成後，手掌朝上，向前方伸出、往上移動，提高至眼前 80 度角的位置。

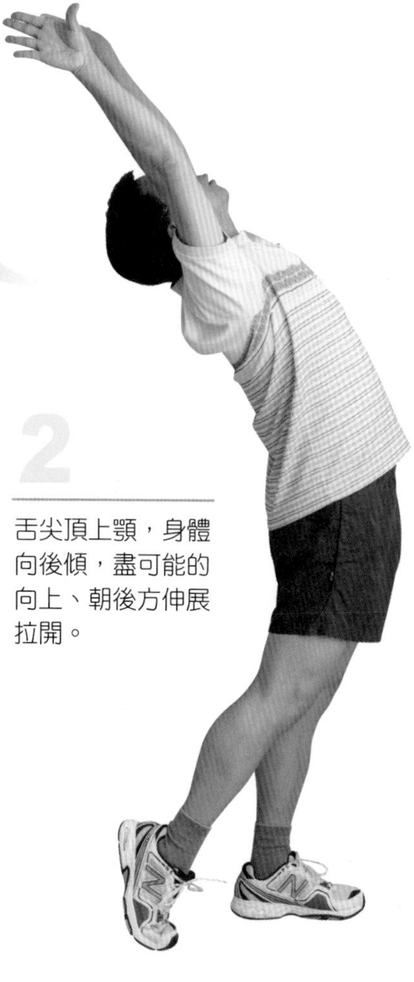

2

舌尖頂上顎，身體向後傾，盡可能的向上、朝後方伸展拉開。

雙手慢慢的握成拳頭狀。

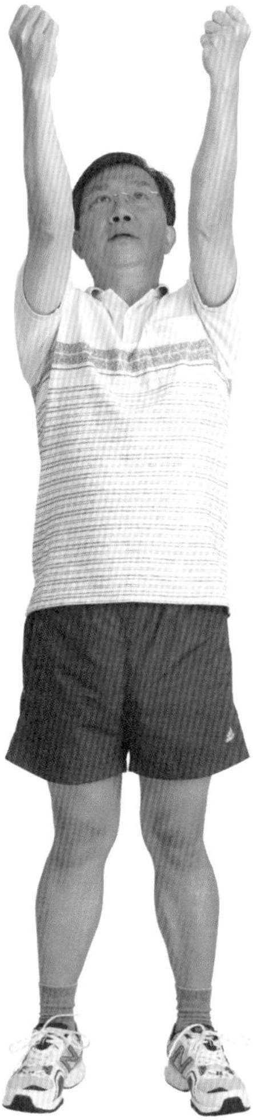

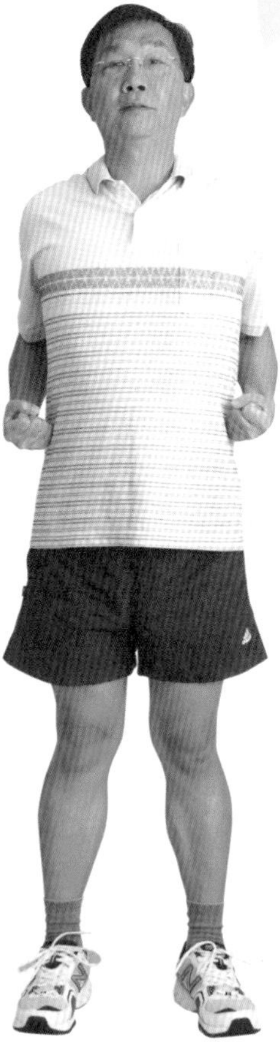

再將握拳的雙手往身體腰部方向收回，同樣的動作重複一次。

雙腿拉筋，鍛鍊大腿肌力

接著我會進行雙腿拉筋：右腳下蹲、腳跟著地，左腳往左伸展打直，雙手手指交握後反轉向前推出，利用右腳上下擺動約一百下（最好可以完成一百下，視個人體力狀況而定）進行左腳拉筋。

然後換腳重複同樣動作，進行右腳拉筋。

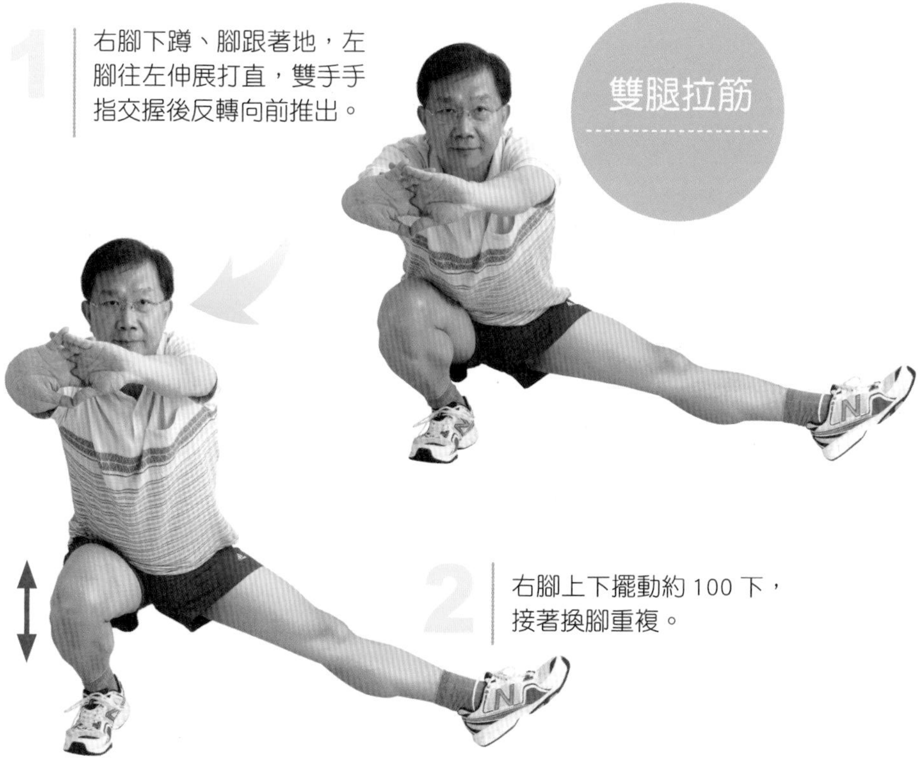

1 右腳下蹲、腳跟著地，左腳往左伸展打直，雙手手指交握後反轉向前推出。

2 右腳上下擺動約 100 下，接著換腳重複。

舒心活脾胃，活化腹部肌肉

完成熱身拉筋後，再做最後一個平緩動作——舒心活脾胃。

利用張開的十個手指頭由上往下（也就是從胸部下方（心窩處）往肚臍方向）推動二十下，活化身體腹部肌肉，同時疏通胃經與脾經。

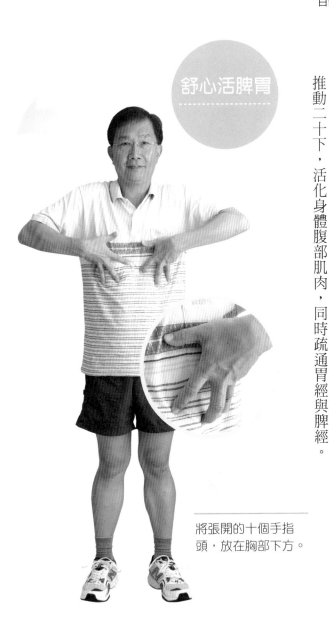

將張開的十個手指頭，放在胸部下方。

如果沒時間慢跑的人，可以單做以上**五招的伸展操，再加上快走八百公尺、一邊走一邊兩手手指互相交叉敲打**，作為每天的體能活動。

- 上盤伸展
- 中盤伸展
- 下盤伸展
- 雙腿拉筋
- 舒心活脾胃
- 快走及雙手敲打

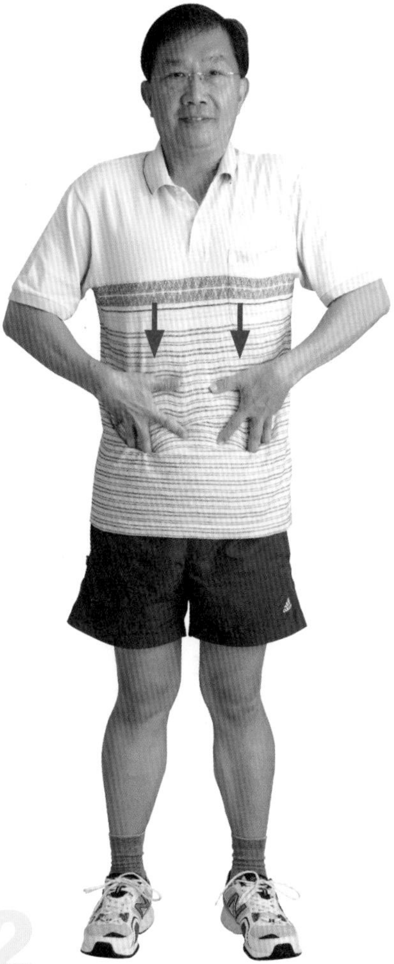

2

從胸部下方往肚臍方向推動 20 下。

跑遍全世界，享受通體舒暢的快感

做完五式拉筋操的準備動作後，我就會開始享受五千公尺的暢快慢跑。對於剛開始慢跑的人，我建議第一次先從一千公尺開始，之後依自己的體能每週逐漸增加長度，盡量達成三千公尺目標，並視個人體力挑戰五千公尺。

慢跑的速度與節奏可以自行調整，只要維持恆定的呼吸與換氣，便可享受啟動全身的快感。結束慢跑後，可以慢慢走回家，沿路享受這種通體舒暢的滿足。

我非常熱愛慢跑，對我來說這是一個方便又簡單的體能活動。就算每次出國開會或度假，也會準備一套運動服與一雙慢跑鞋。算起來，我已經「跑」遍了九十多個國家（包含極地），享受世界各地一年四季不同的風情與揮汗的樂趣，並依然樂此不疲。

晨跑活動後，往往會滿身大汗，一回到家我就會用熱水淋浴，帶著一身清爽與滿滿的愉悅感，展開一天的活動。片刻休息後，我開始享用每天最美好的早餐。

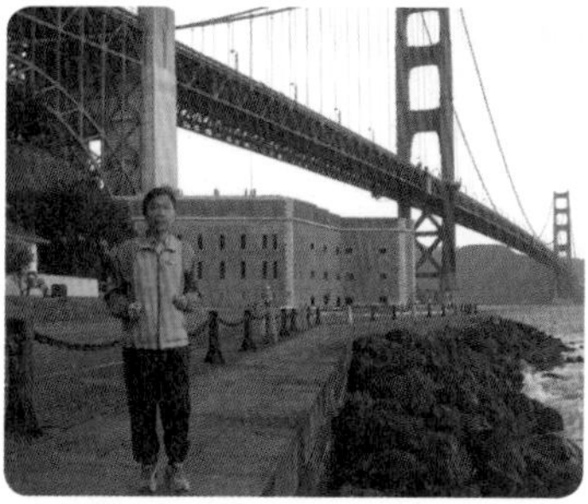

▲ 美國舊金山金門大橋。

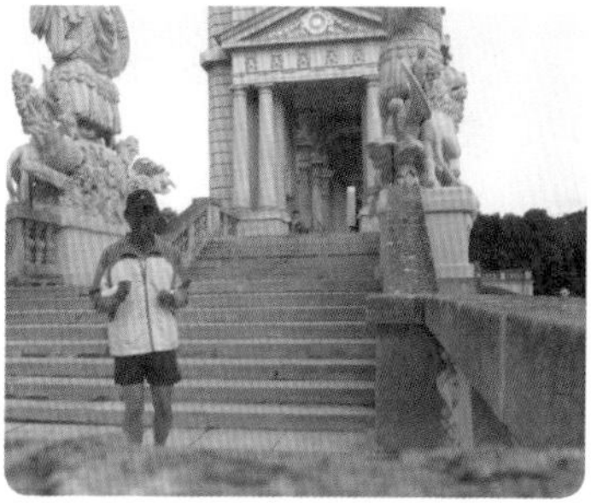

▲ 奧地利維也納美泉宮。

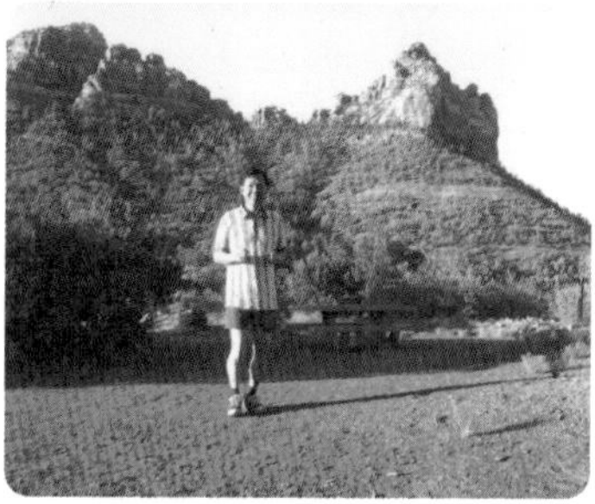

▲ 美國黃石公園。

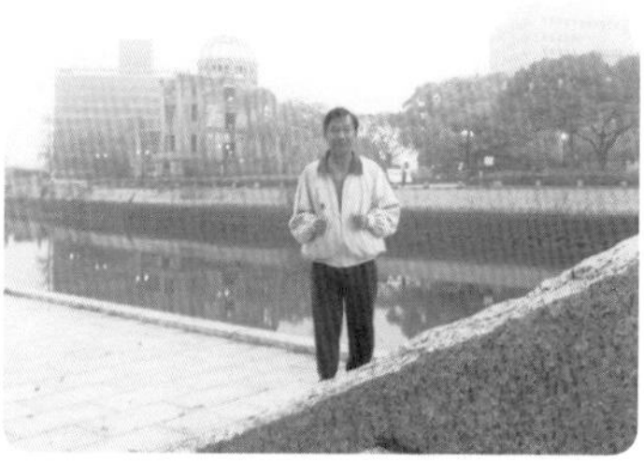

▲ 日本廣島冬季晨跑。

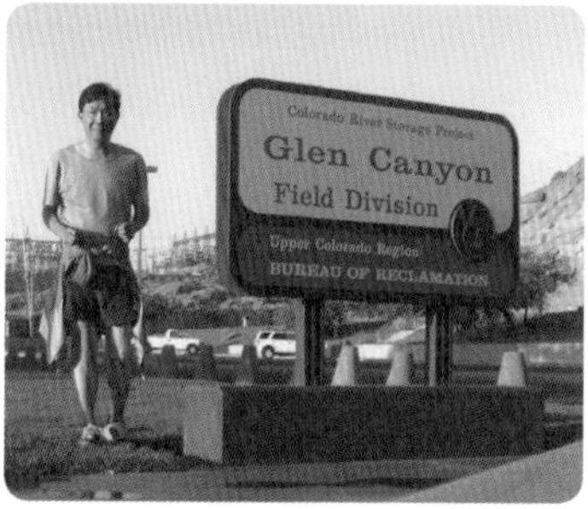

▲美國格蘭峽谷。

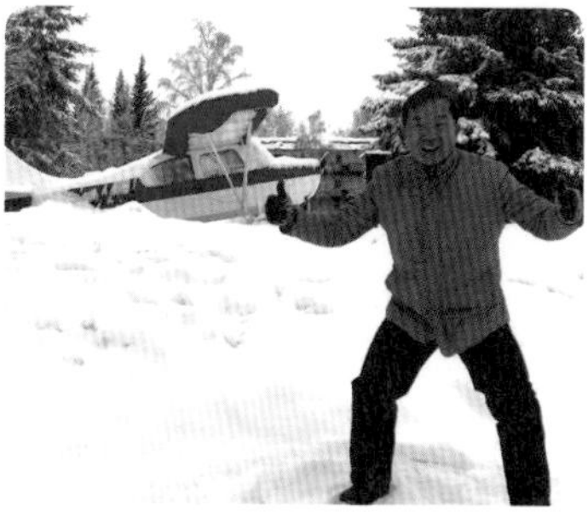

▲阿拉斯加極地晨跑。

人體最重要的排毒，我一天兩次

身體排毒的方式很多，除了上述我說的體能活動排汗外，呼吸、放屁、大小便等生理性排泄都是排毒。**身體的代謝是動態的**，在細胞與組織不停運作下，**廢物也不斷的產生，所以排毒不應該中止**。

而我推廣的「太極養生」同樣強調動態平衡，除了陰陽互補外，也須注意「進與出」。簡單的說，我們每日攝取食物，提供身體所需的熱量與營養，但被利用後的殘渣必須確實排出，這些殘渣如果停留在人體內便成為毒素。

如果吃得越多，消化器官、胃腸道與細胞的工作與負荷便越重，這也是為什麼太極養生法中會主張七分飽。因為食物代謝殘渣與代謝廢棄物會不斷產生，所以每天適當的排毒絕對必要。

排便是排泄量最多、也是人體最重要的排毒方式，如果今天應該排出的糞便因故未被排出，在體內繼續停留就稱為宿便。宿便因為在腸道停留時間長，因此會在大腸中被微生物持續利用、反覆吸收，此時產生的有害物也會被持續吸收，將對人體造成傷害。

而宿便在腸道停留時間越久，水分會持續被腸黏膜吸收，因此排出的糞便體積會變小且變得又乾又硬。此時若要排出，勢必要加強腹部的推送力道，導致腹壓上升，長期腹壓升高表示腸道裡的食物殘渣不容易移動。在這樣的情形下，推送力道大卻推不動時，殘渣會在腸道脆弱處向外擠出袋狀物，造成所謂的大腸憩室症。

大腸憩室中的殘渣與細菌不易被清除，長期下來容易惡化而轉為病變。另外，長期腹壓升高也會迫使肛門部位括約肌緊張，進而使靜脈曲張導致痔瘡的發生。

為了避免宿便，我每天一定會吃早餐。因為當早餐進入胃部後，會刺激腸道蠕動、引發便意。此時，我會「尊重」便意，立即上廁所且絕不忍耐。另外，晚餐後一個多小時，我會有第二次的便意。所以，每天固定「排毒」兩次（關於食物如何造成兩次排便的機制，我將於第一二七頁「食物生命旅程，打造人體兩次排毒」中說明）。

一條毛巾，就能做的「排氣操」

除了排便外，尿液也是身體的廢棄物，所以千萬不要憋尿。我無法具體建議每日的最佳排尿量，因為這會根據你喝了多少水、排多少汗而不同。

正常的尿液呈黃色透明狀，若為深茶色可能與病毒性肝炎有關；如果有起泡且超過半小時泡沫仍未消失，則可能與高尿糖（尿液中所含的葡萄糖）或高尿蛋白有關；若有血漬，則應立即就醫。

另外，體內有氣，就表示外面空氣進入腸道，或是腸道異常發酵。我常會提醒病患多留意自己排氣的味道，因為異常發酵的氣體帶有異味，表示腸道中有不好的菌，此時更應該注意腸胃道保健。因此，排氣順暢非常重要，若有氣體滯留體內，可以多做「毛巾排氣操」排除。

我每天會重複做二至三次的「排氣操」。首先，雙手撐開毛巾向上舉，先往左盡量反覆下壓十下，接著向右盡量反覆下壓十下，最後回到正中，墊高腳尖後，再往後仰十下。

另外，也可以雙手同時按摩兩邊的耳朵，由上至下、由左至右全方位的按壓兩側耳朵，直至發熱為止，這樣做可以藉由穴道刺激腸道蠕動，達到排氣效果。

毛巾排氣操

1 雙手撐開毛巾向上舉。

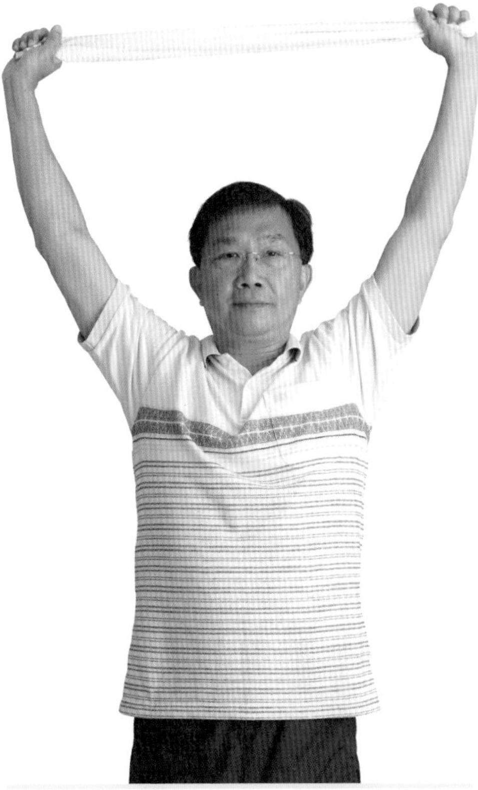

先往左盡量反覆
下壓 10 下。

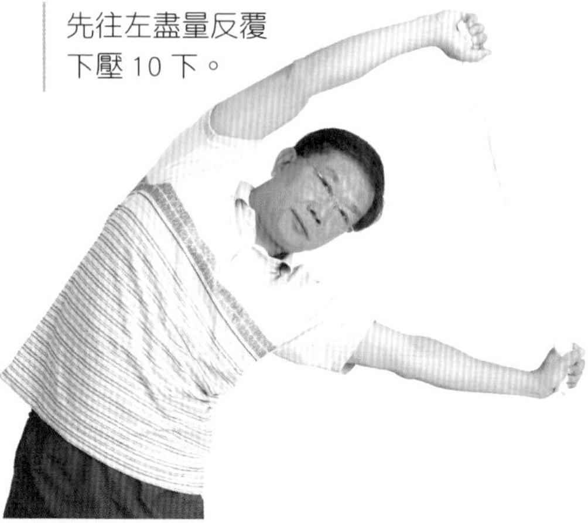

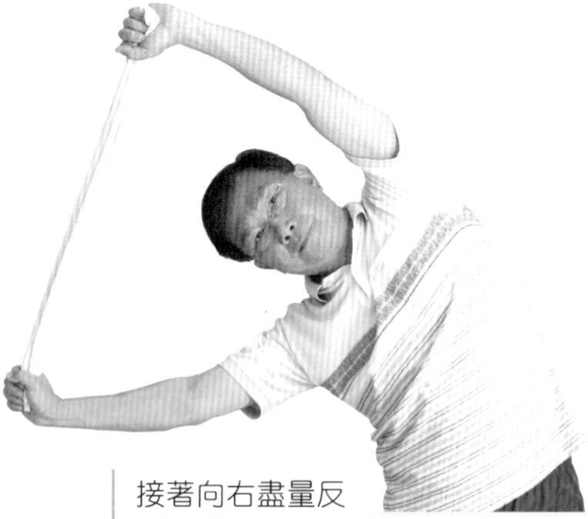

接著向右盡量反
覆下壓 10 下。

最後回到正中，
墊高腳尖、再往
後仰 10 下。

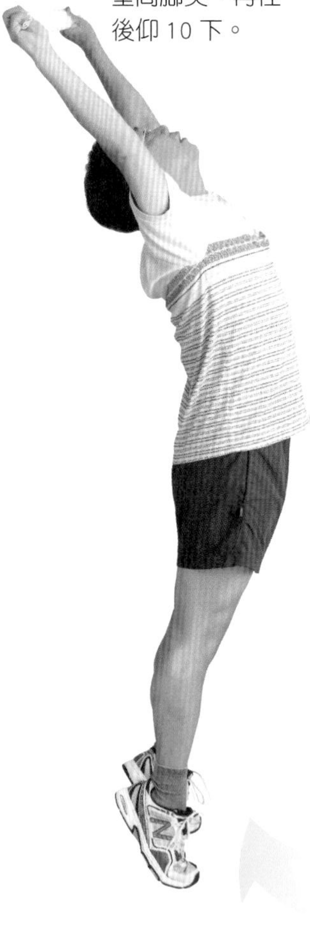

按摩排氣操

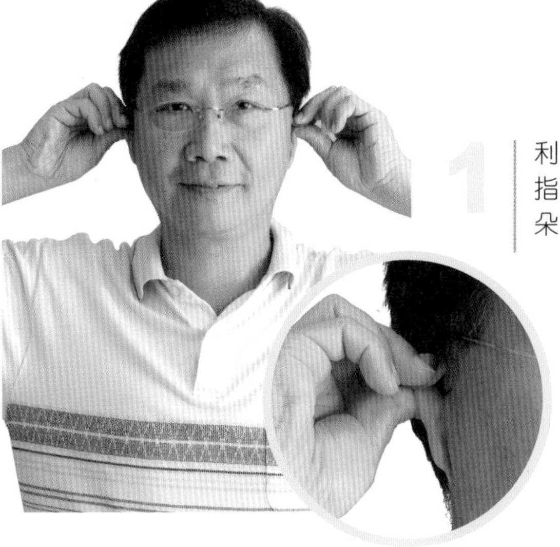

1

利用雙手的拇指與食指，同時按摩兩邊耳朵，由上至下。

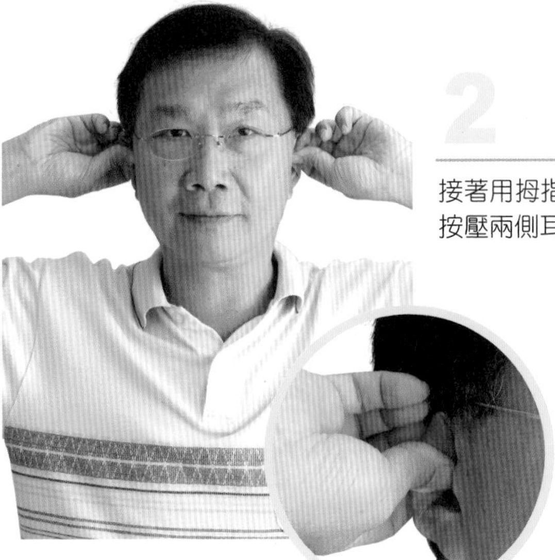

2

接著用拇指由左至右全方位的按壓兩側耳朵，至發熱為止。

Q 節食還是運動，哪種減重效果好？

以營養學的論點，正常狀況下，當攝取熱量少於身體消耗熱量時，體重就可減輕，所以節食減重應該有效才對。但為什麼許多人常常餓著肚子以控制體重，成效卻不彰？最大的原因，可能是許多人節食減肥，都採取「單一食物減重法」，聽別人說什麼食物有益減重，就以它為主要食物，例如優酪乳減重法、蘋果減重法或吃肉減重法。大量攝取單一種食物，長期下來，體重雖然減輕卻營養失衡，加上長期只吃一種食物，容易讓人失去耐性，不但減重無法持久、也不健康。

如果只靠運動減重，效果同樣無法讓人滿意，例如三十分鐘的快步走或有氧舞蹈，消耗的熱量只有兩百至三百大卡，一塊奶油蛋糕的熱量就遠超過這個數字，所以只運動、不節食的減重觀念同樣不好。

減重要搭配運動，目的是為了提高新陳代謝率，同時燃燒脂肪、增加肌肉量，這樣做不只有成效還能更健康。因此正確減重，應減少熱量攝取，並配合運動增加熱量消耗，雙管齊下才會事半功倍。

許多人的經驗常是：下定決心減重的初期，認真節食、運動，一旦體重下降，卻又放鬆心情、大吃大喝，體重再度回升，反反覆覆的情況下，造成「溜溜球效應」。也就是體重像溜溜球般高低起伏，出現「越減越肥」的情況，對健康危害更大。所以無法持久的節食或過度運動，千萬不宜嘗試。

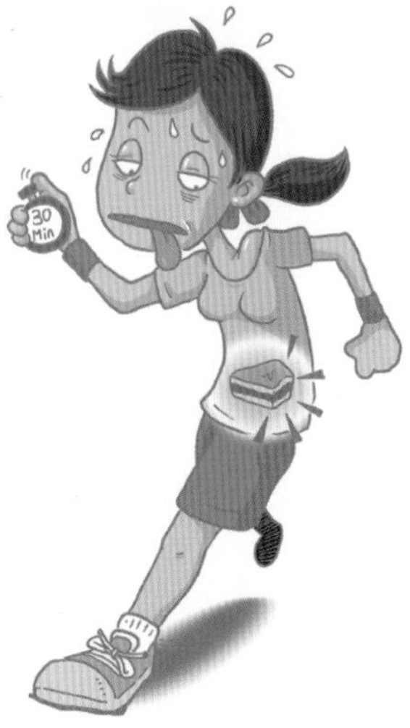

▲30分鐘的快步走，還無法抵消吃下肚的一塊奶油蛋糕。

減重過程中，飲食控制約占八成的功效，雖然運動消耗熱量所占比例不高，卻扮演代謝的重要角色。因為每日三十分鐘有效的運動，可連續活化細胞八小時。

最近，用來控制癲癇的生酮飲食被應用到減重，且做法千奇百怪。應注意過度的生酮飲食，因為身體要排出大量的酮體（ketone body），會導致體內電解質被大量排出，而發生酮酸中毒以及不明疼痛等問題，須非常小心。

第 3 章

美食也有大藥，平衡最重要

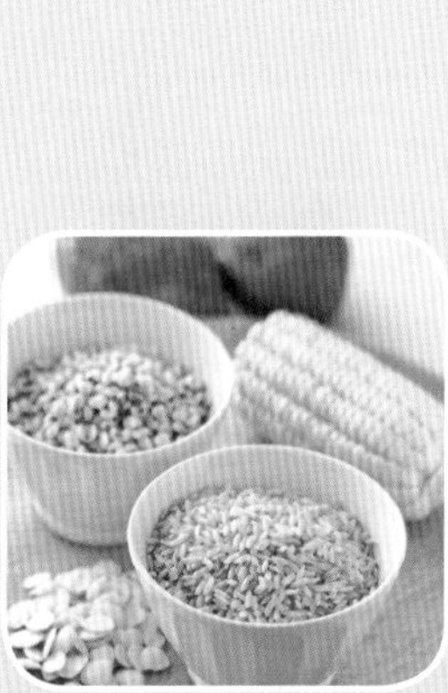
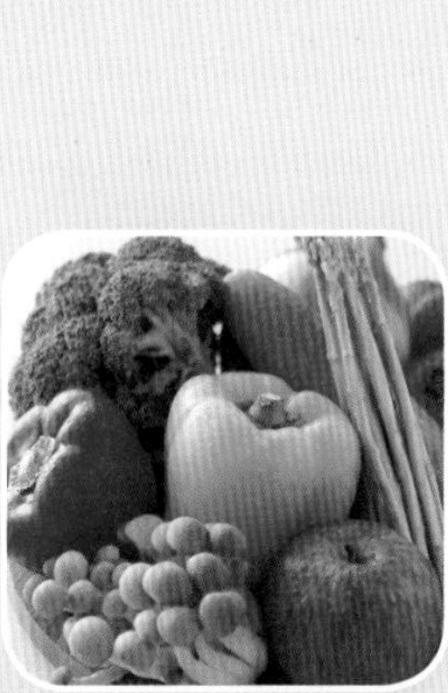
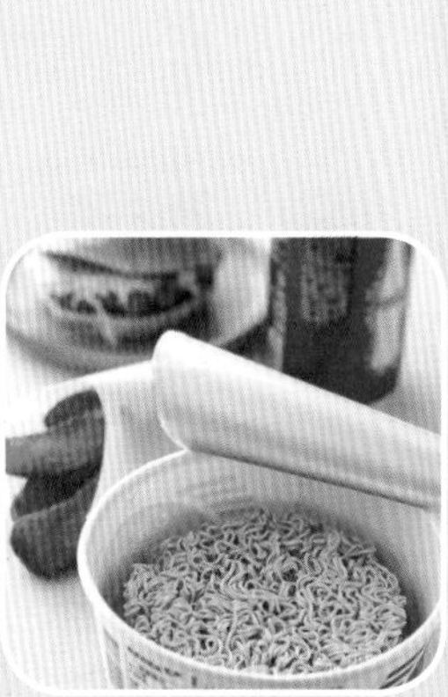

常有人問我：「教授，為什麼你從小就立定志向學食品營養？」我的答案總出乎大家意料之外：「因為我太愛美食了。」

我從小喜歡臺灣美食，有機會就到處吃。對我來說，食物不僅能獲得飽足感，更是一種精神上的享受，還能從中獲得人體所需的營養。

而且，小時候我最痛恨吃藥了，雖然了解「藥物」可以治病，但總認為那是一種自我虐待。

在當時幼小的心靈裡，還曾幻想著：如果我可以發明一顆「營養錠」，提供熱量、營養、嚼感、美味，以及預防疾病與治療，還讓人不必天天下廚，是不是能幫助到更多人？

食物自有大藥，太極飲食怎麼挑？

太極飲食所說的「互補性平衡飲食」，應該怎麼挑才能平衡？簡單說，一般人認為美味的食物，包括各種魚肉蛋等製品、精緻甜點、油炸類食物與白米麵粉製品等，都是屬於生理酸性食物（陰性）；而蔬果、全穀雜糧、海藻、茶等皆屬於生理鹼性食物（陽性）。從下頁表❷「常見食物的生理酸鹼度」，我們便可清楚發現。

對健康的人來說，當每日攝取食物中有蛋黃、烏魚子或肉類製品等高生理酸性食物時，就要另外攝取葡萄、大豆（全豆）、南瓜、番茄、檸檬等高生理鹼性食物來平衡。

但對於有**糖尿病**、**高血脂症**、**痛風**、**高血壓**等個案，則建議生理鹼性食物與生理酸性食物比例介於二：一至三：一，**也就**

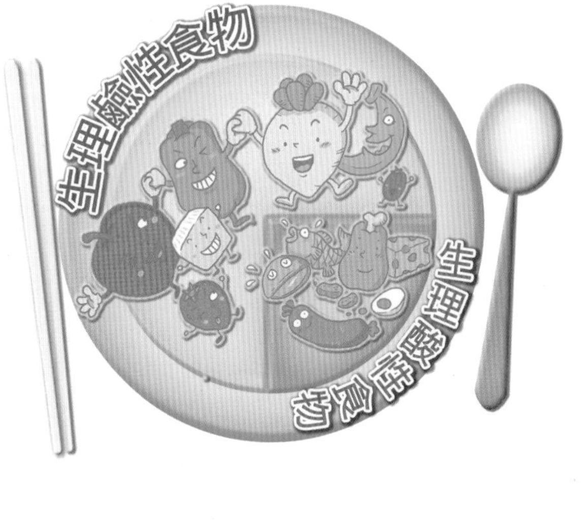

▲有糖尿病、高血脂、痛風及高血壓的患者，生理鹼性食物要多於生理酸性食物的二至三倍。

表②・常見食物的生理酸鹼度

食物酸鹼度	動物性	非動物性／植物性
高酸性	蛋黃、乳酪、烏魚子、柴魚、魚卵	白糖做的西點、柿子、油、鹽、味精、鹹酥雞、香雞排、精緻蛋糕
中酸性	火腿、培根、雞肉、鮪魚、豬肉、鰻魚、牛肉、奶油	吐司麵包、小麥
弱酸性	海鮮、文蛤、章魚、泥鰍、所有魚類 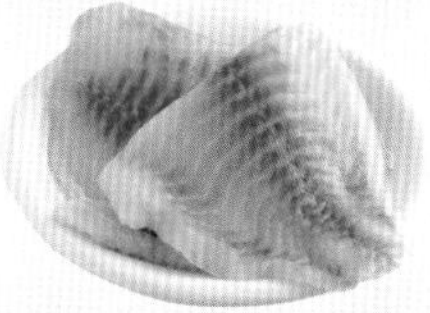	麵條、米粉、海苔、啤酒、白米、花生、油豆腐
弱鹼性	無	紅豆、蘋果、甘藍菜、洋蔥、豆腐
中鹼性	蛋白	蘿蔔乾、大豆、番茄、香蕉、橘子、南瓜、草莓、水梨、木瓜、梅乾、檸檬、菠菜
高鹼性	無	葡萄、茶葉、葡萄酒、海帶芽、海帶、綠藻、A菜、青椒、蘿蔔、蔥、大蒜、地瓜葉、川七、芥藍 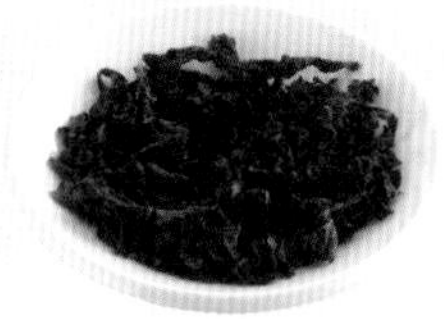

是：生理鹼性食物要多於生理酸性食物二至三倍，而且這種攝取方式至少持續三個月以上，才會逐漸改善。

現代人蔬果與全穀雜糧的攝取普遍都太少，而魚肉、精緻甜點、油炸類等食物相對的多出太多，因此我強烈建議（尤其是外食族），配合上頁表❷，以每日的陰陽互補性為基礎，基本上你就已經開始在實踐太極飲食了。

你一定會說：「我平常的應酬實在太多了，做起來太困難。」其實只要把握平衡的大原則，雖然昨晚聚會吃了不少，今晚就來個簡單的蔬果輕食或蔬果汁，一點也不困難。

吃起來酸酸的，卻是鹼性食物？

很多患者會問我：「食物為什麼會影響人體？」簡單的說，在我們攝取食物後，經過人體的消化吸收與代謝，才能發揮其作用。有用的代謝物，人體會適當吸收、儲存與利用；過多或不必要的代謝物則會排泄掉。在這個過程中，**深深影響身體狀態的便是「代謝物」**。而食物的選擇，就會決定消化後代謝物的好壞。因此，我們應該了解食物的生理酸性或鹼性的差別。

食物的生理酸性或鹼性，是依其極高溫加熱裂解後的殘留物中，所含的礦物質陰陽離子的種類而定，與食物本身的味道無關。也就是，生理鹼性食物含較多鉀、鎂、鈉、鈣等帶正電陽離子的礦物質，包括蔬果、全穀雜糧、葡萄乾等（陽性），對健康有益。

生理酸性食物則是含較多磷、硫、氯等帶負電陰離子的礦物質，例如肉類、蛋類與高澱粉食物等（陰性）。所以，雖然**檸檬、柑橘吃起來酸酸的，卻是生理鹼性食物；而白米飯吃起來沒什麼味道，卻是生理酸性食物**。

當我們吃下蛋白質、醣類、脂肪三大主要營養素，經代謝生成熱量後，會產生

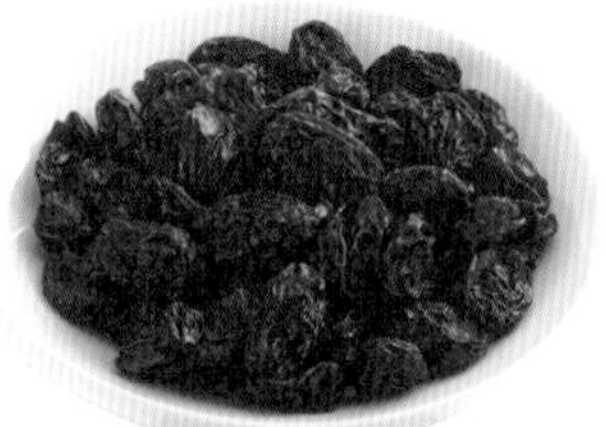

▲葡萄乾雖然是生理鹼性食物，但不宜過量。

二氧化碳，而二氧化碳溶於水產生的碳酸，會使血液的酸度增加。但呼吸時，肺部就會將二氧化碳排出，因此血液中並不會累積過多的碳酸。

此外，食物消化過程中，無論是產生陽離子或陰離子，基本上都可由腎臟調節血液酸鹼值（pH值），再經尿液排出體外，因此不會造成體內酸鹼度的大幅改變。也就是說，雖然食物攝取後的代謝，會影響到血液或體液酸鹼值的變化，但實際上人體的酸鹼值濃度是不易改變的。

然而要注意的是，**當體內長期攝取生理酸性食物**，雖然體液酸鹼值變化不大，但此時會發現，細胞與組織中之氧化電位（氧化電位代表細胞的安定性，氧化電位高表示細胞處於不穩定狀況）與自由基含量都已經上升。

氧化電位的上升，表示體內的氧化壓力（oxidative stress）在增加，再加上自由基非常活躍，便會影響身體組織。此時，**身體會逐漸產生局部發炎、排泄障礙等症狀，當情況持續發生，首當其衝的是人體的代謝機能與免疫能力**。

醣類代謝異常，使血糖控制出狀況，容易造成高血糖或糖尿病問題；脂肪代謝異常，血膽固醇與三酸甘油酯容易堆積氧化，會造成血管阻塞與心血管等疾病；對尿酸（普林代謝物）的排泄發生異常時，則可能會導致痛風。

當所有代謝都發生異常時，則容易有發胖、疲勞、免疫力下降等問題。此時如果只是頭痛醫頭、腳痛醫腳，只會治標不治本。因此，有人吃得不多卻容易胖、血中尿酸值沒有特別高卻有痛風、服用降血脂藥物但血脂仍居高不下、吃藥控制血壓但停藥時血壓又飆高。這時要從根本改變體質，而如何掌握生理鹼性及酸性食物的比例成為關鍵因素。

粗食：無病長壽的來源

在第一章我提到的太極飲食中，非常重視全穀雜糧的攝取。很多人不喜歡全穀雜糧的口感，連我那些學營養學的研究生也是如此。全穀雜糧很營養但口感很差，該怎麼辦？其實只要在烹煮前浸泡一個多小時，且剛開始的全穀雜糧比例不要太多，慢慢習慣後再增加分量，就可以享受全穀雜糧的粗食口感。

此外，全穀雜糧所含有的營養成分及植化素，能喚醒並強化人體的自癒力（可參考下表③）。

我會把小麥、燕麥、薏仁、芋頭、地瓜、南瓜加入白飯中一起烹煮。以全穀雜糧取代主食，同樣算是澱粉的一部分，應該列入每天建議的攝取總熱量內，才能避免過量、造成肥胖。

・**穀類搭配豆類**：豆類含有各種必需胺基酸，但是缺乏甲硫胺

表③・太極飲食首推的全穀雜糧

種類	食物清單	王博士的健康叮嚀
全穀根莖類	稻米、糙米、黑米、黃米、小米、玉米、大麥、小麥、蕎麥、燕麥、大豆、綠豆、紅豆、薏仁、蓮子、栗子、菱角、地瓜、芋頭、山藥、南瓜	所有人都適用，但要排除會引起自己過敏的食材。烹調前，要先泡水至少一小時
豆類	黃豆、毛豆	有腎臟病變或高尿酸患者要限制補充。痛風患者更應避免攝取豆芽
油脂類	核桃、堅果、黑芝麻、花生 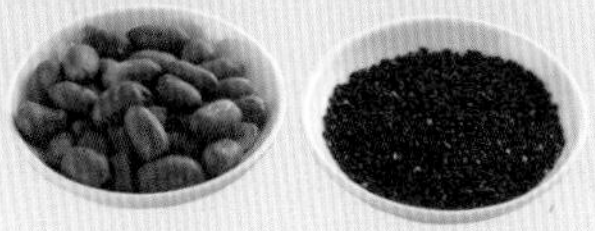	許多人會誤以為花生是澱粉類，反而因此攝取過多油脂與熱量

酸（缺乏時會造成食慾減退，但穀類中含量豐富）；穀類亦含有各種胺基酸，但缺乏離胺酸（缺乏時會有軟骨症與貧血等問題，但豆類中含量豐富）。

當飲食中只攝取到穀類或豆類時，因為缺乏完整的胺基酸，長期下來會導致營養不良，因此，長期吃素或是普通葷食者，建議穀類與豆類搭配食用。

選購當季當地出產：選購全穀雜糧時，盡量購買當季盛產，因為食材保存越久，品質會越差且營養素流失越多。當地出產除了價格低廉、品質較好，人體更能夠有效率的獲得較完整的營養素。

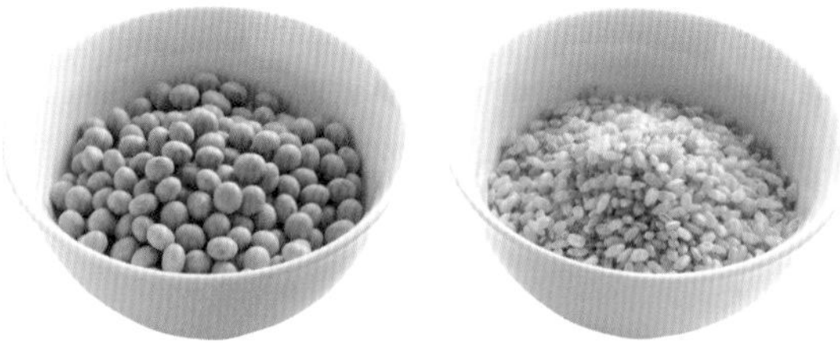

▲豆類和穀類一同烹煮，可以攝取到完整的胺基酸。

熟食、不油炸：全穀雜糧的各種食材裡，含有澱粉及各種天然營養素。澱粉必須加熱糊化（一種水合反應，較高溫度下水分子可以進入澱粉中，澱粉吸水後，膨脹成黏稠的糊狀結構），人體才能吸收利用。例如：生豆漿未經煮沸，無法破壞其中胰蛋白酶抑制素（胰蛋白酶抑制素會抑制胰蛋白酶的作用，當胰蛋白酶失去作用，就無法消化進入腸道的蛋白質），所以生飲時會使腸胃感到不適，並抑制人體對蛋白質的吸收。適當的加熱烹調，可達到澱粉糊化及有利人體吸收，然而過度烹調（如油炸），卻可能破壞營養並產生危害健康的有害物質（如丙烯醯胺）。

- **去除粗糙、難以消化的部分**：雖然越來越多人提倡原態食物，但是仍要適當去除可能傷害人體的部分，例如蓮子、栗子、菱角的硬外殼，含有較硬的麩皮可以浸泡後再烹煮，增加適口性。每個人腸胃的消化能力不同，為了避免不適，可以增加烹煮時間，或磨細後再烹煮。
- **攝取足夠的水分**：吃全穀雜糧比只吃精緻白米能得到較多的膳食纖維，但相對的也會增加非水溶性纖維，因此補充足夠的水分可以防止腹脹、便祕。
- **搭配多樣化植物性食材**：天然的植物性食材（如藻類、菇蕈類）除了含有維生素、礦物質、纖維質外，還有各種植化素（植物含有的天然化學成分，如茄紅素、類黃酮、兒茶素）。人體缺乏植化素並不會產生特定疾病，但是植化素具有抗氧化、調節免疫等功效（可參考下頁表❹）。不同植物性食材搭配全穀雜糧，有助獲取各種天然的植化素。

綠紫白黃紅，每樣都要吃一點

大多數的蔬果，在太極飲食中都屬於「陽性食物」，而不同顏色蔬果是由不同的植化素構成，常見的植化素包括類胡蘿蔔素、花青素、葉綠素等。美國曾做過多項研究顯示，新鮮蔬果中的植化素可降低約三〇％的流行性感冒罹患率。已知的植化素有數千種之多，他們在促進人體的健康上扮演著抗氧化、抗發炎、免疫調節、抗腫瘤、抗菌等功能。

五行蔬果可以外皮顏色來選擇，有綠色、紫色、白色、黃色、紅色食物，可見第一〇二頁表❺。

表④・不生病的奇蹟——植化素

抗氧化	多酚類	花椰菜、紫色洋蔥、葡萄、蘋果、草莓、蔓越莓
	類黃酮	洋蔥、葡萄、蘋果、柑橘類水果
	花青素	藍莓、黑莓、櫻桃、茄子、紅石榴、紫色高麗菜
	茄紅素	番茄、西瓜、葡萄柚、柿子、柑橘
	類胡蘿蔔素	胡蘿蔔、南瓜、地瓜、木瓜、甜椒
抗發炎	類黃酮	洋蔥、葡萄、蘋果、柑橘類水果、芹菜、萵苣
抗腫瘤	類黃酮	洋蔥、葡萄、蘋果、柑橘類水果、草莓、櫻桃
	白藜蘆醇	葡萄、花生
	香豆酸	肉桂、黃豆芽、蘆薈、青椒
增強免疫力	類黃酮	洋蔥、葡萄、蘋果、柑橘類水果、地瓜葉、花椰菜
	植物固醇	柳橙、花椰菜、花生、香菇、柑橘、胡蘿蔔
延緩衰老	酚酸	葡萄、覆盆子、藍莓、咖啡、綠茶
	花青素	藍莓、黑莓、櫻桃、茄子、紅石榴、紫色高麗菜
	葉黃素	甘藍菜、菠菜、綠碗豆、玉米
	茄紅素	番茄、西瓜、葡萄柚、柿子、柑橘

表5・我家餐桌上的五行蔬果健康魔法

五行蔬果	食物清單	太極飲食的健康魔法
綠色蔬果	菠菜、青椒、空心菜、黃瓜、碗豆、秋葵；奇異果、綠色西洋梨等	深綠色植物含有豐富葉綠素，葉綠素可用於改善口臭、體味與殺菌等作用
紫色蔬果	茄子、紫山藥；藍莓、葡萄、加州李等	含大量花青素，花青素具有抗菌、抗病毒、抗發炎、改善視力等效果 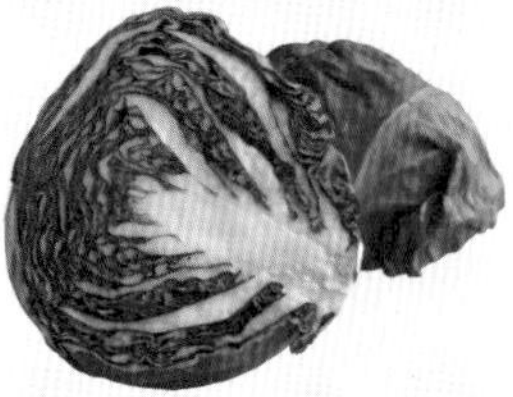
白色蔬果	大蒜、白蘿蔔、高麗菜、白花椰菜、薑；香蕉、甜桃等	富含蘿蔔硫素，具有改善血脂、提高免疫、預防癌症等效果
黃色蔬果	南瓜、玉米、地瓜、黃豆；木瓜、哈密瓜、葡萄柚、芒果、柑橘等	富含胡蘿蔔素、葉黃素與玉米黃素，可以降低冠狀動脈硬化、預防癌症、預防視網膜黃斑部病變（習慣關燈玩手機的人，建議多攝取這類黃色蔬果）
紅色蔬果	胡蘿蔔、辣椒、番茄、甜菜、紅洋蔥；西瓜、櫻桃、蔓越莓、草莓等	有茄紅素或辣椒素，具有清除自由基、消炎、抗菌、止痛等效果

你該吃食物原本的樣子

雖然蔬果中的植化素很微量卻很重要，我們無法藉由綜合維生素膠囊完全補充，必須從食物中攝取。為了避免植化素的流失，須遵守選購蔬果最重要的原則：吃天然的原態食物、減少加工食品，以及選擇當季當地盛產的食材。

原態食物近來不斷被提起，就是因為食品科技的發展、食物取得方便，我們的飲食越來越精緻化，讓大腸癌成為近年來國人主要死因（二〇一九年臺灣十大癌症死因，大腸癌為第三名）。

大腸癌發生原因包含基因遺傳、老化、肥胖、運動量、飲食，其中飲食的影響最值得注意。便利的加工食品深受現代人喜愛，但這類食品易有營養素流

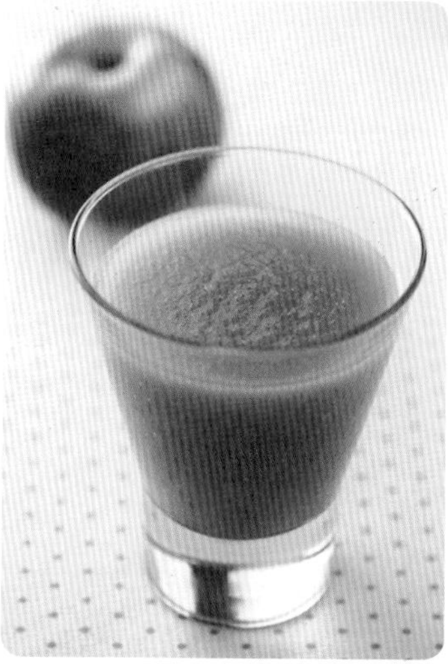

▲與其喝市售果汁，不如選用新鮮蔬果現打的蔬果汁，更能避免添加物。

失以及食品添加物的使用問題，長久食用恐怕引發疾病。

不只蔬果過度加工，連全穀根莖、魚肉蛋豆類、低脂乳品等，也多見加工食品。因此，原態食物的攝取更為重要（可參考下頁表❻）。

進口的，比不上當地便宜食材

採買蔬果最重要的原則，也是我常說的：**當季當地盛產食材，最好！**購買當地當季盛產的蔬果，絕對能比進口蔬果獲得更完整的營養。因為進口的水果，為了防止長途運送的撞傷或腐敗，會提早摘下未成熟的水果，如此一來，容易阻斷果樹的營養素傳輸與生成，營

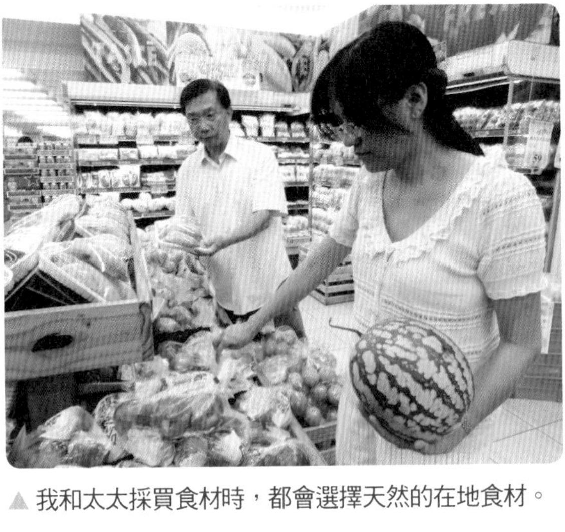

▲ 我和太太採買食材時，都會選擇天然的在地食材。

表❻・六大原態食物的選擇清單

六大種類	太極飲食吃這些	這些食物少碰
全穀根莖類	全穀飯、白米飯、麵類、蒸地瓜（地瓜用烤的時候，過熱反而容易產生致癌物質，請小心別烤焦）、紅豆湯、綠豆湯、馬鈴薯泥 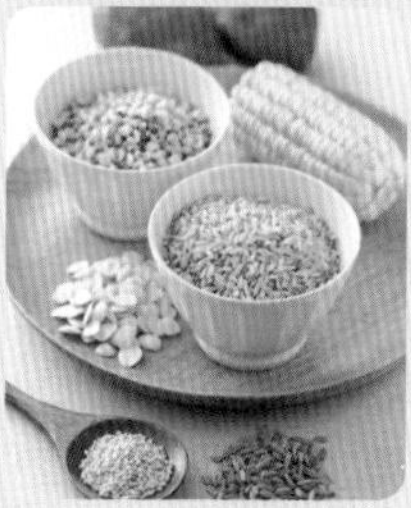	泡麵、餅乾、保存期限較長的麵包、精緻麵包及蛋糕
魚肉蛋豆類	傳統豆腐、新鮮肉品、豆漿、新鮮魚肉及雞蛋	臘肉、火腿、熱狗、香腸、鹹蛋、皮蛋、魚丸、肉丸、火鍋料、魚乾、鹹魚、豆皮、豆乾、魷魚乾、麵筋、麵腸
蔬菜類	新鮮蔬菜	醬瓜、菜脯、泡菜
水果類	新鮮水果	醃梅子、水果乾、水果罐頭
低脂乳品類	新鮮牛奶	乳酪、奶粉
油脂與堅果種子類	植物油	反式脂肪食物、人造奶油、酥油 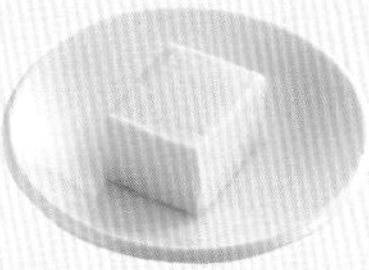

養成分相對較不齊全。

又加上化學保鮮藥劑，可能造成健康的負擔。我們在自己生活的土地食用當地當季的食材，絕對可以滿足人體的需求。

高度加工食品少上桌

走進菜市場、超商，甚至是專賣有機商品的店家，都有可能選購到加工食品。食品加工的目的，是為了防止食物腐敗變質、提高可食性、方便運送儲存或食用。許多蔬果透過物理、化學或微生物方法處理，例如高溫製程的罐頭食品、蔬果汁飲品；醃製的水果乾、醬瓜等。可能隨著加工時間、溫度及機械破壞等，流失原本富含的營養素，或被破壞成不被人體吸收的形式。

另外，像是早餐的火腿蛋吐司（火腿）、奶茶（奶精）；午餐的超商微波食品（營養素流失）、珍珠奶茶（珍珠、奶精、糖）；晚餐的滷味（焦糖染色、加工火鍋料），還有泡麵等。適量食用並無大礙，但長期大量攝取就必須謹慎小心。

Q 有毒食品隨處可見，如何與食品添加物和平共處？

任何食物都是有毒的。我想這句話，會讓許多人感到很納悶：「為什麼所有食物都有毒？」其實，毒性是由劑量來決定，即便吃過多的鹽或喝太多的水都會造成中毒。所以，太極飲食強調「分散風險」，要避免同一種食物攝取過量，即使是對健康有益的食物亦然。

而多數食品中會出現的食品添加物，主要是在食物的加工、製備、儲存、運送等過程中，添加於食物或與食物接觸的物質，比如製作板豆腐時必須添加的鹽滷，或是加入盒裝豆腐中，促使凝固的葡萄糖酸內酯（gluconolactone）、防腐劑、抗氧化劑等，都屬於食品添加物。

其實，對於食品添加物不必過於恐慌，只要是政府列管與依規定使用的添加物，都是可以放心食用的，因為這些劑量均經專業計算，且人體有足夠的代謝機制可以加以排除。如果對添加物仍有疑慮，可多選擇天然食品，有效避免或減少攝取食品添加物。

身體搞壞了，吃對食物就能好起來

正確的飲食，不僅能提供身體所需熱量、改善體質、避免生病，更可以強化身體的抗病力，甚至加強人體的自癒能力，使病體復原。

許多年輕人與健康的人，平常不太會關心「飲食營養」問題。多數人都是在身體不舒服，或年紀漸長、機能衰退時，才會有特別的感觸。

事實上，**每天我們吃進去的食物，都一步步影響我們的健康**。舉凡紙片人、肥胖、高血壓、糖尿病、痛風、高血脂、骨質流失、身體疼痛、關節無力痠痛，以及白髮、視力惡化等許多問題，每一項都跟「吃」有關。只有正確的吃，才能**喚起並活化人體的自癒能力**，當自癒能力充足時，所有的病變問題都能改善。

生病的人因為病痛會立即求醫，所以醫藥的作用是針對疾病做立即性治療，大多數是治標不治本，藥物更無法長期使用。很多人病痛復原後，會馬上忘記生病時的痛苦，然後又回到以往的飲食習慣，把自己再度推向疾病，如此循環不已。**殊不**

知自己長久以來的飲食習慣，才是造成疾病的問題所在。

以前，高血壓、糖尿病、痛風、癌症等疾病，被統稱為慢性病，世界衛生組織更稱之為非傳染性疾病。現在，則以日本國寶醫師日野原重明，提出的「生活習慣病」取代之。

生活習慣病，顧名思義是因為生活習慣所引起，一般都是一段時間（短則半年、長則數年）後才會發生。長時間累積造成的疾病，當然也需要一段時間進行

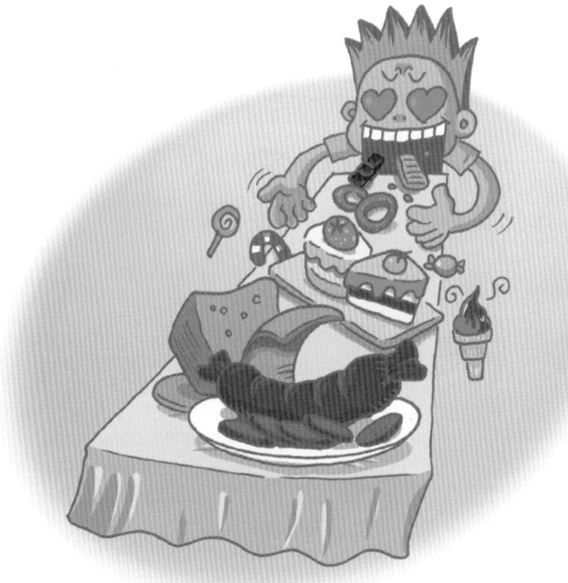

▲許多年輕的學生，飲食不正常、暴飲暴食，促使許多疾病如糖尿病、高血壓越來越年輕化。

治療與康復。也就是說，**診間的治療只能快速化解病痛感，實際的復原絕對要依靠身體的自癒力，而自癒力的恢復必須靠改變生活習慣才行**。

舉個例子來說，高血壓的病患服藥控制血壓後，一般在日常生活中仍然必須持續服藥，即使血壓獲得控制，可減少用藥量，但是身體已經對藥物產生依賴，往往在沒有服藥時血壓容易失控，而又須利用藥物控制。主要是因為最根本的問題未被改善，

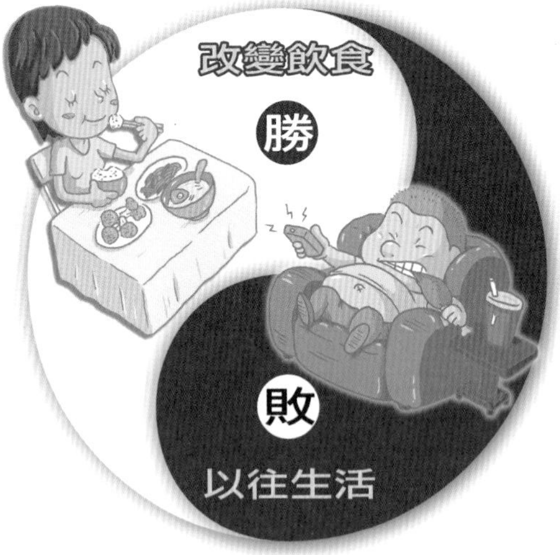

▲許多病患重拾健康後，還是回到以往讓自己生病的生活型態，而落入惡性循環中。

多數患者還是用當初「致病的生活習慣」（可參考下頁表❼），對待現在「急需療癒的身體」。

許多癌症患者在一連串積極的手術、化放療後，醫師雖仍囑咐要過著規律的正常生活，但有太多病患只要回到自己認知的「正常生活」一段時間後，約有九成的患者會再度復發而回到醫院治療。

原因和前面所說的一樣，因為病患自己認定的正常生活，本身其實就是有問題的生活方式。在病症的治療過程中，雖然暫時消除病痛或病灶，但是**原先讓你生病的生活習慣，非但不會幫你改善身體狀況，反而讓病患很快又陷入疾病的復發或轉移等問題**。

在生活習慣中，飲食扮演著舉足輕重的角色，**吃對食物就是在改變身體**，所以生病的人最應該做的就是改變自己。也就是說，**身體壞了，只能靠吃讓身體好起來**。當身體好起來，就表示你的自癒力恢復了，各種病變才能完全被治癒。

表7・這些不良生活習慣，你有幾個？

不良的生活習慣	對健康造成的危害	太極養生這樣做
飯後馬上躺臥或睡覺	易引起胃酸逆流	散步5分鐘後，就可以停止好好的休息
飯後立即洗澡	易引起消化不良	飯後至少一小時後，再洗澡
常常吃香喝辣（例如油膩、麻辣食物）	掉頭髮	忌食油膩麻辣等刺激性食物
只愛吃自己喜歡的食物	營養不均衡	不以單一食物為主，廣泛攝取各類食物
吃飯時，在桌上墊報紙	油墨中的重金屬危害人體	不使用印刷品當餐墊
一邊吃飯一邊看電視	易消化不良	放鬆心情、享受飲食
在餐廳用完餐後久坐	餐廳中的飯菜味、油煙味、酒精味、汗水味等混雜在一起，產生對人體不利的化學反應 尤其牛排店或燒肉店裡的油煙特別嚴重，包括致癌物質如多環芳香烴等	餐後不宜坐在餐廳太久，建議輕鬆散步個5分鐘，適度休息
使用塑膠袋盛裝熱食	塑膠袋釋放出化學毒素，汙染食物	自行準備容器
常常吃太飽、暴飲暴食	易消化不良、形成肥胖	七分飽是健康原則

第4章

你累了嗎？如何喚起人體第一道自癒力？

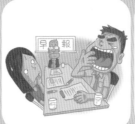

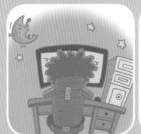

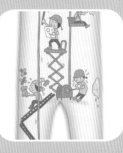

我在診間常看到很多病患年紀比我輕，卻看起來精神不濟。這種病患都處於「亞健康」狀態，所謂的亞健康就是健康開始失衡，身體處於健康與疾病間的半健康狀態。亞健康是一種過渡時期，經過調整可以往好的方向回復，若是置之不理便會加速朝壞方向前進，轉變成疾病。

全世界七五%的人，已成為「疾病候選人」

根據世界衛生組織統計，全球有超過七五%的人口都處在「亞健康狀態」，出現長期慢性疲勞、飲食失調、營養不均衡、運動量不足、壓力過大、睡眠品質差、濫用藥物、身體代謝效率慢、排毒功能不佳、過多毒素累積體內等症狀。

多數人一開始只是感覺身體不適，像是厭倦、疲勞、精神不佳、腰痠背痛、記憶力變差、不時忘東忘西、情緒緊張、暴躁、失眠、便祕或腹瀉等，這些現象都是身體散發出來的亞健康警訊。

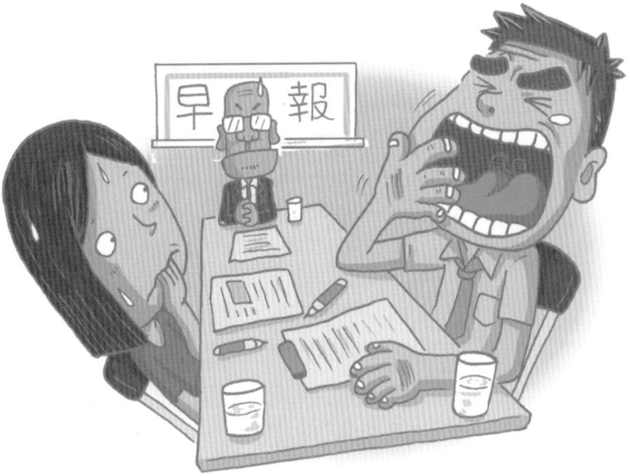

▲參加各式研討會時，總會遇到看起來年紀比我小的年輕人，在會議上頻打哈欠、精神不濟。多數人不在意的慢性疲勞，其實最危險。

我當初面對工作壓力時，一頭稀疏白髮及慢性疲勞，就是身體給我的警訊。如果忽視這些警訊，健康繼續惡化，最後就會導致心血管疾病、高血壓、糖尿病、腎臟病等各種慢性疾病。

世界衛生組織研究發現，人體健康六〇％取決於日常的生活習慣。以下我列出的生活狀況，相信有些項目你一定覺得很熟悉。可試著勾選出符合你的生活型態，檢視自己是否已經成為高危險的亞健康族群。

如果符合五項以上的情況，表示你已成為高危險群：

- □ 工作忙碌，身心壓力大。
- □ 長時間坐在辦公桌前使用電腦。
- □ 喜歡攤坐在沙發上離不開電視。
- □ 熬夜晚睡，有時還會失眠，睡眠品質不佳。
- □ 每天早上起來，總是有睡不飽的感覺。
- □ 整天精神不濟、有打不完的哈欠。
- □ 沒有運動習慣，明顯身體活動量不足。
- □ 天天三餐老是在外，蔬果攝取不足。
- □ 愛吃肉類，尤其是脂肪較多的紅肉，如牛肉、豬肉、羊肉。
- □ 愛吃重鹹、重口味、醃漬、辛辣的食物。
- □ 愛吃燒烤及油炸食物，如碳烤、雞排、薯條、漢堡、鹹酥雞。
- □ 愛吃精緻加工食品，如香腸、火腿、肉乾、糕點、零食、餅乾。
- □ 愛喝含糖飲料、汽水以及酒精飲料。

以上的飲食及生活習慣，就算「只」超過三項，也強烈建議你開始利用太極飲食調整生活。

行動藥罐？太極飲食喚醒體內修復醫師

在醫療發達的時代，大多數人都認為醫生是萬能的，只要一生病就想到找醫生、吃個藥，身體就會好起來。我在診間遇到的病患，大都只想找醫生開藥，卻很少有人願意正視自己的飲食及生活習慣。事實上，我們每個人從小到大，生病的次數多到數不清，身體彷彿就像一個「行動藥罐」，日積月累下，對身體或多或少都會造成負面影響。

其實，人體有病變，醫師與藥物只是從旁協助復原，**而真正回復健康的能力就潛藏在我們體內**。有人經過藥物治療，但回復仍然相當緩慢；有人生病，卻可以不藥而癒，關鍵就在於自癒力。

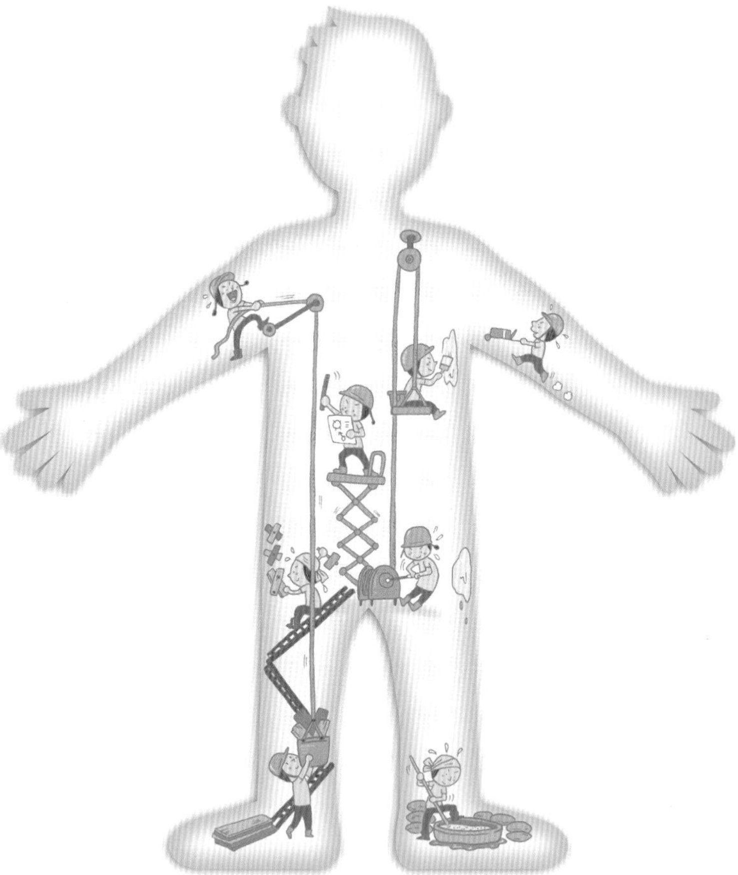

▲ 身體本身就有一套修復機制，許多久病不癒的人，
主因常是修復機制已經停擺。

自癒力是人體與生俱來自我修復及治癒疾病的能力，人類被創造的同時，除了有一套能夠抵抗疾病的免疫系統外，當身體組織或細胞受到傷害時，體內會出現一連串自我修復的機制。這一股內在痊癒的力量非常廣泛，包括消化、吸收、免疫系統，以及荷爾蒙調節、新生、修復、營養與氧氣運送補給等。每個人都擁有自癒力，當自癒休眠或喪失時，就容易罹患疾病或生病時極不容易復原。

想要喚起自癒力，除了適當的體能活動及良好的生活作息，更重要的是抗癌、抗百病的太極飲食。**跟著我實踐太極飲食的家人及病患，不只體力變好了，對許多事也能保持活力**，更重要的是尊重吃進去的每一口食物，感受最原始的美味。

別輕忽人體第一道自癒力——腸胃

我們常常任由大腦選擇喜愛的食物，例如酥脆的雞排、冰涼的飲料，而沉默的腸胃只能逆來順受的消化，還可能吸收有害物質。可是，人體第一道自癒力防線就在腸胃道。因為腸胃道是人體與食物接觸的最前線，負責掌管消化、吸收、荷爾蒙調控、免疫、黏膜新生及修復等功能。

胃：先初步消化蛋白質

消化道以口腔為起點，直腸為終點。食物進入口腔後，經由咀嚼與唾液充分反應，澱粉質初步被分解，咀嚼後的食物經食道進到胃，每隔十五至二十秒會間歇性壓縮將食物充分混合，形成「食糜」。

食糜中的蛋白質在胃部會先進行初步消化，不同食物在胃部停留的時間也會不同，水或果汁通過胃的時間約一至三十分

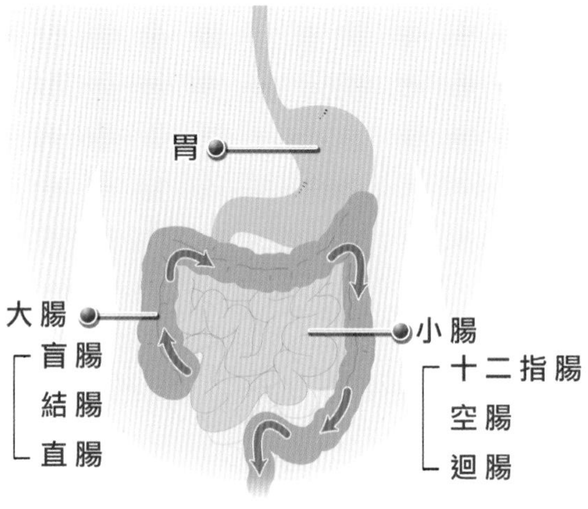

鐘，肉類約三至四小時。醣類食物通過胃的速度最快，其次為蛋白質，脂質類食物速度最慢。

胃功能差或罹患胃部疾病者，須避免狼吞虎嚥與暴飲暴食，以免胃排空（gastric emptying，即是食糜離開胃部）受到阻礙（可參考下表8），或胃酸受到不正常刺激。

胃部消化作用的第一步是分泌胃酸。蛋白質消化酵素（gastrin，胃泌素）必須經由胃酸活化才能發揮作用，正常狀況下，胃酸分泌不會造成傷害，但受到刺激而不正常分泌時，可能造成損傷。

此外，**胃酸也有助於鈣與鐵的吸收**。若

表8・影響胃排空的常見因素

促進胃排空因素	抑制胃排空因素
• 高醣低脂食物 • 高纖維食物 • 流質或軟質類食物 • 愉悅的情緒 • 熱食 • 病態性促進胃排空，例如糖尿病、十二指腸潰瘍、甲狀腺亢進	• 高脂質食物 • 乾硬質食物 • 活動不足、疲勞 • 情緒不佳 • 高張或低張食物（高張、低張是指食物的滲透壓，過高或低都會影響胃排空） • 冰食

長期服用抑制胃酸的藥物，須特別注意鈣與鐵的攝取是否足夠。攝取含醣類食物（全穀根莖類、奶類、水果類），以及空腹飲用咖啡或茶（咖啡因與單寧酸）會引發胃酸分泌（可參考下表❾）。

蛋白質食物在消化初期能夠緩衝胃酸分泌，但中後期會促進胃酸分泌，其分泌量甚至比攝取醣類食物多。脂肪類食物雖然會抑制胃酸分泌，但會使食物滯留胃部的時間增長，胃部曝露在胃酸中的時間反而會拉長。

胃酸長期不正常分泌，會造成消化不良、促進發炎、提高潰瘍與胃癌的風險。**煙燻、燒烤或油炸類食物容易刺激胃酸分泌**，增加胃部發炎的風險，建議減少食用。

表❾・影響胃酸分泌的常見因素

促進胃酸分泌	抑制胃酸分泌
・高醣類食物 ・蛋白質食物 ・咖啡因、單寧酸或酒精 ・愉悅的情緒 ・促進胃酸分泌藥物	・高脂肪類食物 ・抑制胃酸分泌的藥物

小腸，消化及吸收所有的營養

食物經胃部初步消化後，將進入負責消化與吸收各種營養素的小腸。小腸起始於幽門終於迴盲瓣（小腸的末段和大腸的交界處），總長約六至七公尺，又可以細分為十二指腸、空腸與迴腸。

十二指腸銜接胃與空腸，長度最短，但許多消化酵素在此注入與胃酸中和。因此，**十二指腸是容易發生潰瘍的危險區域之一**，若負責中和酸的碳酸鹽不足，或胃酸分泌過多時，很容易造成十二指腸損傷。

在小腸中，脂肪分解成脂肪酸與甘油、蛋白質變成胜肽或胺基酸、醣類分解成葡萄糖或半乳糖等。大部分的維生素與礦物質會在空腸吸收、維生素B_{12}在迴腸吸收，被吸收的營養素進入淋巴、血液循環或經由肝門靜脈（從小腸流至肝臟的靜脈）進入組織。

小腸具備完整的免疫系統，迴腸中淋巴系統緻密度是空腸的數倍（緻密度高代表淋巴多，所以免疫效果高）。**腸道除了消化作用外，也是人體最大的免疫利器，廣布的腸黏膜與緻密的腸上皮細胞是最有效的物理性防禦**，上皮細胞下有大量的巨噬細胞、樹突細胞、顆粒球與淋巴細胞，**可清除侵略性的微生物或病毒**。

小腸腸道負責防禦的細胞會不斷新生、輪替與修復，適當的休息（睡前不進食，可以讓腸道休息）是維持小腸功能的最佳方式。

大腸，每天運動三至五次

經過小腸消化吸收後，殘餘物質會經由迴盲瓣進入大腸，大腸又可分為盲腸、結腸（升結腸、橫結腸、降結腸、乙狀結腸）與直腸。

大腸的主要功能為吸收水分與殘留礦物質，而大腸沒有絨毛且腸壁較薄，所以運動頻率較緩和。每天約有三至五次的「團塊運動」，可把大腸內容物往直腸方向推進。

若是大腸蠕動頻率增加或糞便水分增加，會導致腹瀉。**腹瀉其實是人體的防衛**

機制之一，尤其是急性腹瀉。當人體攝取到有害物質或微生物（例如病毒、細菌、真菌等）時，為避免有害物留存體內與微生物在體內滋長，大腸會很快的將它們立即排出體外。

急性腹瀉若順利排出有害物後，恢復時間通常會較短，不建議用止瀉藥，以免妨礙排泄掉異常的有害物。而慢性腹瀉原因很複雜，但不論是急性或慢性腹瀉，都要適時就診，以避免流失過多水分與電解質，造成脫水或其他的不適（可參考下表⑩）。

腹瀉另一個相對問題就是便祕，便

表⑩・腹瀉的徵狀及常見原因

急性腹瀉		慢性腹瀉	
徵狀	突發性的，24至72小時內發作	徵狀	持續兩週以上或更久
原因	• 金屬或化學毒物 • 細菌或病毒感染 • 藥物 • 情緒較差時，腸道蠕動會產生混亂 • 過敏物質	原因	• 吸收不良 • 疾病（例如慢性細菌性痢疾、大腸激躁症、克隆氏症等） • 小腸或大腸癌 • 放射線治療，有破壞腸道黏膜的副作用 • 藥物（有些抗生素會破壞腸道黏膜）

祕原因更為複雜，主要原因包括不良飲食習慣、排便時間紊亂、作息不正常、水分攝取不足、疾病、緊張、藥物（如止痛藥、胃酸抑制劑等）與缺乏運動等，皆有可能引起便祕。

便祕大多數是因為飲食攝取偏差或水分攝取不足所致，人在壓力之下可能因為情緒緊張與作息不正常，造成大腸蠕動異常而形成便祕。

長期性便祕可能是大腸蠕動效能降低，或平日活動不足所造成，較適合食用富含**水溶性纖維的食物（如豆類、燕麥、果膠）**；**短期性便祕**可吃**富含纖維質食物，尤其是非水溶性纖維的食物（如蔬果纖維）**。此外，適量補充益生菌也可以有效緩解便祕。

每一口食物不只提供營養，更可能改變我們的免疫反應。因此在食物入口前不妨多想想：我的腸胃真的喜歡它嗎？我是否適合食用這些食物，而不影響身體免疫運作呢？

食物生命旅程，打造人體兩次排毒

我經常對學生耳提面命的囑咐一定要吃早餐，早餐的重要性不只是提供一天能量，更能開啟人體的排毒機制。正常來說，食物進入人體後，經消化、吸收後的殘渣會在二十四小時內被排泄掉。我們可以從下頁圖Ⓐ中看到，上午八點的早餐約在中午十二點會完成消化吸收，且會從迴腸轉入大腸。圖Ⓑ中，下午一點進食午餐後，午餐食糜會在下午五點趕上早餐吸收後的殘留物，並且開始進入大腸。

而在第一二九頁圖Ⓒ，下午六點進食晚餐後，在晚上九點至十點間晚餐的吸收後殘留物，開始進入大腸並趕上午餐的吸收殘留物。此時，早餐未被吸收的殘留物，因腸道蠕動會被排出，所以**晚間九點至十點是解便的最佳時機**。

圖Ⓓ中，隔天上午時，前一天午餐與晚餐未被吸收的殘留物已移至直腸，待吃完早餐後十至二十分鐘腸道蠕動，便可促進排泄，即**上午七點至八點是解便的好時機**。建議每天至少一次排便，最理想的是上午與晚間各排一次。

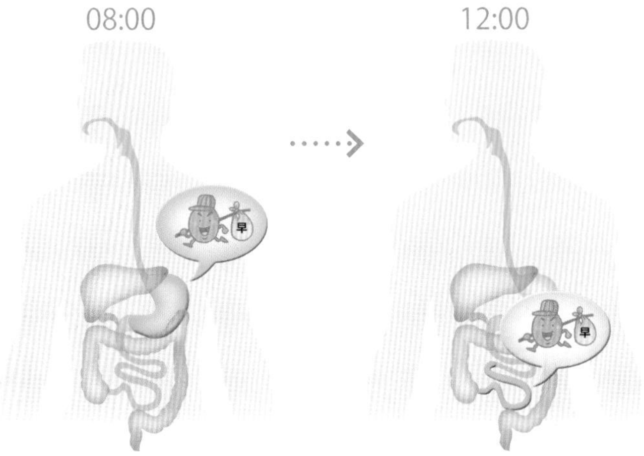

圖Ⓐ・8點的早餐進入胃部，到了中午食糜會進入小腸末端。

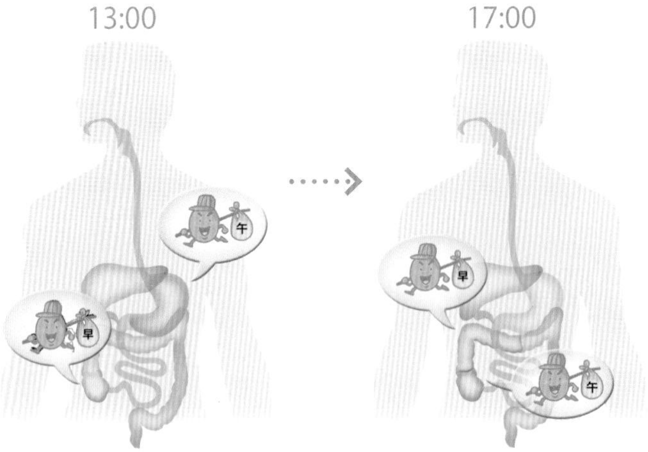

圖Ⓑ・午餐迅速進入胃部，此時早餐的食糜已部分進入大腸。下午5點午餐的食糜便會追上早餐食糜。

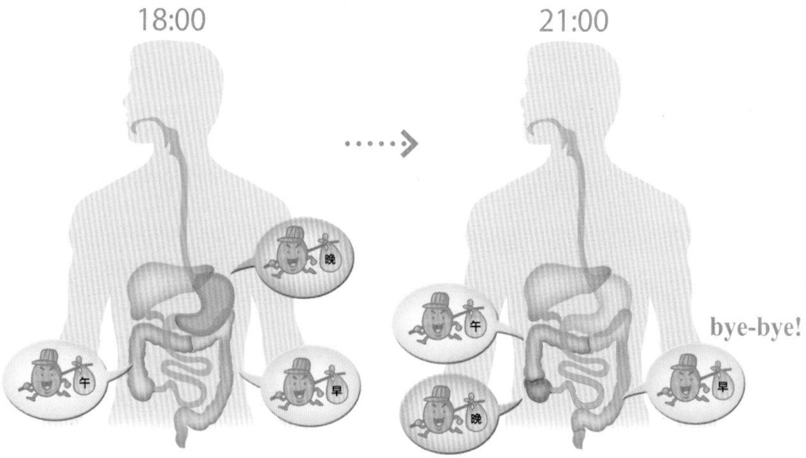

圖C・晚餐進入胃部，早餐與午餐食糜已分別在降結腸與升結腸。晚上9點時，晚餐食糜趕上午餐食糜，此時便可排泄掉早餐未被吸收的食物殘渣。

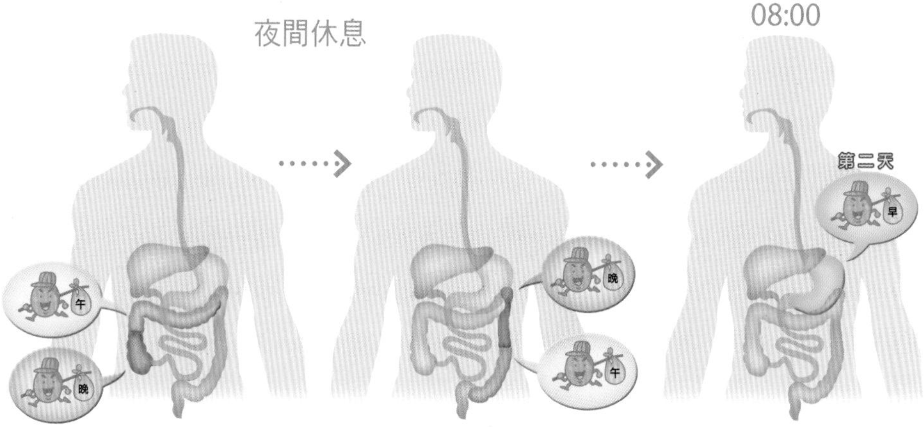

圖D・午餐與晚餐食糜在夜間休息時，會慢慢的由升結腸移至降結腸與直腸。吃完第二天早餐，食物進入胃部時產生的蠕動壓力，會促使再一次的排泄。

隨手一杯冰飲？免疫力的最大殺手

腸道不只是人體第一道免疫所在，也是人體的第二個大腦、最強大的免疫器官。越來越多研究報告指出，腸道不好就會吃出病來，引發糖尿病、高血壓、心臟病、精神疾病與各種癌症等危機。

但是許多人對於腸道保養毫不在意。例如：天氣炎熱時，手上一定拿著冰品或冰涼飲料，這看似一種冷熱調和、平衡溫度的行為，事實上是對腸道與身體的慢性傷害。

人體處於恆溫狀態，當腸道瞬間降溫，會降低其蠕動性、消化力、吸收與免疫功能，人體免疫力自然受影響。相對的，過熱或過度辛辣的食物，也會直接影響腸道功能。

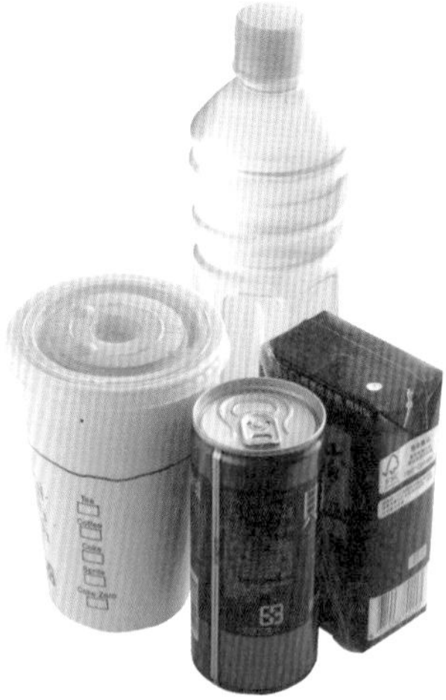

▲冰涼的飲料雖然消暑，但會降低免疫功能與消化力。

另外，即使是微糖飲料，但添加的果糖在人體內代謝速度快，容易轉化成脂肪堆積，不可不慎。

吃出自癒力，九〇%的病自然好

因為飲食習慣的改變，許多人已由粗茶淡飯轉變為大魚大肉，肉類食品的攝取量明顯增加，但蔬菜、水果與全穀類的攝取則普遍不足。據統計，我們的**飲食總量比十五年前增加五〇%，但最主要的蔬果及全穀攝取量反而減少**，這樣的飲食習慣是癌症與心血管疾病不減反增的主因。

我常告訴醫院裡的病患：「只要多以全穀雜糧為主食、以植物性蛋白質為主要來源，多選植物性油脂、熟食、七分飽，就能讓食物喚起自癒力，九〇%的病自己會好。」

逐步更換白米飯，吃肉不如吃豆好

太極飲食喚起自癒力第一個步驟，**是回歸原始，以全穀雜糧類為主食**。也就是以自然、粗糙的食物為主食，避免精製加工與含添加物（人工色素、香料、防腐劑）的食物，例如我會用糙米取代白米、全麥取代白麵粉、海鹽取代精鹽。

天然與原始的最佳選擇，就是全穀雜糧。全穀的定義在《黃帝內經》中是指「梗米、小豆、麥、大豆、黃黍」，而到了明朝李時珍《本草綱目》則記載包含三十三種穀類及十四種豆類，共四十七種之多。

全穀雜糧的碳水化合物含量高，並含八%至一二%的蛋白質，也是維生素B群及膳食纖維的重要來源。且富含水溶性纖維，可促進肝臟中的膽固醇轉化成膽酸

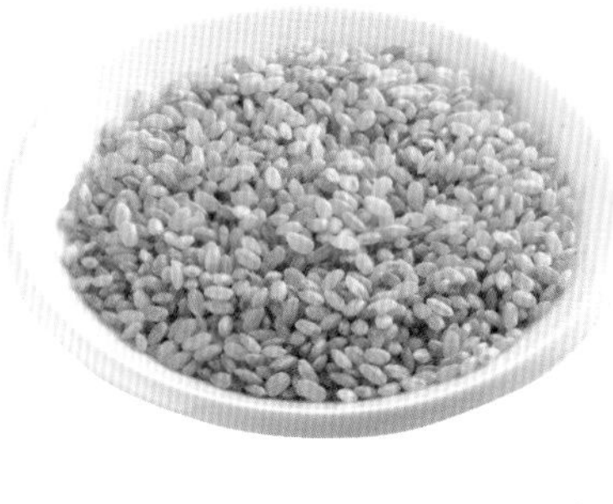

▲剛開始吃糙米飯時，應以白米飯為主，加入少量糙米，依自身腸胃狀況調整糙米分量。

（膽酸是膽汁的主要成分），並將膽酸、膽酸鹽及中性固醇類（以上皆是人體代謝脂肪必須的元素。如果在腸道中被帶走、排泄，人體可依需要自行轉化膽固醇生成，因此可以間接減少體內膽固醇含量）於糞便中排出，可以有效降低血清膽固醇，減少心血管疾病、糖尿病的發生。

另外，全穀雜糧也富含非水溶性纖維，搭配適量的水分，能增加糞便體積、促進腸胃蠕動，加速宿便排出，減少體內毒素。

並且，搭配植物性蛋白質為主要來源，即可攝取到人體所需的完整胺基酸。雖然動物性蛋白質為優質蛋白質，但攝取時容易一併攝入飽和脂肪酸及膽固醇，過量易造成心血管疾病。

而植物性蛋白質（全穀物、豆

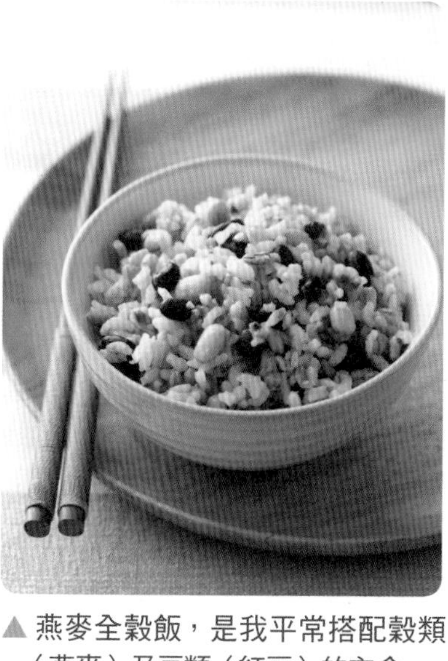

▲燕麥全穀飯，是我平常搭配穀類（燕麥）及豆類（紅豆）的主食。

類）不同於動物性蛋白質，例如豆類中的植物性蛋白質，已被發現可以有效降低血清總膽固醇和壞的膽固醇濃度，因此我會鼓勵大家以植物性蛋白質為主。

營養學博士告訴你的飲食真相

Q 不吃米飯減肥，安全嗎？

不吃米飯減肥會增加體內酮體（一種弱酸。體內大部分組織只能在限定範圍內利用，如果超過細胞所能忍受的容量，將嚴重妨礙體內酸鹼平衡），減肥不成還會危害健康！

因為米飯等主食具備的醣類（碳水化合物）是人體代謝重要營養素，攝取不足會影響正常代謝機制，使體內產生過多的「酮」，長期下來反而傷害健康，尤其是腎臟和心臟。所以，在控制熱量減肥的同時，還是必須攝取適當的全穀雜糧類食物，才不會危害健康。

如果真想減少飯量減肥，三餐中至少有一餐一定要有全穀雜糧米飯，一天最少一碗。如果不想只食用米飯，可由自己喜好任意組合全穀根莖類食物取代，但絕不能完全不吃。

少吃動物油，多吃植物油

脂肪主要可以分成飽和脂肪、單元不飽和脂肪及多元不飽和脂肪（可參考下頁表11）。一般建議單元不飽和脂肪及多元不飽和脂肪的攝取量，應高於飽和脂肪。簡單的說，就是**少吃動物性脂肪，多選擇植物性油脂**。

我們平常攝取的蛋、肉類、全脂奶等食物含有多量的飽和脂肪。因此，選用烹飪用油時，應以單元不飽和脂肪，如花生油、菜籽油及橄欖油；與多元不飽和脂肪較高的植物性油脂為主。多元不飽和脂肪又可分為：Omega-6及Omega-3脂肪酸。Omega-6脂肪酸來源有：紅花籽油、葵花油、大豆油及玉米油；Omega-3脂肪酸來源有：魚油、亞麻籽油、芥花油、苦茶籽油。

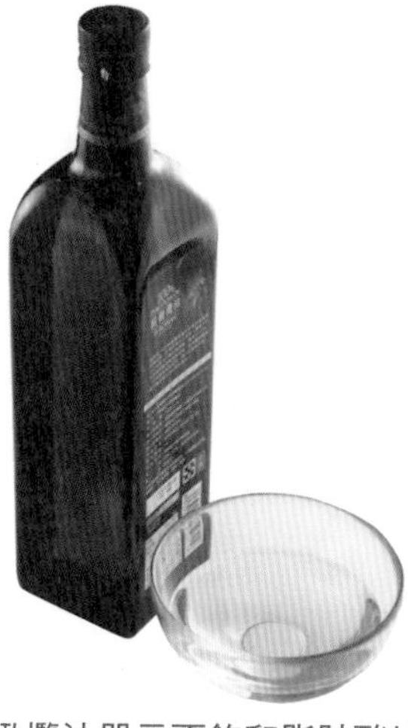

▲ 橄欖油單元不飽和脂肪酸比例高、穩定性好，對健康有益。

表⑪・各種常見油脂對人體的影響

脂肪種類	細分類	來源	對人體的影響
飽和脂肪		豬油、雞油、牛油、棕櫚油、椰子油	烘焙或是油炸食品較常使用。大量攝取對人體有害，容易增加動脈粥狀硬化的發生，因此要盡量避免攝取
不飽和脂肪	單元不飽和	橄欖油、堅果類	可降低血中膽固醇及預防動脈栓塞或粥狀硬化
	多元不飽和	Omega-6脂肪酸含量多者：葵花油、玉米油 Omega-3脂肪酸含量多者:亞麻籽油	Omega-6脂肪酸：攝取過多時，會有增加發炎的危險 Omega-3脂肪酸：可減少血小板凝集、預防血栓及降低血脂、預防心血管疾病發生
	反式脂肪	人工奶油 	增加心血管疾病、癌症、不孕症以及阿茲海默氏症的罹患率

關於油脂攝取，我建議多元不飽和脂肪酸與單元不飽和脂肪酸比例為一：一，並多攝取Omega-3脂肪酸比例較高的油品，例如亞麻籽油、茶油等，對健康最有助益。

膳食纖維：腸胃道的清道夫

為了保護人體第一道自癒力，**應該多多攝取腸胃道中的清道夫——膳食纖維**。所謂的膳食纖維，就是無法被身體消化酵素分解的物質，如纖維質、半纖維質、果膠、木質素（lignin）等。

最佳的膳食纖維食物來源，有全穀雜糧如糙米、燕麥、乾豆類、核果類、種子類等，以及蔬果、菇蕈類。依溶解性可分為兩大類：水溶性纖維與非水溶性纖維。

水溶性纖維指蔬菜中的果膠；蒟蒻、蘆薈中的甘露聚醣（mannan）；海藻昆布中的海藻糖（trehalose）等，會溶於水中變成膠體狀。水溶性纖維可以增加飽足感、降低膽固醇吸收和延緩血糖上升；非水溶性纖維包括木質素、半纖維素、幾丁質（chitin，海洋生物體中的纖維質）等，不溶於水、可以促進腸道蠕動，降低大腸癌的發生機率。

最聰明簡單的選擇方法，就是以當季盛產的蔬果、菇蕈為來源。而且為避免蟲卵、促進消化吸收，應以**熟食**為主。此外，**七分飽，才是最長壽的飲食法**。研究發現，過飽與飢餓都會減短壽命，造成身體機能變差。

營養學博士告訴你的飲食真相

Q 一定要生機飲食，才能吃出健康嗎？

生機飲食就是攝取的食物來源沒有使用農藥、人工肥料或受除草劑汙染等。事實上，臺灣地窄人稠，生機食材產出不易，除非耕種土地經過適當休養與有效的規畫管理，也因此取得成本相對較高。

真正的生機飲食必須完全沒有使用農藥及人工肥料，因此不會有農藥與無機鹽（所謂無機鹽是指非來自生物體的鹽類，如礦石、砂石、金屬物質，以及人工合成物，例如氯化鈣、碳酸鈣、金屬鐵、硝酸鹽等）殘留的問題，自然安全性較高。但是全營養是無法從單一的生機食材取得，建議仍以太極飲食配合衛生安全的生機飲食，才能獲得全營養。即使是生機食材，也必須反覆的水流沖洗、去除蟲卵，建議最好以熱水燙過再食用。

第5章

老化是可以阻止的

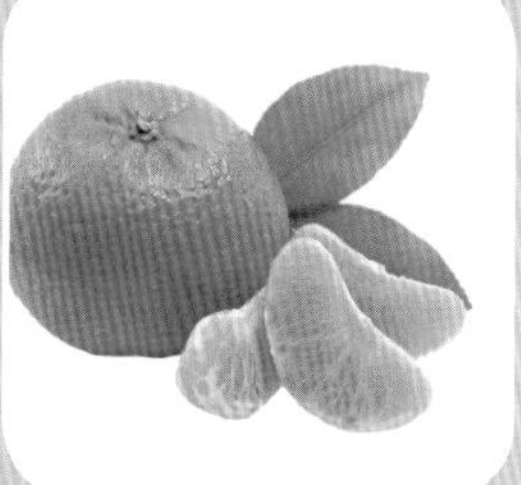

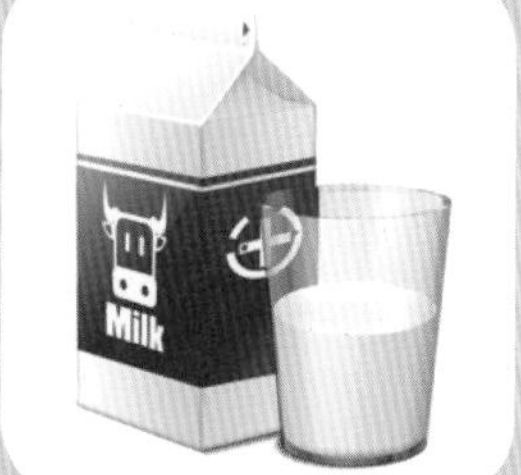

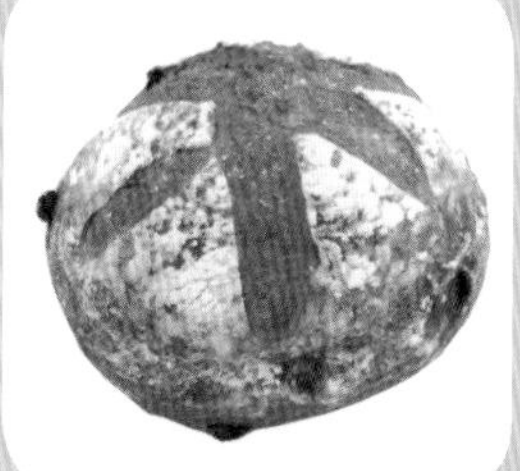

「你累了嗎？」每回電視上出現這句廣告臺詞，總會引發很多人會心一笑。這幾年運動風的盛行，也讓強化體力與耐力的相關產品大行其道。

我們常說的體耐力，指的是人體從事活動時的耐受能力。體力越高，表示承受活動壓力的抵抗性就越高。簡單來說，只要人體的肌肉夠強壯，並充分補充能量，就能產生體耐力，而這一切都必須依賴營養。有了正確的能量營養補給、體耐力提高，就不容易受傷，也較不易疲勞與衰老，整個人的體能有如回到二十歲。

其實，營養不只對喜好運動的人來說很重要，對每個人（包括上班族、學生）都重要，尤其是年長者。為什麼？

因為肌肉是人體的重要組織。肌肉附著於骨骼上，當肌肉收縮時便會牽動骨骼，因此肌肉和骨骼的聯合作用而產生了運動。

肌肉根據構造不同，可分為平滑肌、心肌、骨骼肌，而蛋白質是肌肉的組成物質，肌肉是否強壯，取決於是否攝取均衡與足夠的蛋白質。此外，適度的運動也能促進肌肉生成。因此想要攝取促成體耐力所需要的營養，第一步就是在正確的時間，補充優質且足量的蛋白質（見第一四四、一四五頁表⑬）。

隨著年齡的增長，身體的肌肉量會逐漸減少，活動能力也會逐漸減弱，更甚者，會因為肌肉減少或肌肉無力而造成疼痛、受傷、或無法行動。會出現這種現象，大都是因為基礎代謝率降低後，沒有攝取足夠的營養，尤其是缺乏蛋白質。如果再加上沒有運動習慣，這種現象會更加惡化。因此，肌肉的流失速度已成為老化的特徵。

表⑫・三餐模式

※國人早餐蛋白質普遍攝取量太低

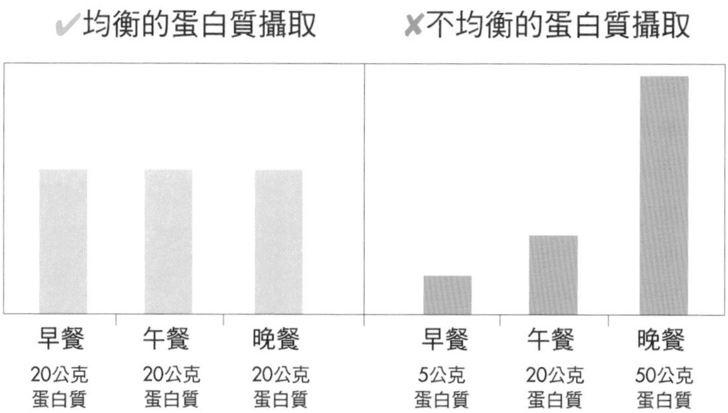

▲大多數人的飲食型態都是早餐與午餐蛋白質攝取偏低，晚餐則太過量。過量攝入蛋白質，反而會對腎臟造成極大負擔，每餐都應均衡的補充20公克。

※每餐蛋白質攝取上限：20公克

豬肉

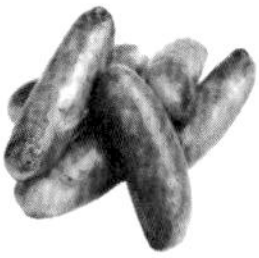

食物	重量	蛋白質	食物	重量	蛋白質
瘦豬肉	100 公克	20 公克	熱狗	1 條	7 公克
五花肉	100 公克	15 公克	香腸	1 條	7 公克
豬肝	100 公克	22 公克	肉鬆	20 公克（三匙）	7 公克
豬大腸	100 公克	7 公克	貢丸	1 顆	3 公克
培根	1 片	3.5 公克	豬肉水餃	25 公克（1 個）	2 公克
火腿片	1 片	3 公克			

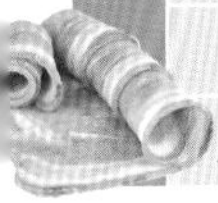

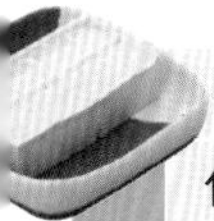

豆類

食物	重量	蛋白質	食物	重量	蛋白質
傳統豆腐	100 公克	8.5 公克	豆腐皮	100公克（3片）	25 公克
嫩豆腐	100 公克	5 公克	毛豆	50 公克	7 公克
五香豆干	100 公克	15 公克	紅豆	50 公克	11 公克
三角油豆腐	55 公克（2 塊）	7 公克	綠豆	50 公克	11.5 公克
日式豆包	35 公克（3 塊）	6.5 公克	豆漿	300CC	9.5 公克

其他（根莖蔬菜水果）

食物	重量	蛋白質	食物	重量	蛋白質
馬鈴薯	100 公克	2.7 公克	豌豆	100 公克	2.8 公克
地瓜	100 公克	1.1 公克	綠豆芽	100 公克	3.1 公克
芋頭	100 公克	2.5 公克	香菇	100 公克	3.4 公克
栗子	100公克（12個）	2.8 公克	草菇	100 公克	3.7 公克
高麗菜	100 公克	1.1 公克	聖女番茄	100 公克（12個）	1.4 公克
韭黃	100 公克	1.4 公克	百香果	100 公克（1 個）	1.1 公克
空心菜	100 公克	1.2 公克	奇異果	100 公克（1.25個）	1.1 公克
四季豆	100 公克	2.1 公克			

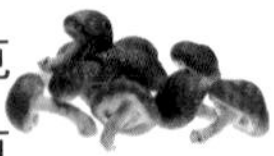

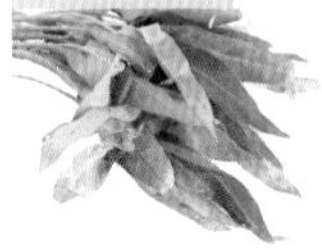

表⑬・各種食物的蛋白質含量表

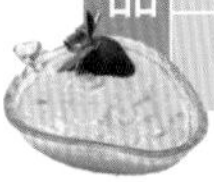

奶製品	食物	重量	蛋白質	食物	重量	蛋白質
	牛奶	300CC	9.5 公克	調味乳	300CC	6 公克
	優酪乳	300CC	8 公克	起司乳酪	23 公克（1片）	4 公克

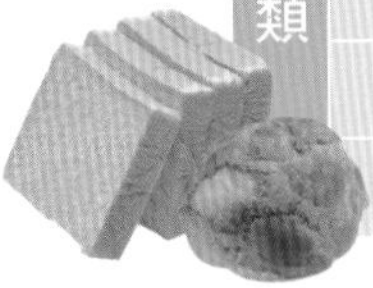

澱粉類	食物	重量	蛋白質	食物	重量	蛋白質
	飯	200 公克（1碗）	8 公克	厚片吐司	50 公克（1片）	4 公克
	麵	100 公克（1碗）	4 公克	菠蘿麵包	60 公克（1個）	5.5 公克
	饅頭	180 公克（1個）	14 公克			

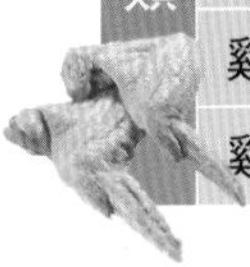

雞鴨類	食物	重量	蛋白質	食物	重量	蛋白質
	雞蛋	60 公克（1顆）	7 公克	雞翅三節	1 隻	14 公克
	雞胸肉	100 公克	23 公克	鴨肉	100 公克	21 公克
	雞腿肉	100 公克	19 公克	鴨血	100 公克	4 公克

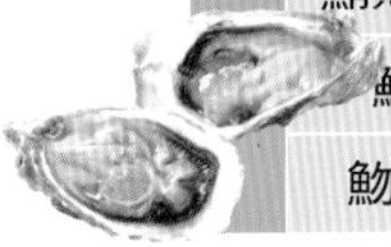

海鮮	食物	重量	蛋白質	食物	重量	蛋白質
	鮭魚	100 公克	20 公克	草蝦（大）	1 隻	2 公克
	虱目魚	100 公克	20 公克	劍蝦（小）	1 隻	1 公克
	鮪魚罐頭	90 公克	20 公克	螃蟹	100 公克	15 公克
	鱈魚	100 公克	16 公克	文蛤	60 公克（20隻）	7 公克
	魩仔魚	100 公克	9 公克	牡蠣	65 公克（8隻）	7 公克

牛羊肉	食物	重量	蛋白質	食物	重量	蛋白質
	牛肉	100 公克	21 公克	羊肉	100 公克	21 公克
	牛肚	100 公克	20 公克			

阻止老化與越跑越胖的差別

事實上，老化是可以阻止的。許多研究已顯示，補充足夠的**優質蛋白質與適度的活動**，可以有效增長肌肉。什麼是優質的蛋白質？簡單來說就是含有必需胺基酸的食物，而在肌肉的生成過程中，支鏈的必需胺基酸又更為優先。而**所有的優質蛋白質中，又以乳清蛋白與大豆蛋白為最**（見第一五〇頁表⑯）。

那麼要如何補充？又要補充多少量才真正有效？正確的方法是藉由每日三餐來攝取，可獲得最好的效果。我更建議在**運動後四十五分鐘內補充**，這樣的吸收效果會更好。

我曾在診間遇見一位病人，他每天都很勤奮運動，卻在跑步前只吃水果與喝果汁。結果維持沒多久，全身肌肉就像癱瘓了一樣，連腳都抬不起來（俗稱「鬼打牆」）。結果他不但沒有瘦下來，反而變得更胖。

吃水果絕對是好事，但應該要在運動後吃，而非運動前吃，才能讓你的運動壽命更持久。因為運動食補不只重質，更重吃的時機。

因為水果與果汁裡，含有大量有甜味的單醣或雙醣（見下頁表⑭），運動前大量攝取，會使血糖瞬間快速提升，但繼而非常快速的下降。當血糖下降至過低的狀態，鬼打牆的症狀就發生了。

醣類、蛋白質與脂肪是提供人體所需的最主要營養素，因為需求量多，所以又稱為巨量營養素。此三大營養素不僅提供熱量，更同時提供各種生長、修護與身體代謝的需求。

但這些營養素該怎麼吃？像是攝取醣類時，要注意是哪種醣類。複合型多醣類如全穀雜糧和全麥麵包，食用後血糖緩慢上升，會讓精神比較好；但單醣類的食物如果汁、水果，則會因為血糖於短時間上升後立即下降，所以容易在食用半小時後，就使我們昏昏沉沉。

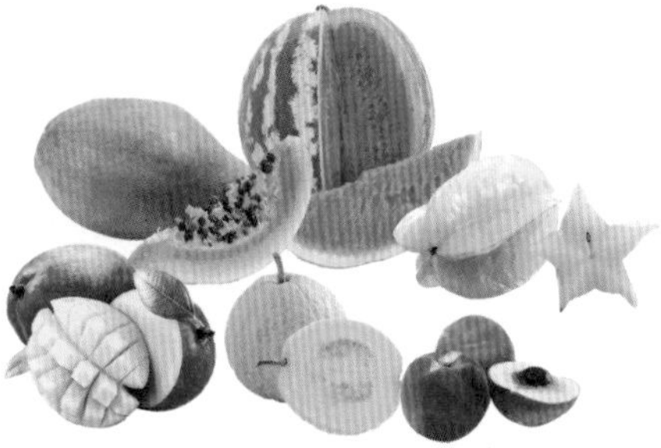

▲水果含有大量單醣或雙醣，為避免血糖瞬間上升又快速下降，應在運動後食用。

表⑭・常見的單醣、 雙醣食物與多醣食物

醣類屬性	特性及型態	常見食物
單醣	醣類中最小的分子，可為人體直接吸收，為人體新陳代謝的主要燃料。常見型態為葡萄糖、果糖	果汁、水果、蜂蜜等 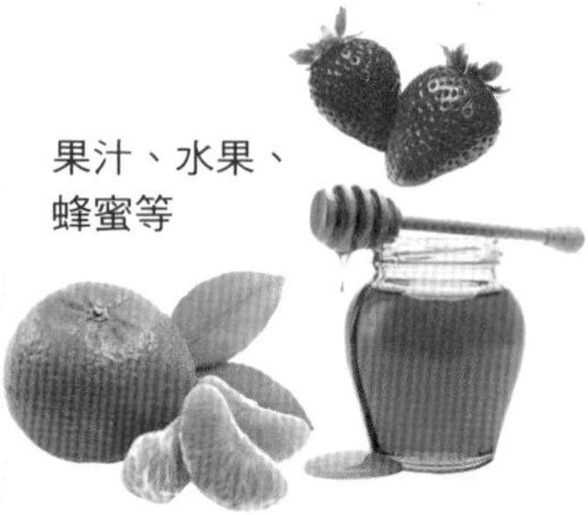
雙醣	由兩個單醣分子聚合而成。雙醣和單醣皆可溶於水中。常見型態為蔗糖、乳糖、麥芽糖	甘蔗、甜菜、米飯等 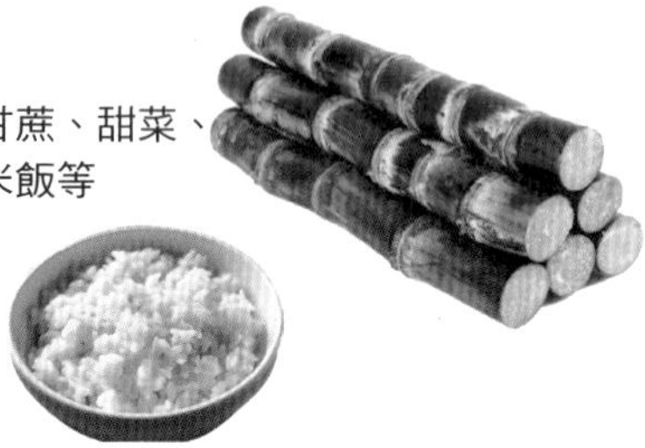
多醣	多醣類無法直接為人體吸收，須透過酵素協助，讓多醣轉為單醣，可促進腸蠕動。常見型態為澱粉類、糊精、肝醣、纖維素、甲殼素	全麥雜糧、全麥麵包、地瓜、芋頭等澱粉類 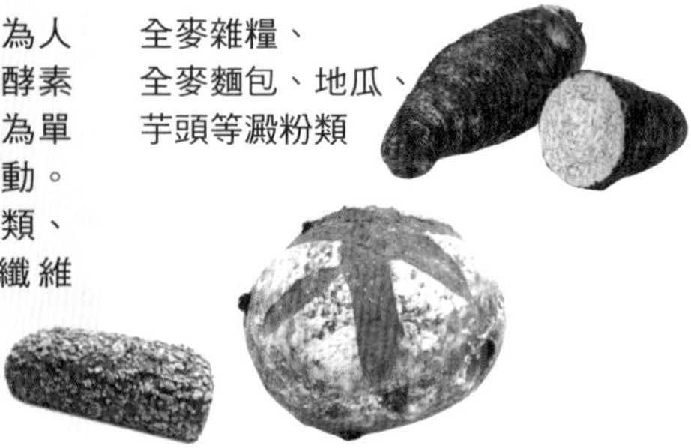

運動後補充大量蛋白質？超過二十公克就浪費了

面對運動與食物之間的關係，大家都有各種迷思，例如：以為空腹運動有助燃燒脂肪、運動後補充大量蛋白質、喝運動飲料等。這些錯誤的飲食法若持之以恆，反而會讓你的運動生涯半途而廢，甚至會引發各種症狀。

以下情境想必大家都不陌生：許多外貌瘦弱的男生，為了擁有厚實的臂膀與胸膛，在健身房內猛做重量訓練，平日補充大量肉類與各式蛋白質食物，最後導致自己腰痠背痛，也無法達到理想目標。不只是他們，許多新手跑者都奉行這樣的信條：「運動前要吃大量蛋白質，才有助於運動表現」，這觀念著實害人不淺。

表⑮・蛋白質補充過多的症狀

1. 腸胃不適
2. 水腫
3. 酸性體質
4. 腎臟病
5. 肥胖
6. 骨質流失、骨折

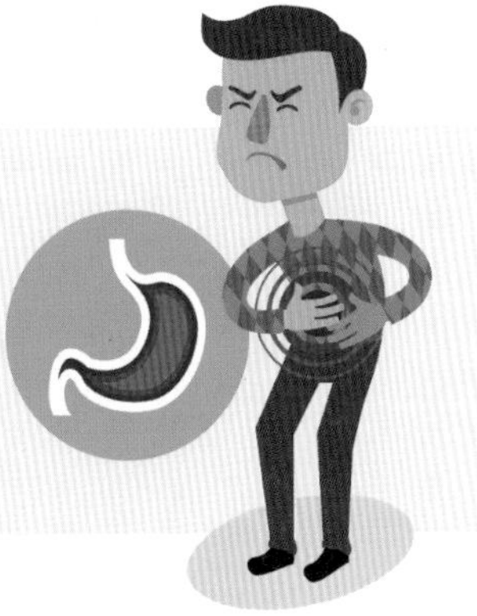

表16・蛋白質分類

類別	功效	消化速度	補充時機	食物
乳清蛋白質	低乳糖	快	運動前1.5至2小時少量補充	乳清粉、牛奶 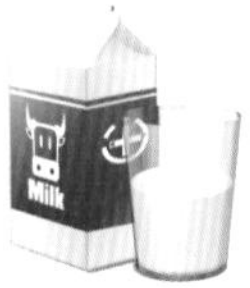
大豆蛋白質	含有卵磷脂	中	運動後45分鐘補充20公克	豆腐、黃豆 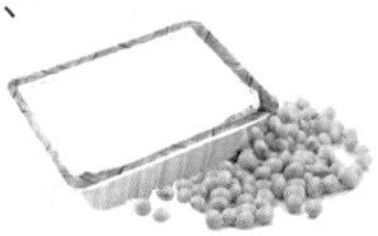
酪蛋白質	無乳糖	慢	運動完當天晚餐補充20公克	優格、乳酪、牛奶 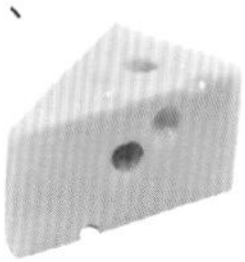

大量，到底要吃多少才夠？首先，**蛋白質的每餐吸收上限約二十公克**，所以過量的攝取也無助於人體。而且過量的蛋白質，尤其是動物性蛋白質，因為裡頭含有大量脂肪，可延長食物在胃裡的停留時間，容易使我們產生飽脹的感覺，更會占去本來應補充醣類的時機，反而使肌肉中肝醣存量不足（見第一五三頁），導致身體變得疲累。大量攝取蛋白質還會造成鈣質流失，增加骨質疏鬆與骨折的風險！

相反的，如果在運動前一．五至兩小時，補充少量且脂肪含量低的蛋白質（如低脂牛奶或乳清蛋白液），反而能讓我們在長時間的比賽中，不容易感到飢餓。所以只要拿捏恰當，更有助於長久運動。

那運動後呢？由於運動時，人體中被使用的肌纖維內蛋白質的合成速率會增加，並且持續二十四至四十八小時，所以運動結束後的蛋白質補充也非常重要，會直接影響到耐力及阻抗訓練（按：針對特定肌肉重量訓練，以維持肌肉強度、改善肌肉功能）的效果。

我建議大家在運動後四十五分鐘內，補充二十公克消化速度較快的大豆蛋白質或乳清蛋白質，並於當天晚餐再補充二十公克消化速度較慢的酪蛋白質（食物分量換算方式，請見本書附錄）。

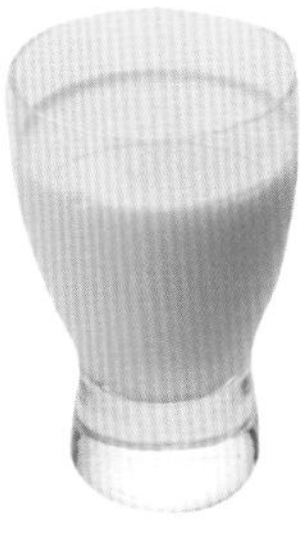

▲低脂牛奶屬含脂量較低之蛋白質，適合運動前飲用。

許多上班族的早餐和午餐，都有蛋白質攝取不足的問題，到了晚餐，卻又攝取過量。碳水化合物及脂肪多吃了可以儲存在體內，唯獨蛋白質無法儲存，所以三餐均衡、等量、足夠的蛋白質攝取，就顯得非常重要，何況它與肌肉生成息息相關。

每一公克的蛋白質可以產生四大卡熱量，而蛋白質是肌肉的主要成分，對於有運動習慣的人而言，只要補充恰當，不但可以修護並強化身體肌肉的生成，更可以有效增強我們的免疫能力。若是想練肌肉，會建議**運動完再補充蛋白質**效果較佳。

營養學博士告訴你的飲食真相

Q 大家都說喝牛奶可以補充蛋白質，那我該喝低脂還全脂？喝全脂會容易發胖嗎？

全脂牛奶香醇好喝，但不能無限量飲用，一般建議每日不超過五百CC（此為兩杯的量）。擔心脂肪過量攝取易發胖者，即使飲用低脂或脫脂牛奶，也必須以每日五百CC（兩杯）為限。

怕胖所以不吃澱粉？你更容易累

回想一下，你是否常常在運動完之後，就迫不及待的站上體重計，開心的發現體重下降了？但現實情況是，人體在運動消耗肝醣後，肝醣所吸附的水分會隨之流失，此時體重下降是由於這些水分的流失，而非脂肪的減少。

談到醣類，其實就是你我熟知的醣質（主要指單醣）與澱粉類（泛指所有碳水化合物）。對有運動習慣的人來說，醣類分解成的葡萄糖，就是運動時最主要的能量來源。然而即使醣類是我們的主食，但與脂肪相較之下，人體的醣類儲存量卻非常少。

為什麼？因為葡萄糖在人體中，主要以肝醣型態儲存於細胞，而醣類與水彼此之間相溶性非常好，每一公斤的肝醣平均吸附二．七公斤的水，所以身體中的肝醣，才因為有了重量限制而只能「限量儲存」。

體內所儲存的醣類，分解後供能的速度很快，有著不完全受限於氧氣供應才能分解的優點，所以面臨壓力、運動等短時間內需要能源的情況下，可以作為應急之用（無氧），對維持生存具有重要意義。

也因此，許多人因為怕胖所以不吃醣類食物（碳水化合物），其實這是非常錯誤的觀念。缺乏醣類時，細胞中重要的醣蛋白質無法生成，細胞功能無法發揮，身體狀況會因而劣化、變得容易生病。尤其對耐力型運動的人來說，此營養素更是至關緊要。

長時間的耐力運動中，一旦氧氣供應跟不上肌肉收縮所需，醣類的無氧性「醣解反應」可以提供人體臨時的替代能源。此時，肌肉與肝臟細胞內會分解肝醣、釋放葡萄糖來供能，所以肝醣就是最好的人體應急能源。

以六十五公斤的正常人而言，全身僅約〇．五公斤的肝醣，運動員的肌肉經訓練後，肝醣儲存量約正常人的兩倍。

總而言之，**肝醣的儲存量越多，葡萄糖就越能持續釋放能量，運動的續航力才會更持久**。往往比賽的輸贏，就取決於肝醣的儲存量。

相對的，身體儲存的肝醣不足時，運動強度就難以維持，疲勞也會提早發生。因此，運動前的「肝醣超載」（而非澱粉超載）、運動中的飲品供應，或恢復期的大量醣類補充，就是非常重要的致勝關鍵。

低升糖飲食法？「只運動不吃醣」，可能更胖更無力

醣類話題在這陣子特別流行，轉開電視、翻開報紙，常看到許多藝人讚不絕口的推薦「低升糖飲食法」，號稱自己靠著吃低升糖食物，就能一邊享用美食、一邊毫不費力的減肥。然而，針對耐力運動訓練，唯有適時的補充「中升糖指數」或「低升糖指數」的醣類，才能有效儲存能量（糖，就是有甜味的醣）。

所謂的「升糖指數」（glycemic index，簡稱GI），是用來衡量醣類對血糖量影響的一項指標。在消化過程中迅速分解，並且將葡萄糖迅速釋放到循環系統的醣類，具有高升糖指數；反之，在消化過程中緩慢分解，並以較慢速度將葡萄糖逐漸

釋放到循環系統的醣類，則具有低升糖指數。

一般所謂的高升糖食物，是指可以快速的轉化成葡萄糖、並在極短時間內使血糖快速上升，而低升糖的食物則相反（各種食物的升糖指數，見第一五八至一六一頁表⑰至⑲）。

蛋白質吃太少，小心甩掉脂肪也減了肌肉

由於高升糖指數的飲食會讓人越吃越餓，難以準確控制食量，所以多吃低升糖指數的食物才是上策。然而，蛋白質和脂肪都屬於低升糖食物，但是低升糖不等於低熱量，因為脂肪的熱量很高（如鮮奶油）。能同時滿足低升糖、低熱量兩項條件的，就是本章一直強調的蛋白質。

蛋白質對維持體能及回春的重要性有兩個：第一，兼具低升糖及低熱量；第二，正確的減肥得「減去脂肪，而非減蛋白質」。

若蛋白質吃得少（每餐不足二十公克）、導致肌肉組織減少，連帶造成基礎代謝下降，將增加減重的困難度，所以在運動時要適時補充蛋白質，防止肌肉流失，才不會讓你減了體重（甩掉脂肪），整個人卻變得過於鬆弛（把肌肉也減掉了）。

換句話說，「增肌燃脂」才是正確的回春之道。

食物	GI值	食物	GI值	食物	GI值
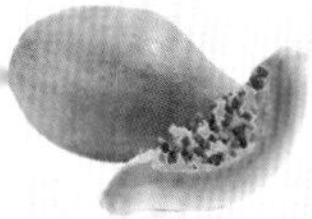 木瓜	38	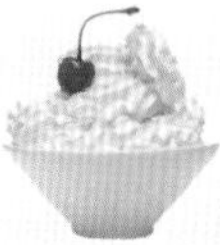 鮮奶油	39	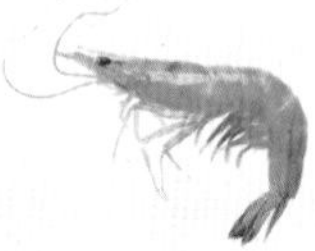 蝦子	40
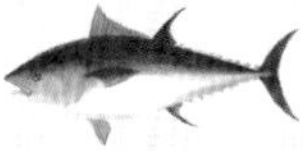 鮪魚	40	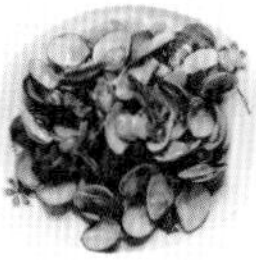 蛤蠣	40	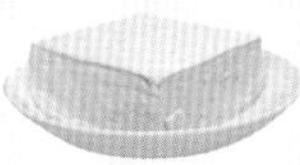 豆腐	42
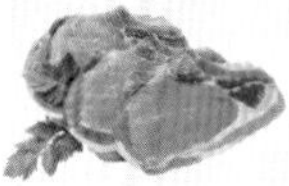 豬肉	45	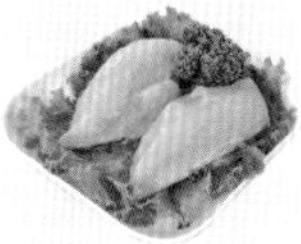 雞肉	45	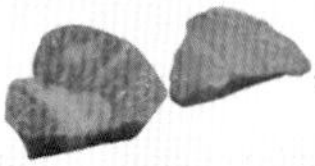 牛肉	46
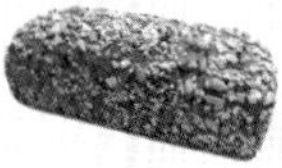 全麥麵包	50	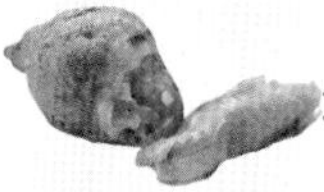 地瓜	55	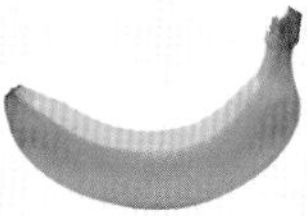 香蕉	55

▲低升糖指數（Low GI）的食物，是指 GI 值 ≤55 的食物。

表⑰・可放心食用的低升糖食物表

食物	GI值	食物	GI值	食物	GI值
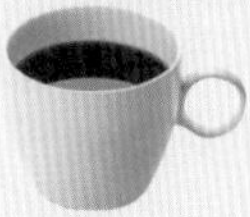 黑咖啡	16	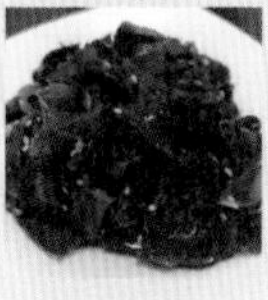 海帶	17	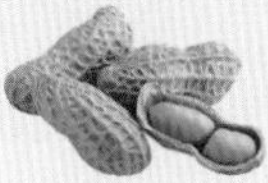 花生	22
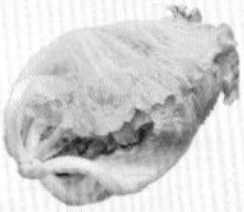 萵苣	23	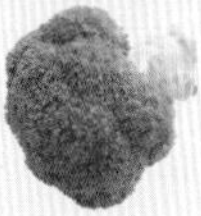 花椰菜	25	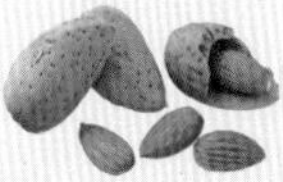 杏仁	25
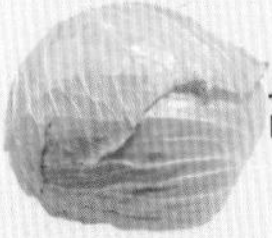 高麗菜	26	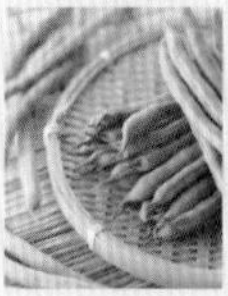 四季豆	26	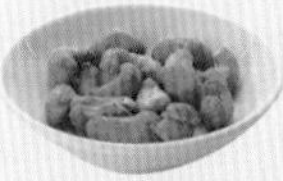 腰果	29
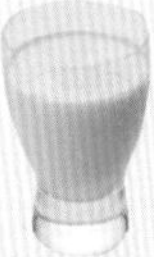 全脂牛奶	30	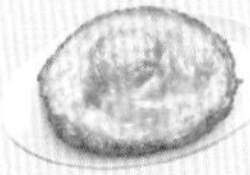 蛋	30	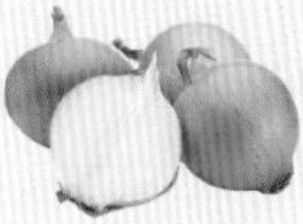 洋蔥	30
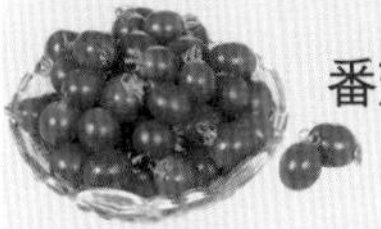 番茄	30	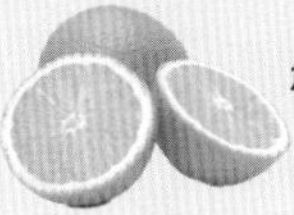 柳丁	31	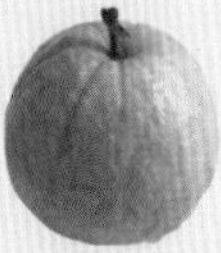 芭樂	32
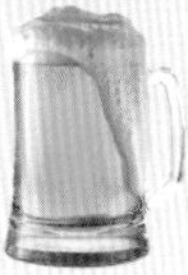 啤酒	34	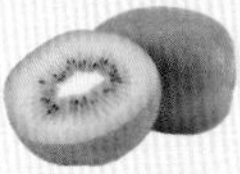 奇異果	35	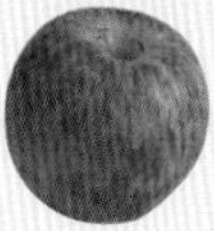 蘋果	36

表⑱・建議適量攝取的中升糖指數食物

食物	GI值	食物	GI值	食物	GI值
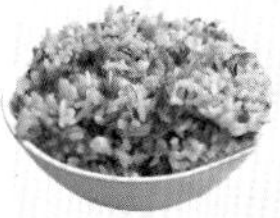 糙米飯	56	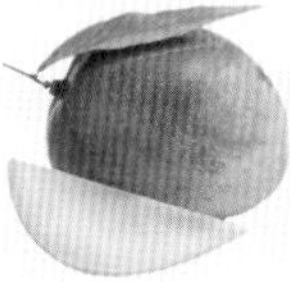 芒果	56	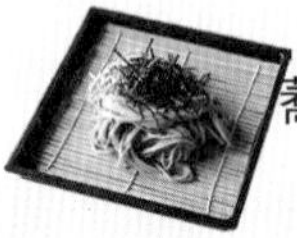 蕎麥麵	59
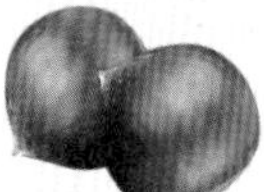 栗子	60	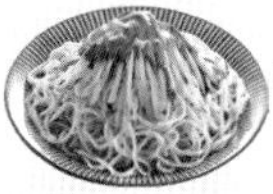 中華麵	61	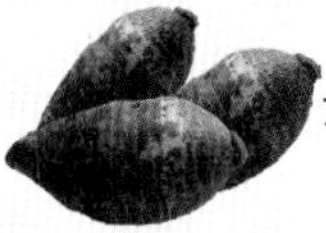 芋頭	64
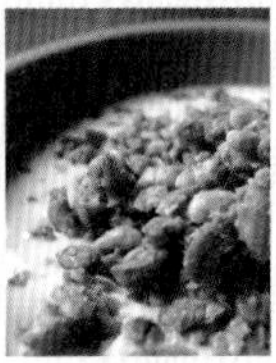 麥片	64	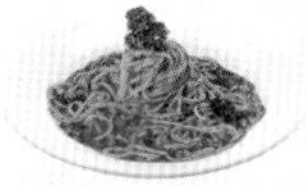 義大利麵	65	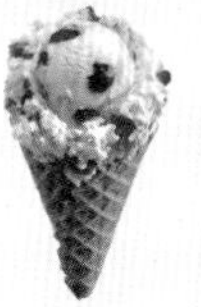 冰淇淋	65
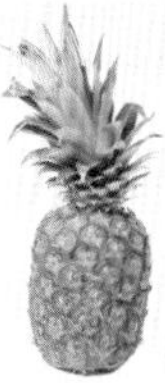 鳳梨	65	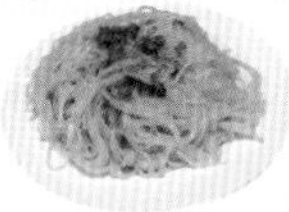 麵線	68	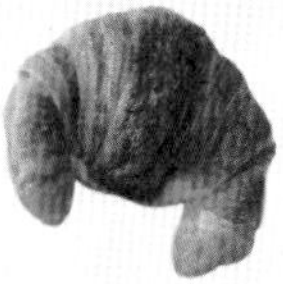 牛角麵包	68

▲中升糖指數（Medium GI），是指 GI 值落在 56 至 69 的食物。

表⑲・小心攝取的高升糖食物表

食物	GI值	食物	GI值	食物	GI值
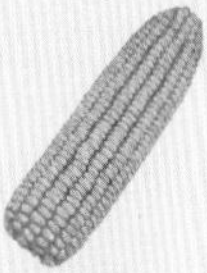 玉米	70	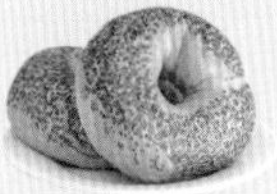 貝果	75	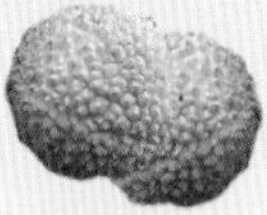 荔枝	79
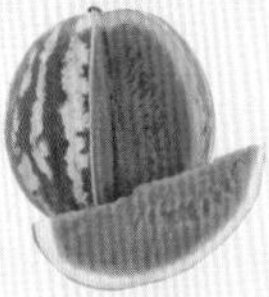 西瓜	80	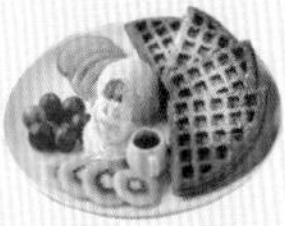 鬆餅	80	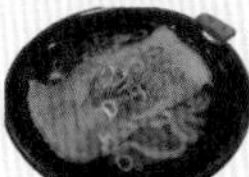 烏龍麵	80
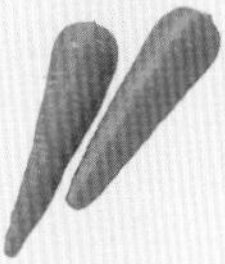 紅蘿蔔	80	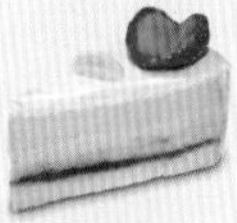 蛋糕	82	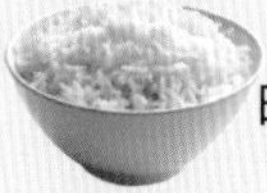 白米飯	84
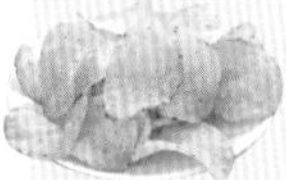 洋芋片	85	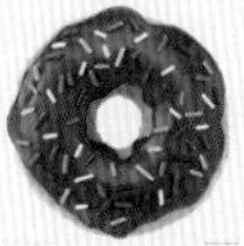 甜甜圈	88	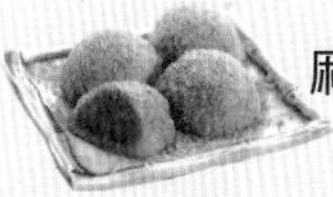 麻糬	89
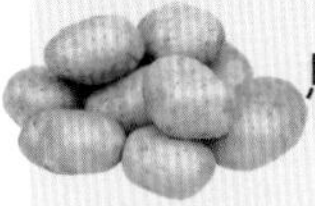 馬鈴薯	90	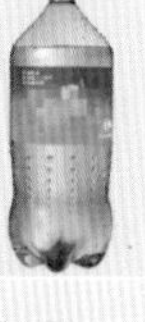 汽水	90	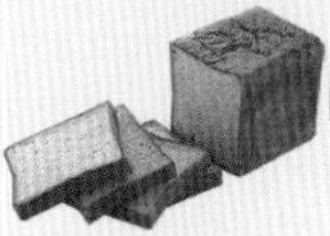 吐司	91
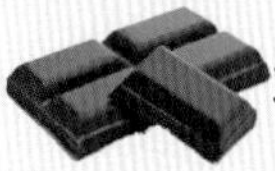 巧克力	91	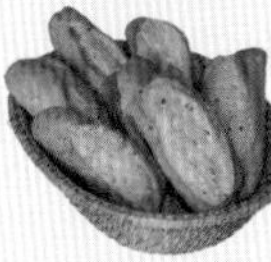 法國麵包	93	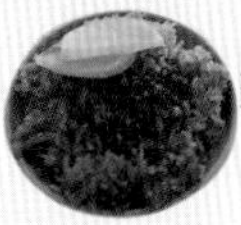 糯米飯	98

▲高升糖指數（High GI）的食物，是指 GI 值 ≥70 的食物。

第6章

下班後沒力運動，作息顛倒常輪班，怎麼辦？

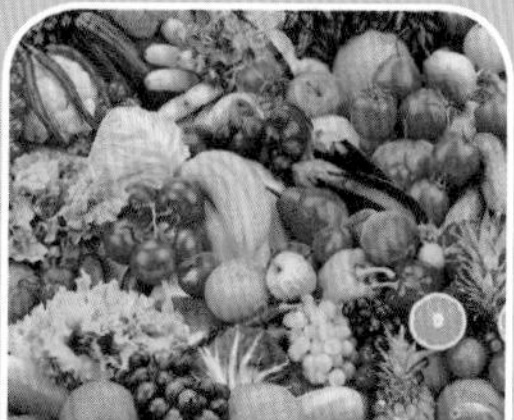

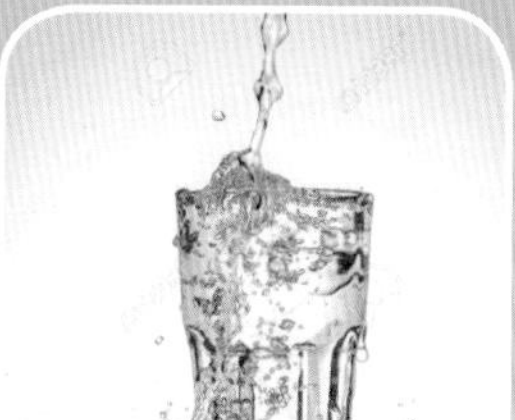

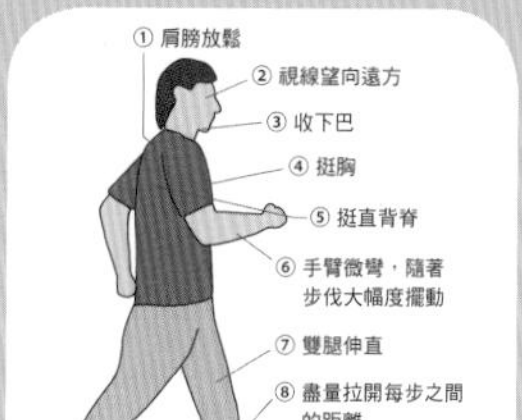
① 肩膀放鬆
② 視線望向遠方
③ 收下巴
④ 挺胸
⑤ 挺直背脊
⑥ 手臂微彎，隨著步伐大幅度擺動
⑦ 雙腿伸直
⑧ 盡量拉開每步之間的距離
⑨ 從腳跟著地

許多上班族因為工作繁忙，老是說自己沒時間運動，其實只要稍微留心，生活到處都是運動時機，若能搭配正確的飲食、注意營養均衡，身體便能有足夠的熱量維持運作，整個人也會更有元氣。

勞動不等於運動，關鍵在「長時間持續交換氧氣」

很多人以為，在辦公室裡到處走來走去，一天下來少說累積了好幾公里的距離，應該能和游泳、跑步有一樣的效果，但這其實是錯誤的觀念，實際上，日常的勞動並不等於運動。

因為日常行走速度較慢，再怎麼快也不至於到臉紅氣喘的程度，或是像長程馬拉松是一個長時間持續交換氧氣的行為。換句話說，日常的勞動其實只是單純耗能，勞心同時也勞力；運動雖然勞力，但不太勞心，且這樣的勞力可活化你的細胞、維持在良好機能，並以規律的呼吸、肌肉運作來讓身心達到平衡狀態。

總而言之，勞動並不等於運動，每天的工作量絕對不能拿來折抵運動量。其關鍵在於這些動作能否達到氧氣交換的效果。跑步、游泳等有氧運動，能透過提高呼吸頻率不斷提供更多的新鮮氧氣給細胞利用，消耗能量之後就能提升人體的代謝能力，神經之間的傳導、細胞內電子傳遞速度都會加快，形成一個良好的循環。

尤其**運動完後的細胞活化可維持至少八個小時**，但一天上班八個小時，下班回家之後你的勞動就停止了，就算做再多的家事也無法達到運動效果，為此，上班族若想鍛鍊體魄，還是確實做些運動比較實在。

最近受到歐美文化影響，有些公司提供升降式的辦公桌，鼓勵員工站著上班避免久坐，但**站著上班也不能算是運動**，至多只能讓工作

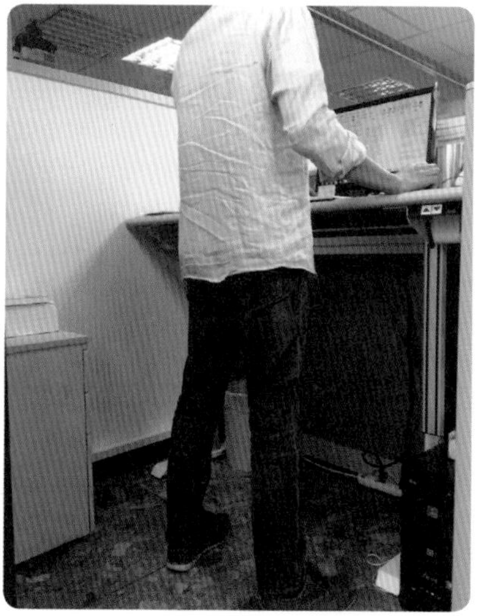

▲站著上班雖然能避免筋骨痠痛，但仍無法達到有氧運動的效果。

者的筋骨得到舒緩，仍無法像有氧運動那樣使細胞活化。

規律運動提升適應力，我全球出差不覺得時差

上班族若真的沒時間運動，不妨試著在**日常通勤途中提早一或兩站下車，以快走的方式到公司**。我常走訪全球各地，行程非常滿，但不論到哪個國家，我的包包裡一定會放一雙運動鞋，下榻完成後就去跑步，可說是「飛到哪就跑到哪」。當你習慣了跑步，全身的適應力也會跟著提升，所以我幾乎沒有時差問題，往往一下飛機就能開始工作，不太需要緩衝休息。

除了跑步之外，我的祕訣在於「入境隨俗」，完全按照當地的時間安排每日作息，例如飛抵之後如果是晚上，儘管在機上明明睡得飽飽的，我也是乖乖回旅館休息；相反的，下飛機後當地若是白天，我也絕對不會窩在旅館睡覺補眠，否則到了晚上反而難以入睡。

在吃的方面，我會從飛機上就開始調整自己的飲食時間。例如從臺灣到歐美，很多飛機都是半夜起飛，我自己的習慣是一**登機就不再進食**，因為吃得太飽除了肚子會很撐、久坐不舒服之外，更會影響你在機上的睡眠品質。**唯獨下飛機之前那餐我會吃**，好讓自己有充足的熱量及活力應付後續行程。除此之外，我還會自己準備一瓶水，因飛行時間較長、機內空氣又乾燥，我會小口小口的補充水分，並避免喝刺激性的飲料及酒類，以防一直跑廁所。

輪班者最難調整生理時鐘，試試這些方法

一般人的作息都是早出晚歸，但是也有人剛好相反——白天睡覺、晚上才開始工作。

這種狀況其實還算好解決，只要澈底將自己的作息顛倒過來就好，例如，大部分人都是中午吃午餐，這些夜貓子則必須選定午夜十二點進食，在中午十二點則乖

乖睡覺。

上述這種從事夜班的人，只要維持（顛倒但固定的）作息，身體不太容易搞壞，最麻煩的是二十四小時執勤的工作者，他們可能每兩、三天就要輪一次夜班，導致作息時間難以調整、生理時鐘大亂。

尤其是辛勞的醫護人員，他們的工時真的很長，有時白天的正常班上完，之後又要接著執夜班，最長甚至連續工作超過三十六個小時，雖然不怕失業、待遇也還算不錯，但真的很累人。

換句話說，從事醫療行業不僅腦袋要好、連體力也要耐操。儘管這是醫護人員養成訓練的必經歷程，但站在營養學的立場，我還是會建議他們吃得健康正確，尤其是蔬菜水果一定要多吃，**充分補充可抗氧化的維生素C、E及B群**，以降低體內自由基的生成、讓精神恢復得更快。

不想跑步就用走的，但邊走邊聊沒效果

到學校的操場運動時，常看到有人覺得跑步太累、跑完又氣喘吁吁不舒服，便改用步行的方式繞著操場走，沿路還和同行的友人有說有笑，如果走得不夠快，邊走邊聊天是完全沒有運動效果的。

快走也是一種有氧運動，必須配合走正確的姿勢（見下頁表⑳），另一個關鍵在於呼吸要有規律，例如以**吸兩口呼一口**的方式，以自身體力能負荷為原則，盡量走快一點。**走完之後有點微微出汗**效果最好。

前面提到上班族通勤時可以提早一、兩站下車，以快走的方式進公司，其實就是很好的訓練方式，你會因為不想遲到而加快腳步、不知不覺就會走到全身冒汗的程度，如此一來就達到了透過快走增加氧氣交換率的成效。

其他如游泳、瑜伽或打太極，也都是一般上班族可以採用的運動方式。但前提是**一定要規律**，並給自己定下目標，例如每次都要游一千公尺、中間不間斷休息；

表⑳・理想的快走姿勢

【行走時，該如何判斷適當的速度？】

- 維持規律的呼吸（例如吸兩口呼一口）。
- 比平常走路的速度快。
- 雖然感覺有點喘，還是能維持臉上的笑容。
- 能夠長時間行走，不過還是有點擔心自己的體力。
- 大約走5分鐘，就會開始流汗。
- 大約走10分鐘，小腿就會感到微微痠痛。

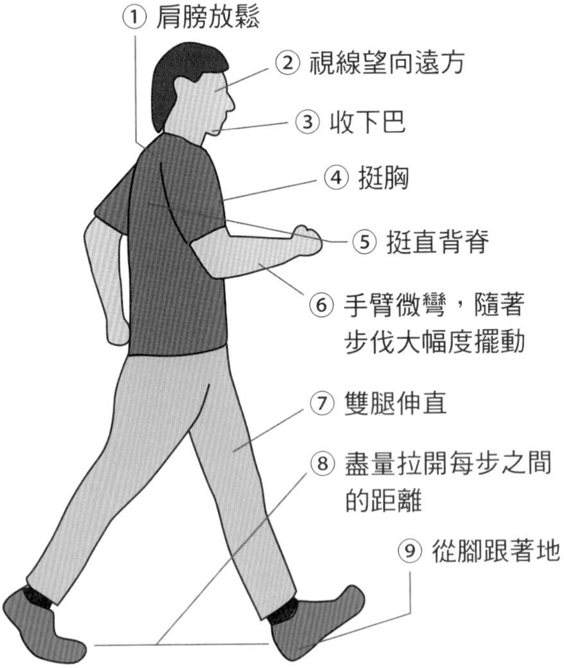

或是太極拳的每個動作都要做得精準到位（實際上太極拳若打得到位，結束之後常會滿身大汗）。唯有做到這樣的程度，你的運動才有價值。

跑完鐵腿走不動，泡熱水有用嗎？

近年全球吹起運動風潮，各種路跑活動盛行。我的建議是一定要事前做訓練，以漸進的方式讓身體習慣跑步，絕對不要貿然就報名參加長程路跑，否則跑完回來「鐵腿」（腿部肌肉因乳酸堆積難以活動）不說，還有因劇烈運動而猝死的風險。

提到乳酸堆積，泡熱水其實是很有效的對策，有助於緩解肌肉僵硬的問題。至於最近新聞常播報的運動猝死症，主要是因為運送氧氣至心臟的心肌血管阻塞，導致心臟機能失調所致。人在運動時心臟的幫浦運作會加速，因此需要大量的氧氣作為原料，若心肌血管堵塞，就會造成心臟負荷過重而停止運作。

最可怕的是，這種猝死事前通常毫無徵兆。因此平時若有機會做健康檢查，就要多加留意相關數據，或是莫名感到胸悶、肩頸痠痛，甚至臉色蒼白、冒汗，且持續好一段時間都沒有改善，建議盡快至醫院檢查，以免延誤就醫。

第7章

輔助太極飲食的營養補充品，天然的最好！

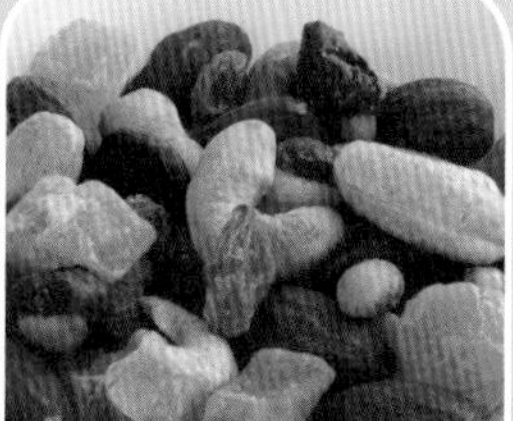
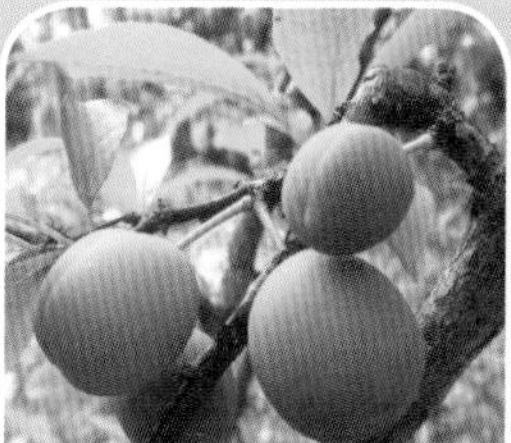
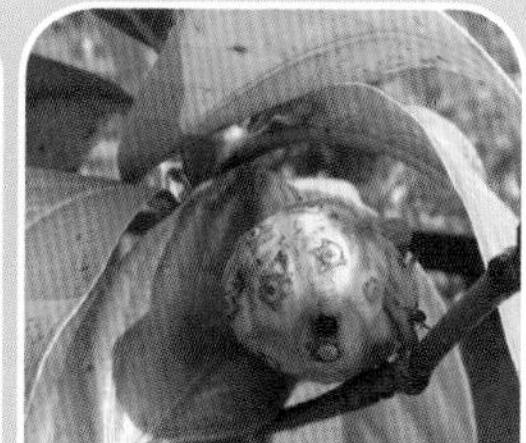

當我們利用太極飲食活化人體第一道自癒力（消化道）後，便已建立基本的修復與防禦，但若要提升整體自癒力，此時催化劑——營養補充品與保健食材，便扮演非常重要的角色。

這些催化劑包括益生菌、膳食纖維、Omega飲食、諾麗果（目前臺灣有種植，可適當取用，若無法購買原植物，建議補充適量保健品）、青梅、牛樟芝、木鱉果（越南特產水果）等。許多研究發現一些天然植物如木鱉果、諾麗果、牛樟芝等含有特別的植化素，都是人體自癒力的有效催化劑。

它們內含各種植化素或植物發酵後的產物——發酵液等，都是上天送給我們最好的禮物。透過祖先的經驗法則及科學驗證，這些天然催化劑不只可保健養生，更能改善疾病、提升自癒力。

現代人因為居住環境與工作忙碌，無法直接享用或利用這些「催化劑」，因此已有不少專家研發出營養補充品供我們選擇，無法兼顧完整的太極飲食時，這類營養補充品均是不錯的選擇。

一小匙薑黃粉，防失智又抗癌

薑黃素是從薑黃根中萃取所得的黃色天然物，自古就被人類發現具有保健功效，近年科學更證實了薑黃素有抗發炎、清除自由基、穩定血糖、預防失智、抗癌等效果。煮菜時加一小匙薑黃粉，便能攝取到薑黃素來維持健康。

薑黃素雖然具有許多保健功效，但不容易被人體吸收。近年來研究顯示，奈米化能有效提高薑黃素的生物利用率，因此，奈米化的薑黃素產品在市面上隨處可見。其實，把薑黃與其他食材一起煲湯，就能獲得奈米化的薑黃素，但時間至少要十小時；另一個方法是**將薑黃與胡椒一起烹調**，因為胡椒中的胡椒素能大大提高薑黃素的生物利用率；此外，還可以從

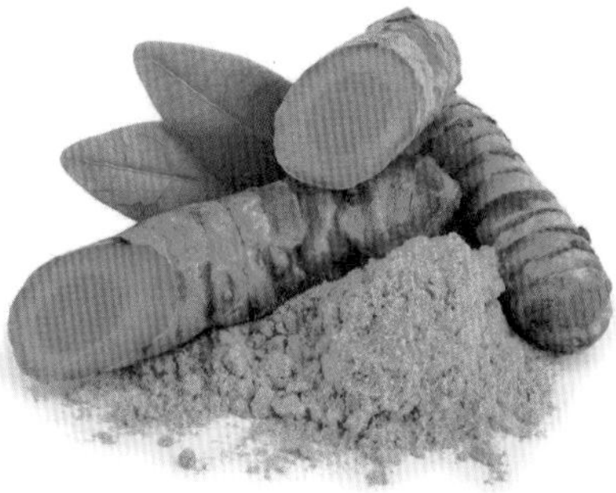

▲薑黃具有抗發炎、防失智、抗癌等許多功效。

咖哩獲得薑黃素（見第二八〇頁）。

薑與薑黃是不同的植物，從外型上就能區別。生薑的表皮顏色為淡黃色，形狀呈不規則形狀（見第二九五頁）；薑黃的外觀顏色偏黃，形狀為長條狀。

市面上有許多薑黃粉產品，顏色有深有淺。消費者或許會感到疑惑：「深色薑黃粉就含有較多的薑黃素嗎？」原則上薑黃顏色越深，薑黃素含量越多，然而有些廠商為了使薑黃顏色一致，會將多種薑黃粉混合後再販售，甚至也有薑黃粉產品的深黃色可能是染色而來。因此，**以顏色判斷薑黃素含量並不可靠**。

在此提供三個小祕訣，可以輕鬆分辨出哪一種薑黃粉所含的薑黃素較多。

- **用嘴巴嘗試**：選購薑黃粉時，可取少量放進嘴巴裡品嘗。薑黃素帶有微微的苦辣味，濃度越高，苦辣味越明顯。

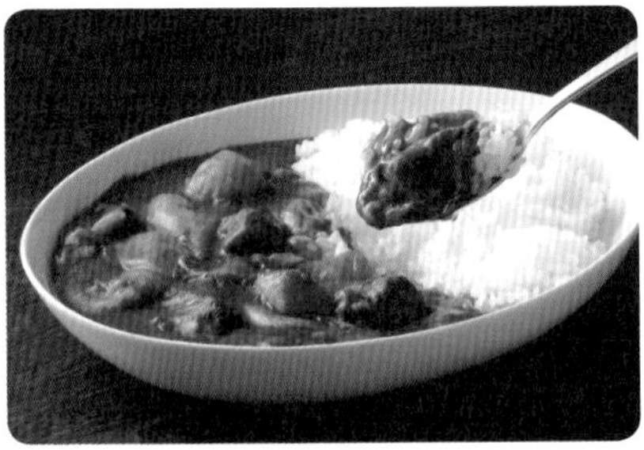

▲我們可以從咖哩中獲得薑黃素。

- **水中分布法：**因為薑黃素有很好的分散性，所以將薑黃粉放入水中攪拌後，薑黃素含量高的產品會呈現「**均勻混濁**」的情況；若出現成團結塊的現象，代表油脂含量高，而薑黃素的含量相對較低。
- **酒精溶解測試法：**把薑黃粉放入酒精或酒類中（如高粱酒），攪拌後，如果薑黃粉能完全溶解於酒精中，表示薑黃素含量高。

蜂蜜對乾咳、便祕有效，用溫、冷水泡最好

蜂蜜是工蜂從花採得的花蜜，加上本身的唾液等消化液後，在蜂巢中釀製而成，是一種半透明、帶光澤、微黃色的濃稠液。中醫藥典記載蜂蜜性味甘、平，對腹痛、乾咳、便祕等有療效。近代的科學研究更確定其抗氧化、抗發炎等特性。

蜂蜜主要含有果糖及少數的葡萄糖，比蔗糖更容易被人體吸收，還含有四％至五％的果寡糖，人體腸胃道無法消化，卻是益生菌所需的益生質，所以對腸道健康

有益。另外，蜂蜜還含有各種微量的維生素、礦物質和胺基酸，與只提供甜味的一般果糖糖漿完全不同。

蜂蜜建議以溫水或冷水沖泡，雖然加熱蜂蜜不會產生毒素，但一些微量營養素會被破壞。由於蜂蜜是濃稠的液體，不易殺菌，所以偶爾可以檢測到肉毒桿菌，對成人並無毒性，但對腸胃道發育尚未完整的一歲以下嬰幼兒，容易造成腹瀉等中毒現象，所以建議不給予幼童食用。糖尿病患者亦應節制使用，否則容易讓血糖快速上升。

蜂蜜喝起來有微微的酸味，是因為含有天然的有機酸，如葡萄糖酸、檸檬酸、

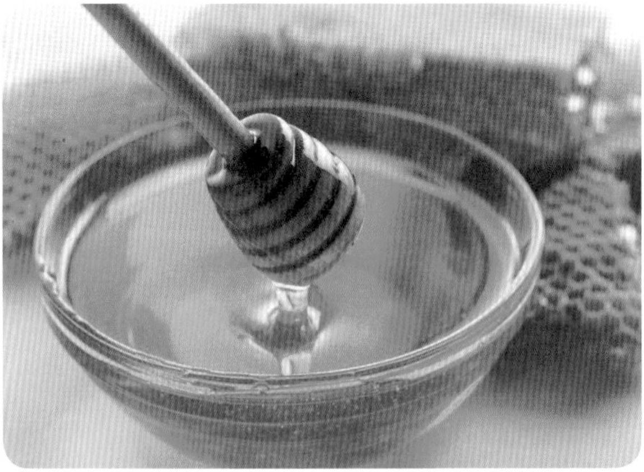

▲蜂蜜用溫水或冷水沖泡，才能完整保存其營養成分。

蘋果酸及乳酸等，這些成分對於清除自由基、強化抗氧化能力都有幫助。臨床試驗證實，蜂蜜可當作天然抗菌劑，具有抗發炎、促進傷口復原等功效。但蜂蜜中尚有細菌存在，因此不建議用於傷口照護。研究更已證實，蜂蜜會促使免疫細胞分泌大量的免疫細胞活性因子，例如腫瘤壞死因子α（TNFα）、白介素1β（IL-1β）、白介素6（IL-6）、攝護腺素E2等。

辣木——窮人的牛奶

辣木原產於南亞熱帶、亞熱帶地區，辣木葉含維生素A、C、E和各種礦物質，更含有奎寧、皂苷、黃酮類、單寧等。

辣木葉中的維生素E是黃豆的四十倍、鈣是牛奶的四倍以上，在非洲被廣泛用來補充營養，所以

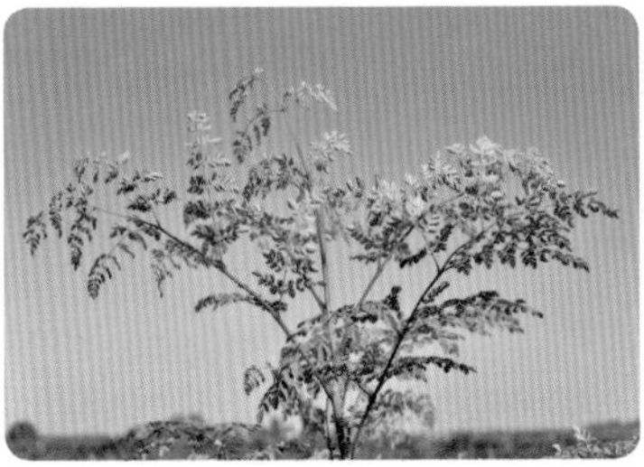

▲辣木樹。辣木在非洲被稱為窮人的牛奶。

被稱為窮人的牛奶。

辣木的功能包括抗哮喘、調控血糖、護肝、抗發炎、抗癌、抗菌、抗潰瘍、抗過敏、傷口癒合、鎮痛、防止神經退化以及解熱等作用。

有研究顯示，辣木有利於調降血糖。另外動物試驗發現，口服辣木粉（辣木葉磨成之粉末）能改善葡萄糖耐受性、降低三酸甘油酯並使腰圍縮小，此外，可以改善因四氯化碳引起的肝損傷。

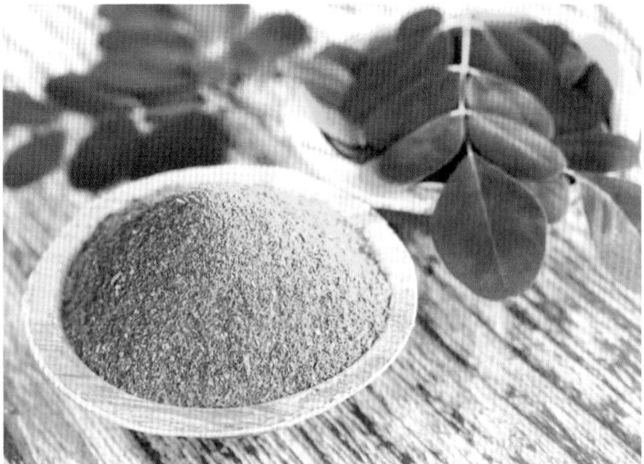

▲辣木粉。辣木的功能包括調控血糖、抗發炎等。

菌種有敵有友，好菌如何增加？

腸道是人體主要消化吸收以及微生物的大本營，而體內微生物密度最高的地方，在於迴腸末端與盲腸。千萬不要小看這些微生物，他們在人體的第一道自癒力中扮演關鍵角色，例如益生菌可以分泌乳酸等物質，抑制壞菌生長並且強化腸道免疫與抗發炎力。

人體腸道中的菌數超過百兆以上，可以區分為益生菌、壞菌以及伺機菌（隨著腸道內的勢力，決定要往好菌或壞菌靠的菌種），而大部分微生物是保持中立的（大都

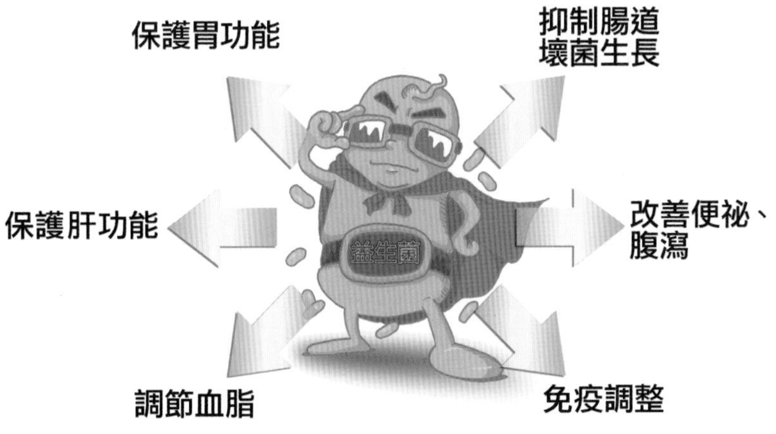

▲人體守衛者——益生菌的功能。

為何機菌）。

我們所認知的「益生菌」，可以有效抑制壞菌生長。因此，益生菌可以說是任勞任怨的守護者，不僅對人體無害，還能夠抵抗胃酸與膽鹽的傷害（胃酸為酸性、膽鹽為鹼性，兩者單獨分泌時會營造極端的酸或鹼性環境。當身體未能達成酸鹼平衡時，會直接或間接造成傷害）、存活在消化道中，不會引起免疫異常特性，並且能夠降低腸道的酸鹼值，部分菌株甚至能產生抗菌蛋白（天然殺菌劑），抑制壞菌存活。經研究證實，益生菌可以降低罹患輪狀病毒的風險與其引起的腹瀉，並且改善乳糖不耐症（人體無法消化乳醣引起的腹瀉症狀）。此外，乳酸菌產物（如優格、乳酸菌粉劑或錠劑、養樂多等），也被發現能抑制幽門螺旋桿菌的生長，有效抑制胃部疾病的發生。

最常見的益生菌為乳酸菌與比菲德氏菌（又稱雙歧桿菌），例如養樂多中的乳酸菌屬酪蛋白乳酸桿菌（*Lactobacillus casei*，俗稱C菌）；優酪乳中的嗜酸乳桿菌（*Lactobacillus acidophilus*，俗稱A菌）與乳雙歧桿菌（*Bifidobacterium lactis*）。

我們出生時，益生菌就經由產道或其他方式進入消化道中，尤其是比菲德氏菌數量最多，但隨著**年紀增長與飲食的複雜化，比菲德氏菌的數量越來越少，相對的，伺機菌的數量卻隨之增加**。

年紀越大，往往腸道功能越差，若腸道菌叢又失衡，非常容易引起腹瀉或便祕等症狀，若能從飲食中額外補充益生菌（可以飲用含有活的雙歧桿菌或乳酸菌的發酵乳），便有助維持腸道健康。

益生菌的研究發展在這幾年突飛

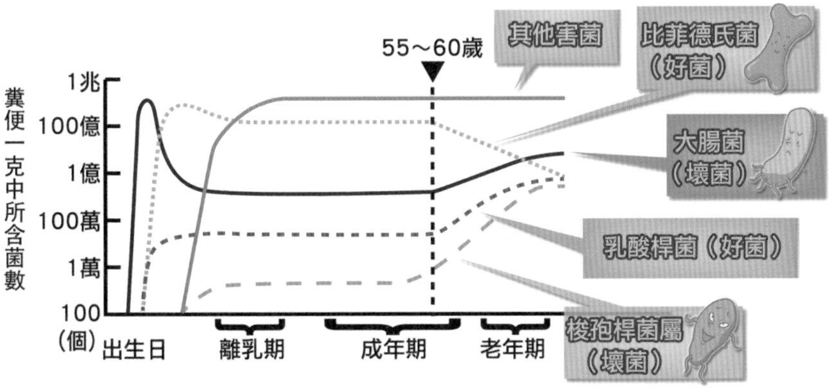

▲ 好菌（比菲德氏菌）隨著年齡增長數量會逐漸減少，而大腸菌與梭孢桿菌屬（Clostridium）等壞菌會隨之增加。

猛進，不只是改善腸胃道，舉凡強化新陳代謝、預防PM2.5危害，甚至是改善憂鬱、腦神經退化以及先天的自閉症等精神相關疾病，都有足夠的科學根據。

益生質顧名思義就是指能**幫助益生菌生長的物質**，一般熟知的益生質，有**果寡糖、菊糖等水溶性纖維**。若益生菌與益生質同時攝取，就能發揮一加一大於二的效果。

儘管益生菌產品（如發酵乳或含活菌的粉末食品）好處很多，但食用過多時會隨著糞便排出體外。

而且大部分益生菌飲品伴隨著大量醣類，小心過量、攝入過多不必要的熱量，以優酪乳為例，每天飲用一百五十至兩百毫升，並連續食用七到十天，可以顯著改善腸道菌叢。

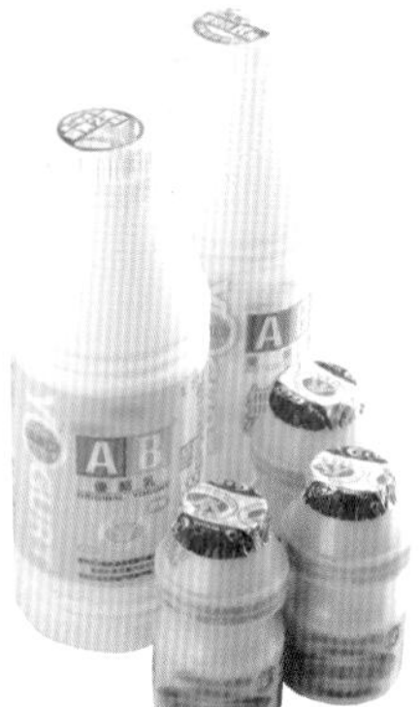

▲飲用市售乳酸菌飲料時，注意卡路里及含糖量，以免攝取過多熱量。

營養學博士告訴你的飲食真相

Q 益生菌能幫助減重嗎？

益生菌，簡單來說就是對身體有益的細菌，像是乳酸菌具有減輕發炎、改善腸道菌種的功效。一般食物較少含益生菌，但只要多吃富含纖維的蔬果，可以增加腸道中的好菌數量，加速腸胃蠕動、幫助排便，間接有助改善肥胖等慢性病。如果真的要額外補充益生菌，建議選擇含活菌的發酵乳，每天飲用兩百毫升且持續一週以上才會發揮作用，但這類飲品熱量也高，千萬不要喝太多。

市面上有不少產品強調具有「噬脂益生菌」，事實上並沒有所謂的噬脂益生菌，因為益生菌並不會吃脂肪，真正能吃脂肪的都是會分泌毒素的壞菌，屬格蘭氏陰性菌。

當攝取太多脂肪後，小腸無法完全消化，殘餘脂肪跑到大腸，這些壞菌就會開始吃脂肪，接著大量繁殖，使得飲食中的油脂大量排泄。但是這種壞菌會在腸道發酵產生各種毒素，進而對人體產生傷害。即使能有減重效果，也是不健康的方式，會讓身體不適。

天天一蘋果，遠離腸癌風險

膳食纖維是指人體無法消化的物質總稱，又分為水溶性纖維與非水溶性纖維，兩者對於腸道的效益也略有不同。

非水溶性纖維是「吃得出來的纖維」。食用蔬果時，我們會感覺不容易咬、脆脆的或吃起來一絲一絲，大部分屬於非水溶性纖維。因為不被消化分解，可以完整保留到腸道、促進腸道蠕動。**短期便祕**的人，可以**食用大量非水溶性纖維**（**如不加工全穀類**、**蔬果等**），促進排便。

此外，非水溶性纖維體積較為龐大，可以減少大腸與糞便接觸的面積，避免糞便中有害物質接觸腸壁，並刺激大腸分泌黏液，可以降低罹患大腸癌等疾病的風險。此外，非水溶性纖維也能夠與油脂結合，**減少油脂吸收**並隨糞便排出，可藉此降低體內三酸甘油酯的含量。

不過，當消化道有受損、潰瘍，就必須酌量攝取，以避免刺激傷口，造成二次傷害。

相較於非水溶性纖維，水溶性纖維的功能更多元。水溶性纖維也可促進排便，但機制與非水溶性纖維不同，水溶性纖維能夠抓住水，增加糞便的保水性與重量，因此長**期便祕者比較適合補充水溶性纖維**，避免過度增加糞便體積又能增加糞便保水性，達到軟便的效果。還可**減少醣類吸收，減緩血糖上升**，增加胰島素的敏感性，有效**減緩糖尿病的病程與相關併發症的發生**。

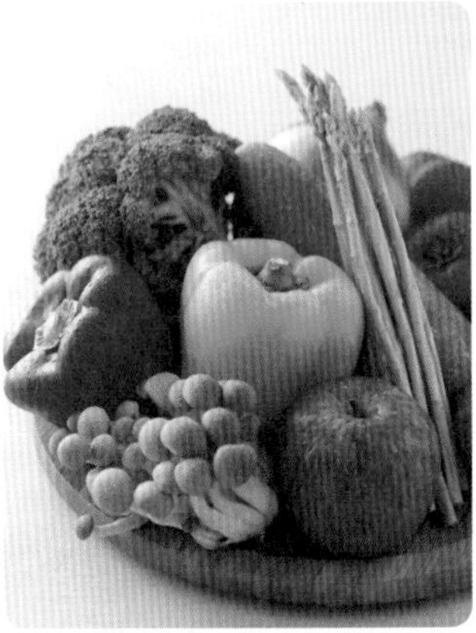

▲與其透過保健食品補充膳食纖維，不如多吃新鮮蔬菜水果。

水溶性纖維廣泛存在各種蔬果中，例如蘋果、地瓜等，不用擔心攝取不到。其最大的優點是可以被腸道益生菌利用，亦是益生菌的營養來源。經由益生菌的發酵能夠產生大量的短鏈脂肪酸（可促進腸道上皮細胞再生和修復），不僅可以降低大腸的酸鹼值、抑制壞菌生長，也能抑制腸道癌細胞的形成，**降低大腸直腸癌的風**

險，並有效降低血膽固醇與抑制肝臟膽固醇的合成，**預防心血管疾病**。

一般來說，因為蔬果中的膳食纖維含量非常豐富，我會建議平時多攝取新鮮蔬果與全穀雜糧。

營養學博士告訴你的飲食真相

Q 市售保健食品能幫助減肥嗎？

目前市售的保健食品，可以透過間接功效達成減重，產品大概有以下幾種：

■ 植物性蛋白質與乳蛋白質產品：一般人常以為吃肉就是補充好的蛋白質，卻忽略動物性蛋白質含有脂肪、膽固醇，若加上煎、炸烹調，會攝取過量油脂。每天應少吃一至兩份的肉類，改用植物性蛋白質與乳蛋白質，因為有許多研究已證實：大豆蛋白質與乳蛋白質可以有效控制體重。

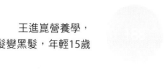

- 促進排便的產品：清除宿便，體重就可以跟著下降，通常成分為膳食纖維或乳酸菌，作用是在刺激腸道蠕動進而幫助排便。
- 阻斷體脂肪和澱粉吸收的產品：成分不外乎是多醣體、甲殼素（阻斷脂肪）以及白腎豆（阻斷澱粉）。
- 茶類產品：多半會添加水溶性纖維等，如某些健康飲品所添加的菊苣纖維就是水溶性纖維的一種，不容易在胃部被分解破壞，因此可以完整的到達腸道，幫助腸道蠕動，並於盲腸中供細菌利用，使排便順暢。

在食用這些保健食品的同時，還是必須控制熱量、均衡飲食、增加體能活動並且持之以恆，才能有效減重、不復胖。

超完美Omega飲食，遠離憂鬱

Omega飲食指的是富含Omega-3脂肪酸的飲食，Omega-3脂肪酸對健康有益，但是攝取過多時，仍會對健康造成負擔。

飲食中的脂肪主要有飽和脂肪與不飽和脂肪，飽和脂肪大都來自動物性食品或油脂，如豬油、牛油或羊油等，常溫下呈固態，少數的植物油（椰子油與棕櫚油）也含大量的飽和脂肪。

不飽和脂肪大都來自於魚類、蔬菜及堅果等，常溫下呈液態。不飽和脂肪分為單元不飽和脂肪與多元不飽和脂肪，而多元不飽和脂肪依結構又分為Omega-3、Omega-6與Omega-9等型式。其中以Omega-3與Omega-6脂肪酸最常被討論，雖然兩者在化學結構上差異性不大，但進入人體後的影響卻大相逕庭。

Omega-3脂肪酸提供優良的**抗發炎作用**，一般而言，適度的發炎可以保護人體抵抗外來物或病菌，但過度的發炎會使組織異常，長期發炎的話更會造成組織纖維化，並進一步提高癌化的風險。

Omega-3脂肪酸雖然對健康有利，但使用上仍有所限制，例如手術前必須停用，否則會有出血不止的問題；再者，發炎機制是人體對抗外來物的反應，過分抑制可能會造成人體的防禦機制平衡受損，因此適度攝取是最大關鍵。

此外，Omega-3脂肪酸已被證實能夠降低血液黏稠

表21・富含Omega-3脂肪酸的食物

海藻	海藻是許多海洋生物的食物來源之一，富有營養素、Omega-3脂肪酸與礦物質
昆布	昆布與海藻屬性類似，有豐富的礦物質與膳食纖維。價錢實惠，可以提供鮮味與飽足感
堅果	富含油脂，主要以不飽和脂肪為主。部分堅果如亞麻仁籽、胡桃與核桃等，是以Omega-3脂肪酸為主。含大量的礦物質以及維生素，每日可攝取一小把（約28公克，一隻手抓取的分量）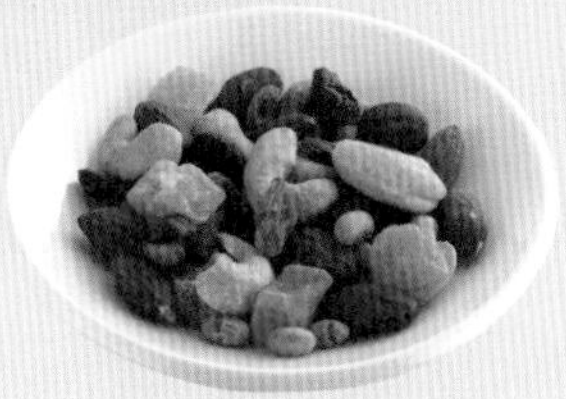
茶花籽油	茶花籽提煉而成，含有大量的Omega-3脂肪酸，也富含維生素E與礦物質，是素食的最佳來源之一

度，避免血栓形成，降低血小板的凝集與調降血壓，更能夠減少高三酸甘油酯血症（hypertriglyceridemia）與壞的膽固醇合成，因此可預防中風、動脈粥狀硬化與心血管疾病。近年來，研究指出Omega-3脂肪酸對於憂鬱症具有預防與改善功效。

Omega-6脂肪酸是人體產生攝護腺素等荷爾蒙的必要物質，但是過量的Omega-6脂肪酸會**促進發炎與血小板凝集**。研究指出**Omega-3與Omega-6兩者的攝取比例應為一：一**，但現代人攝取比率卻嚴重失衡，甚至已達到一：二十的狀況（**攝取過多的Omega-6**）。因此造成許多非傳染性疾病，如癌症、糖尿病、腦心血管疾病的氾濫。所以，我們應該增加Omega-3脂肪酸食物的攝取（可參考上頁表21），例如深海魚（富含EPA與DHA）、亞麻籽、海藻、堅果、茶花籽等，以及新鮮蔬果。

市面上已有相關的Omega-3脂肪酸補充品，如亞麻籽油（抗癌、降低膽固醇）、螺旋藻（降低膽固醇及預防心血管疾病）、魚油（降血壓）等。

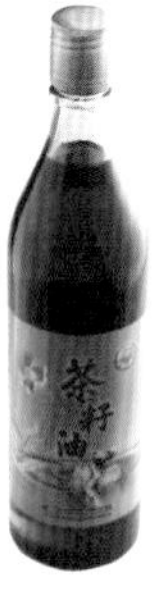

▲茶花籽油在有機商店便可購得。

營養學博士告訴你的飲食真相

Q 常聽到「反式脂肪」，吃多會怎樣？

反式脂肪（trans fatty acid），又稱為反式脂肪酸、逆態脂肪酸或轉脂肪酸。肉品或乳製品中所含的天然反式脂肪相當少；如果用天然脂肪反覆煎炸，也會生成小量的反式脂肪。

我們食用的反式脂肪主要來自經過部分氫化（把脂肪酸中的雙鍵加以飽和轉化成單鍵，可以將常溫下的液態油脂轉化成固態油脂）的植物油。食物包裝上會列出以下成分：氫化植物油、部分氫化植物油、氫化脂肪、精煉植物油、氫化棕櫚油、酥油、人造酥油或起酥油等，都含有反式脂肪。

攝取反式脂肪會提高罹患冠狀動脈心臟病的機率，每增加二％的反式脂肪攝取，就會增加一・九四倍的冠心病風險（與增加攝取一五％的飽和脂肪酸有類似結果）、加速阿茲海默氏症的病情發展，以及排卵障礙性不孕的風險將增加七三％。

醜醜的諾麗果，有什麼漂亮功效？

諾麗果有一股臭味，外表有點類似釋迦的瘤狀。又稱海巴戟天，主要生長在熱帶島嶼，如夏威夷等地。諾麗果的功能多，列舉如下：

- **清除自由基、抗發炎：**諾麗果實萃取物被發現具有抗氧化與清除自由基的作用，動物實驗更已經證實能夠選擇性的抑制發炎，避免過度抑制發炎反應而造成體內免疫系統的失衡。
- **抗菌功能與胃部保健：**諾麗果被確認具有殺滅或抑制病菌的功效，包括肉蛋類病原菌——沙門氏菌；伺機菌（人體免疫力良

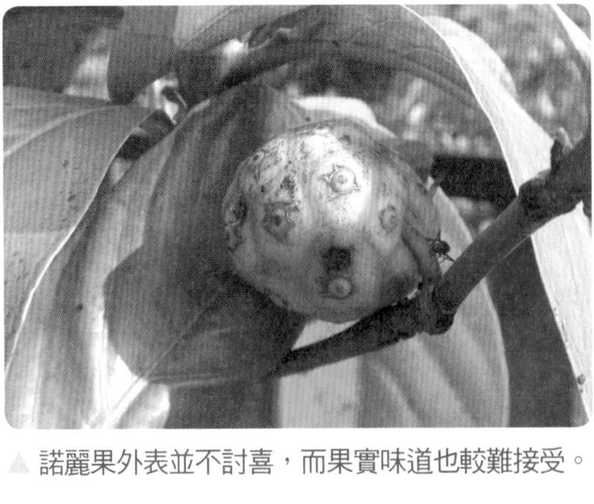

▲諾麗果外表並不討喜，而果實味道也較難接受。

好時按兵不動，一旦抵抗力降低，伺機菌便和有害菌結合，例如黴菌）——大腸桿菌；受汙染的米飯等穀類食品——仙人掌桿菌。

最新研究發現，諾麗果還能夠抑制幽門螺旋桿菌所引起的發炎反應，降低潰瘍與癌症的發生。

目前市面上的諾麗果補充品有飲品、錠劑與粉末，建議要以有信譽的公司生產的產品，作為挑選的原則。

表22・我都是這樣選購營養保健品

1.了解自己的需求	認識保健食品的屬性，是不是真的符合自己的需求。千萬不要聽信宣稱具有多種功能的產品，才不會花錢又受罪
2.挑選可信任的品牌	不要購買來路不明的商品，盡量著重「品牌」或已獲認證標章的保健食品
3.挑包裝、看說明	最好選購暗色瓶身的產品包裝，才具有隔絕陽光日照的作用。粉裝產品，請選擇有密封防潮、小包裝分量的效益較佳 仔細看食品包裝上的完整標示：如成分、製造日期、保存期限、營養標示、製造商地址及電話等
4.多諮詢營養師或藥師	任何保健品對每個人產生的輔助效果都不同，第一次購買時請先諮詢營養師或藥師，並且少量採買

青梅預防心血管疾病、痛風

青梅果實略為圓型、色青，味酸。例如市面上的話梅、梅酒與酸梅等都是青梅製品。目前市售的營養保健品多為青梅補充品，有飲品、錠劑及粉末。研究證實青梅具有以下功能：

- **抗氧化、抗發炎與抗癌：**青梅具有優秀的抗氧化能力，與抑制免疫細胞過度發炎的功用（過度發炎是指長時間發炎。身體若處於長期發炎會造成細胞異化，亦即癌化）。青梅萃取物具有強力的抗癌作用，能有效抑制肝癌、卵巢癌、子宮癌與腎臟癌細胞的生長。
- **保護益生菌、改善胃炎：**有動物實驗發

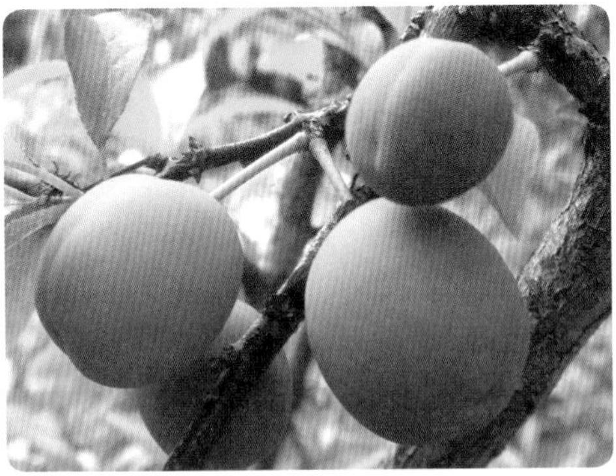

▲青梅含有蛋白質、酵素、鈉、鉀、鈣、磷、鐵等營養。梅製品更是良好的生理鹼性食品。

現，青梅汁可改善因胃幽門螺旋桿菌所引起的潰瘍與胃炎。青梅製成的青梅精（濃縮的生理鹼性食物），可保護腸胃道內的益生菌，避免壞菌生長。

- **預防心血管疾病：**研究指出，飲用青梅汁能夠改善血液流動性，避免血液過於濃稠而引起心血管疾病，降低中風的風險。
- **預防痛風：**青梅能調節尿酸生成，降低血液、肝臟與尿液中尿酸，預防痛風。

臺灣獨有、抗腫瘤又護肝——牛樟芝

牛樟芝主產地為臺灣，是極為珍貴的真菌類，富含多醣體等有效成分。目前市面上的牛樟芝補充品，多以錠劑為主，另外也有部分為飲品。

- **抗腫瘤、降血壓與保護心血管：**其多醣體與三萜類化合物（triterpenoids）能夠抑制腫瘤生長，並刺激免疫系統，進而限制或清除腫瘤。牛樟芝的三萜類化合物能減緩血壓上升；核酸物質能夠抑制血小板的凝集，避免血栓形成；醣類聚合物更能降低血膽固醇。

- **抗氧化與護肝：**牛樟芝含有類似體內抗氧化酵素的物質，能協助清除體內氧化物質與自由基，並提高肝臟內抗氧化酵素的活性，增加肝臟清除自由基與排毒能力，避免肝臟損傷，促進肝細胞再生。

營養學博士告訴你的飲食真相

Q 有人說牛樟芝保健品有毒，真的嗎？

市售的牛樟芝主要有天然採集的子實體（價位非常高），以及液態培養的菌絲體（大部分產品屬於此類）。大部分的研究都顯示，牛樟芝是沒有毒性的，但我們應該了解「毒性」是取決於劑量，也就是說牛樟芝即使有很好的保健功效，也不能食用過量。

選購前請先諮詢營養師或藥師等專業醫事人員，仔細閱讀產品說明，請勿自行購買來源及標示不清的產品食用。

木鱉果，胡蘿蔔素含量比胡蘿蔔高

木鱉果外表有細軟刺，成熟時外表呈鮮紅色，因為果實內的種子形狀如鱉、質感如木而得名，在東南亞常被當作日常蔬果食用。

木鱉果含有許多植化素，包括β胡蘿蔔素、維生素C、維生素E、茄紅素與玉米黃素等。胡蘿蔔素含量比胡蘿蔔高，並且含有高量的維生素、礦物質及多樣的功能性成分，能有效提升體內抗氧化能力，增加體內酵素清除有害物效率，調節身體的免疫作用。最新的研究更發現可有效改善乾眼症。

目前市面上的木鱉果保健食品大都是膠囊，選購時以包裝完整、標示清楚（尤其是類胡蘿蔔素的總量）、密封防潮、小分量包裝者為佳。

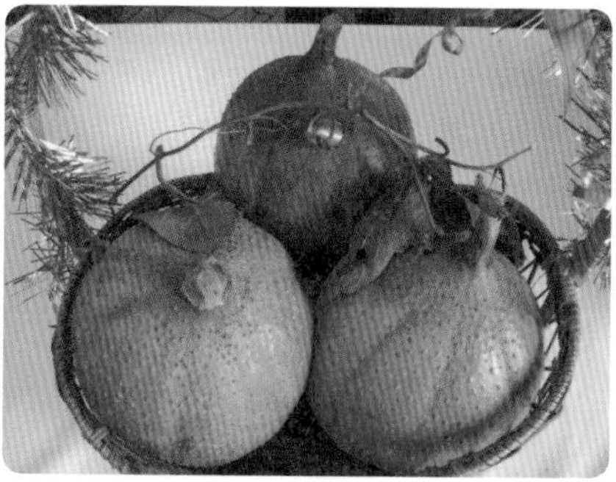

▲木鱉果外表呈鮮橘色，帶有細軟刺，果肉與種子皆可食用。

營養學博士告訴你的飲食真相

Q 維生素補充品，怎麼吃才對？

如果你已確實實踐太極養生法，其實不必額外補充維生素。若是因為工作與環境的關係，例如過於忙碌且身心壓力大，便需要補充綜合維生素，可以每日餐後補充一顆綜合維生素。

如果自行補充水溶行維生素（如維生素C或B群），建議仔細看清楚標示上的建議量，餐前或餐後補充皆可；如果是脂溶性維生素（A、D、E、K），不建議自行購買，建議先徵詢營養師或醫師的意見後再做補充，因為脂溶性維生素為油溶性，攝取過多時會蓄積於脂肪組織，量過多時會造成毒性問題，一般建議餐後使用效果較佳。

維生素的使用原則如下：

- **食用含鈣或鐵的綜合維生素時，不要同時搭配咖啡、茶、牛奶，會抑制吸收，最好搭配白開水。**若與抗生素並用時，最好間隔兩小時以上食用。

- **綜合維生素**也含微量元素，若補充綜合維生素就不要再額外補充鈣或其他維生素，若有食用如葉黃素、魚油等補充品，應注意自己每天攝取的營養素總和（有些營養補充品會同時添加某些維生素），避免超過衛生署建議的上限值（各項營養素每日建議攝取量，可至衛生福利部網站：https://www.mohw.gov.tw/查詢）。
- 食用**不同的營養補充品，中間最好隔半小時至一小時**；如果同時服用其他藥物，中間最好還是間隔一小時以上。
- 大量服用**維他命C或鈣片**有可能造成結石，須攝取足夠的水分，避免腎結石。服用鈣片時，可適當的多晒太陽幫助鈣離子吸收。鈣片不容易被人體吸收，不過服用鈣片時會刺激胃酸分泌幫助鈣質吸收，所以食用的時機為飯後或隨餐吃。

  此外，食物中如果含有草酸（如菠菜、花生）、植酸（如麥麩、全穀類）、磷（如乳酪、起士）等，會妨礙鈣質吸收，最好避免與鈣片一起食用，或間隔兩小時再服用。鈣片也不建議跟魚油一起服用，可能會產生皂化反應（脂肪酸與鹼性物質間的反應稱為皂化反應，也就是魚油中的脂肪酸與鈣反應產生脂肪酸鈣，此時鈣與魚油都不易吸收），反而吸收不良。

第8章

中西結合的王家健康餐桌

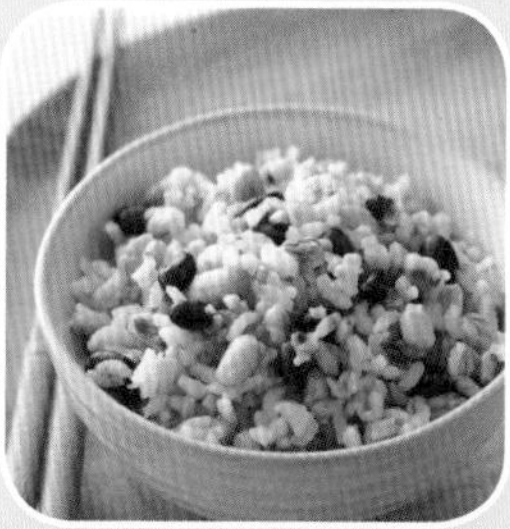
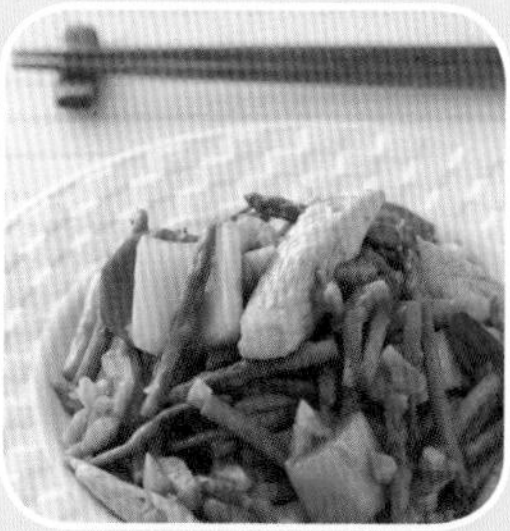
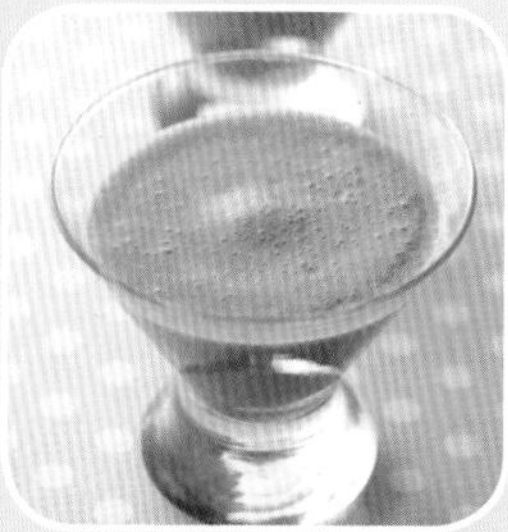

我的專長是食品營養，而我的太太是一位中醫師，我們常常討論如何結合傳統中醫與預防保健的食品營養學，這樣的無縫結合造就我們的家庭餐桌。

我與中醫師太太，菜市場找營養

我的家庭成員除了我們夫妻外，還包括我的父母、女兒與兒子共六人。平時家裡的食物採買都是由我與太太負責，每週大約採買兩次。冰箱裡最常見的食材是當季蔬果、鮮乳、早餐食材（全麥吐司、起司與堅果）與少量的肉魚豆蛋。採買的基本原則是新鮮，最好

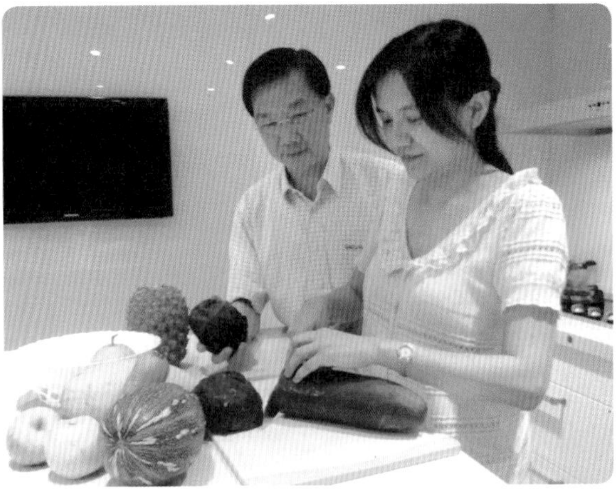

▲ 和太太一同採買及做菜時，除了結合我們的專業外，更可以分享彼此的心情點滴。

一次只買約三天的食材分量。如果一週只採買一次，我們會先利用白報紙包裹綠色蔬菜再置入塑膠袋中，增加保鮮期。

餐桌上固定會有一個主食，加上二至三道主菜及湯品，再搭配一份水果（中型水果如蘋果或柳丁一個；小型水果如奇異果兩個；也可以用一碗的水果量計算，皆為一份）。主食加上主菜，一半以上是含纖維質食物，肉魚豆蛋類等蛋白質食物則會輪流搭配，蛋白質約占總熱量的一〇％至二〇％。全豆類是我們常吃的植物性蛋白質，例如將紅豆、黑豆或碗豆及燕麥加入米飯中，煮成燕麥全穀飯；或是把黃豆磨成無糖豆漿，加入當季水果一起打，變成木瓜香豆漿。

晚餐每人一定有一杯現榨的蔬果汁，小孩子會依照七分飽的原則，再喝一杯蔬果汁；大人則依其需要，若其他兩餐吃太多，有時我們晚餐只吃簡單的蔬果餐搭配一杯蔬果汁。

以下的食譜，都是利用我和太太上菜市場採買的食材，在家常做的家常菜。讀者每餐可挑一道主食，搭配一至兩道主菜或湯品；蔬果汁可在午或晚餐中飲用。

主食

地瓜枸杞糙米粥

材料：（4人份）

糙米1杯、地瓜2條、玉米粒20公克、枸杞15公克。

做法：

1. 所有食材洗淨；糙米泡水兩小時；地瓜去皮刨絲；枸杞泡水備用。
2. 取一湯鍋，倒入五碗水及糙米熬煮，煮滾後放入地瓜及玉米煮熟，起鍋前加入枸杞拌勻即可。

王博士的太極健康飲食祕訣

地瓜為生理鹼性食物，多用蒸、煮、烤等方式。烹煮此道粥品前，可以先將地瓜切塊，再用鹽水泡一、兩個小時，可減少食後腹部脹氣和排氣等不適感。

早上沒時間吃早餐時，我就會帶上一塊蒸地瓜享用。熱量只有饅頭的一半，可抑制皮下脂肪的增長與堆積。並且利於排便，對於燃脂相當有效。

玉米含有較多的粗纖維及鎂，可加強腸壁蠕動，促進廢物排泄。

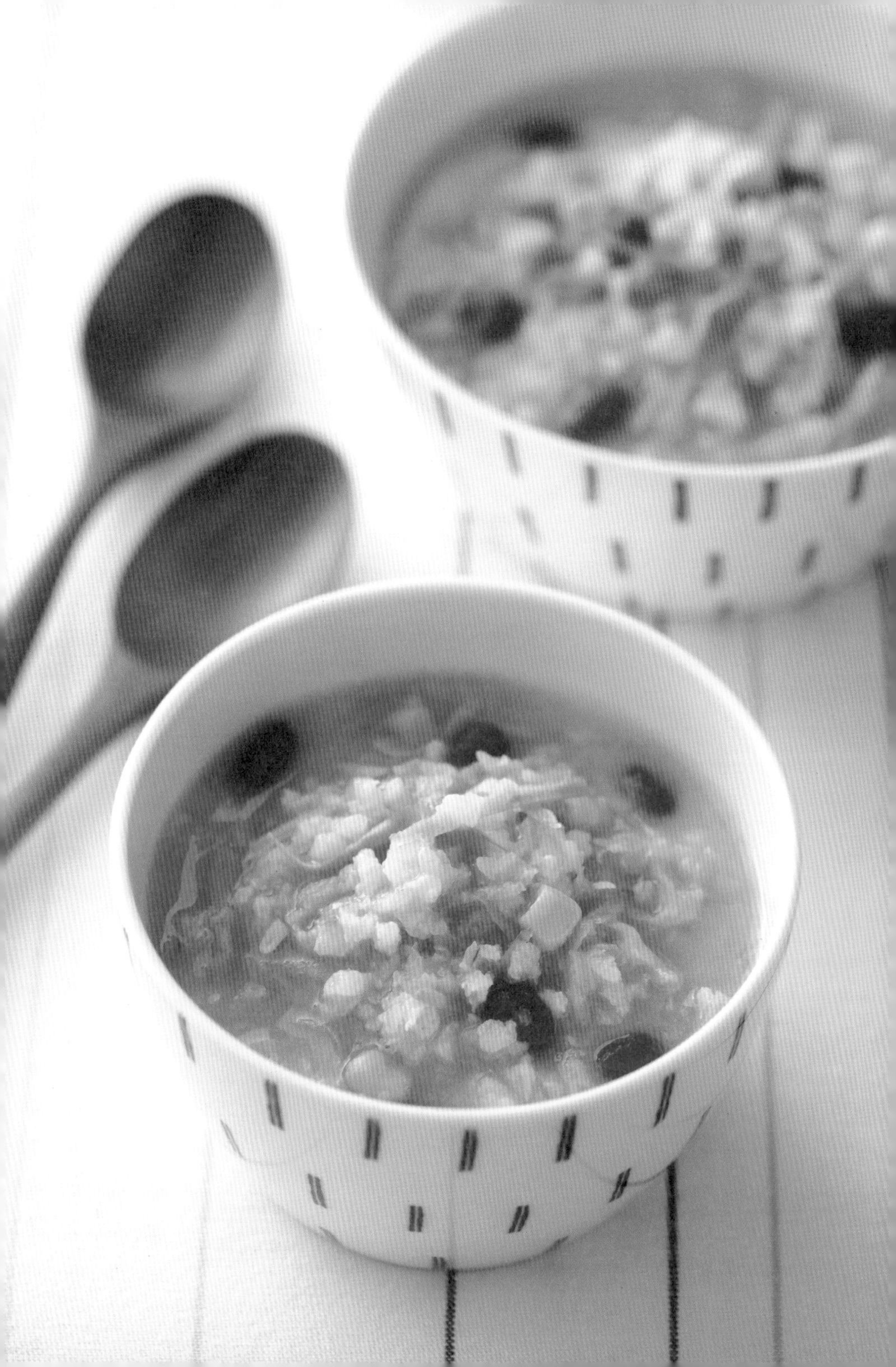

主食

燕麥全穀飯

材料：（4人份）

白米1杯、燕麥4/5杯、其他全穀雜糧（如亞麻仁、大豆、芝麻、紅豆、黑豆、豌豆等適量混合）1/5杯。

做法：

❶ 所有食材洗淨，浸泡三十分鐘至一小時備用。

❷ 以一般家用電鍋烹調煮熟即可。

王博士的太極健康飲食祕訣

我最常吃的燕麥全穀飯比例是白米、燕麥及其他全穀雜糧為5：4：1，因為這個比例最可口。每個人可以依照自己的喜好，自訂黃金比例。

此道燕麥全穀飯含有豐富的膳食纖維，可使腸道中的食糜增大變軟，促進腸道蠕動，加快排便速度，防止便祕和降低腸癌的風險。建議一天最好攝取25至35公克的膳食纖維，有利於減肥、防治痔瘡、降低血脂和預防冠心病、改善糖尿病、強化牙齒功能、防治膽結石和預防乳腺癌。

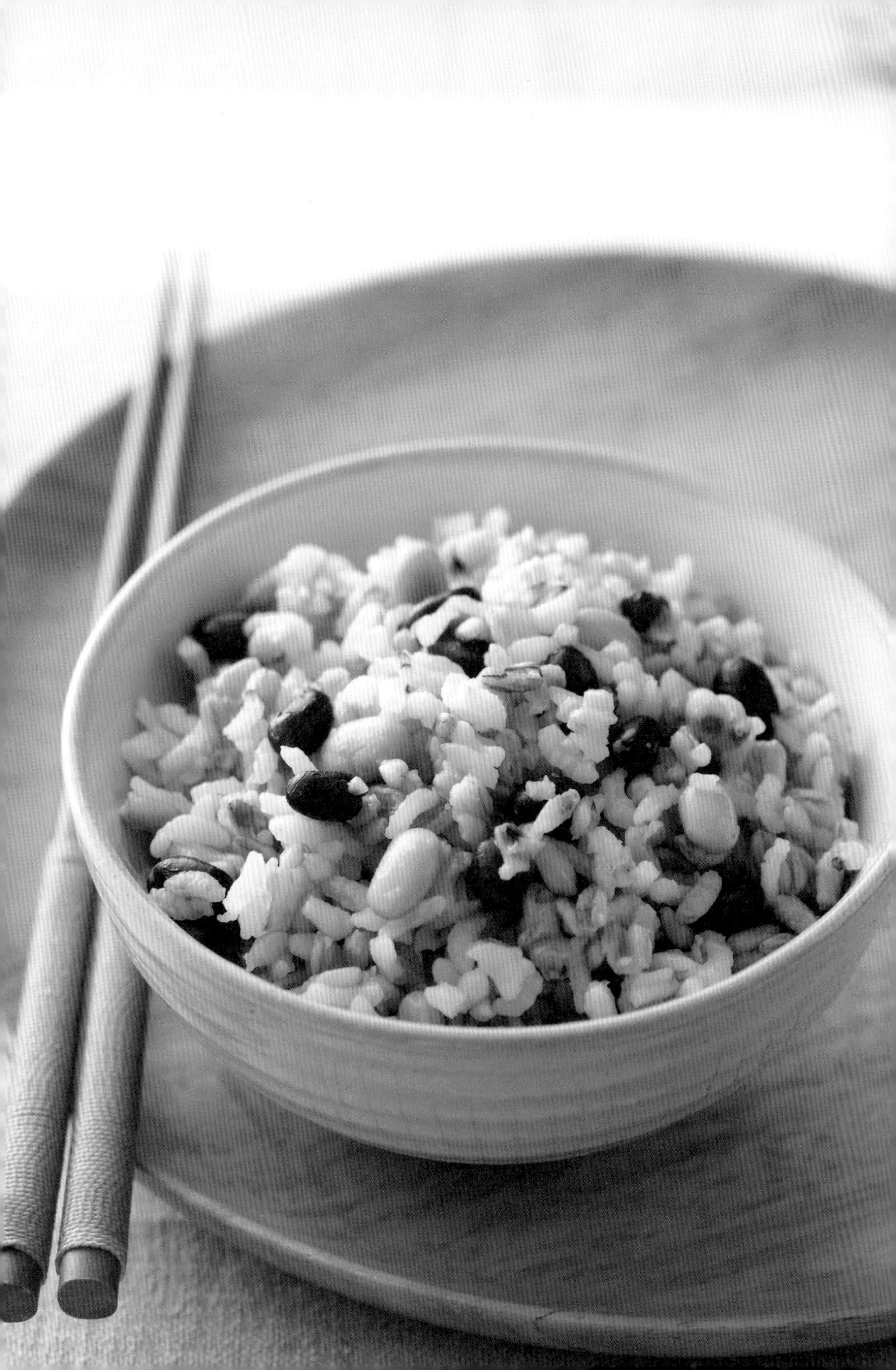

主食

堅果全麥營養三明治

材料：（4人份）

全麥吐司8片、生菜適量、小黃瓜1條、番茄1顆、市售堅果1小把、水煮鮪魚4小匙。

調味料：

胡椒鹽（或油醋醬）少許。

做法：

1. 生菜洗淨撕小片；小黃瓜及番茄洗淨切片備用。
2. 取一全麥吐司，放上美生菜、小黃瓜及番茄，再加上一小匙的水煮鮪魚及適量堅果，最後灑上胡椒鹽調味，對切即可。

王博士的太極健康飲食祕訣

這道三明治是我的早餐首選，因為番茄與小黃瓜具有燃脂效果，可以有效促進脂肪代謝。許多人會有中年肥胖問題，想要成功減重絕不能只看體重機上的數字而已，減少脂肪堆積才是關鍵。我維持體重的方法，除了早起晨跑，就是選擇可以幫助脂肪燃燒的食物。

食譜中的堅果還能補充每天最欠缺的礦物質。此外，市售的沙拉醬熱量偏高，我通常會用胡椒鹽取代。或將15毫升的橄欖油加入5毫升的紅酒醋或水果醋調和，可作為麵包蘸醬之用。

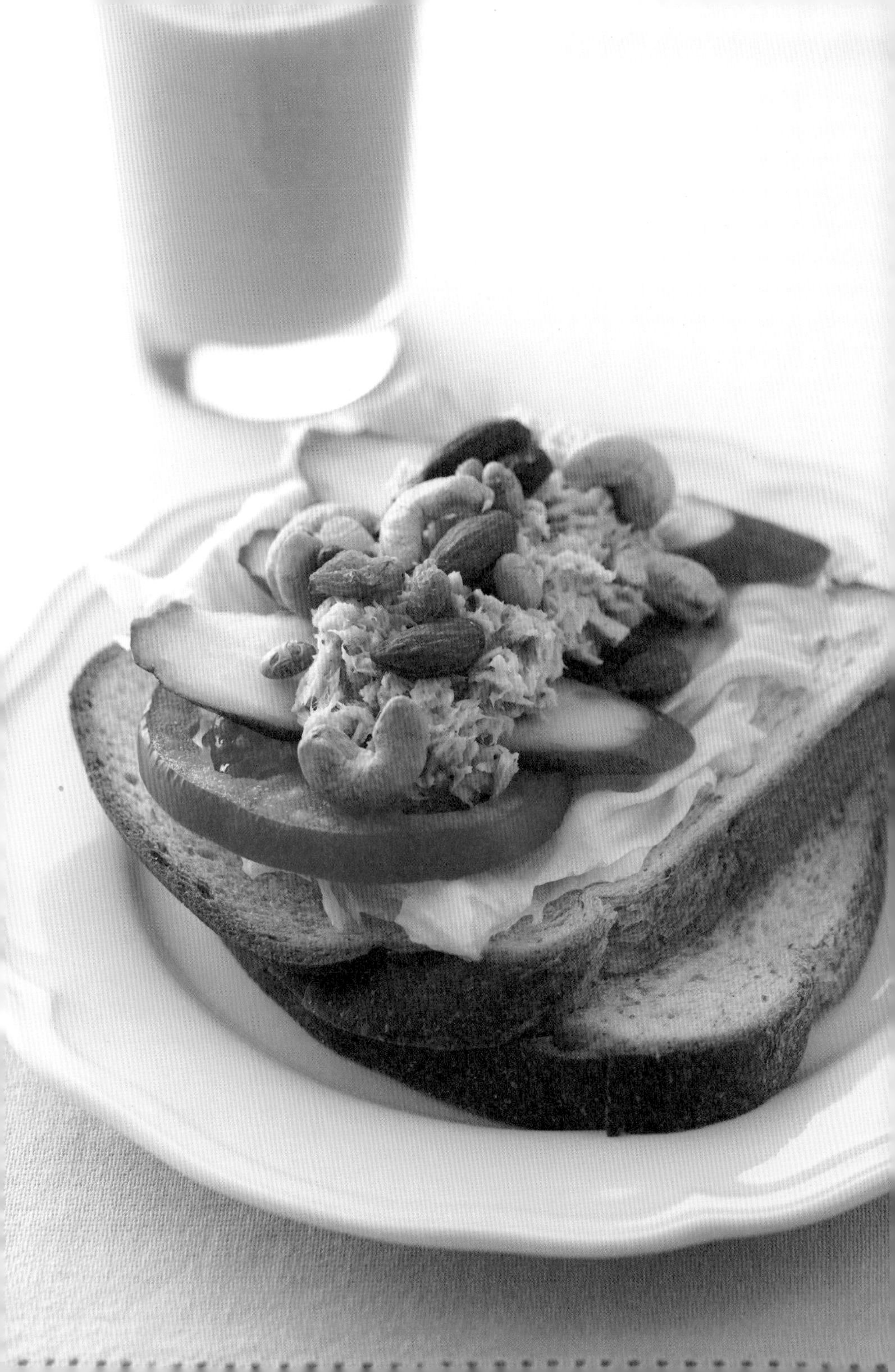

主食

胚芽米香菇炒飯

材料：（2人份）

熟胚芽米飯2碗、肉絲40公克、胡蘿蔔丁10公克、香菇丁10公克、高麗菜絲30公克、橄欖油適量。

調味料：

鹽及黑胡椒少許。

做法：

❶ 起油鍋，放入肉絲略炒，續入胡蘿蔔丁、香菇丁拌炒，再加入胚芽米飯一同拌炒均勻。

❷ 最後放入高麗菜絲炒熟後，加入鹽及黑胡椒調味即可。

王博士的太極健康飲食祕訣

我很喜歡利用一道主食，吃到多種類食材，就像這道炒飯非常具有均衡性。只吃一份炒飯，也能吃到各類食物：全穀、蛋白質、蔬果的膳食纖維。

食材中的胡蘿蔔具有高含量的纖維素及硒元素，同時有鈣、磷、鐵、鉀、鈉、菸鹼酸及草酸等礦物質，可生吃或是熟食。其富含的類胡蘿蔔素為脂溶性，在體內很容易被吸收，所以相較之下，熟食較容易吸收到類胡蘿蔔素。

高麗菜則是含有抗腫瘤的含硫成分，建議平時可多入菜。

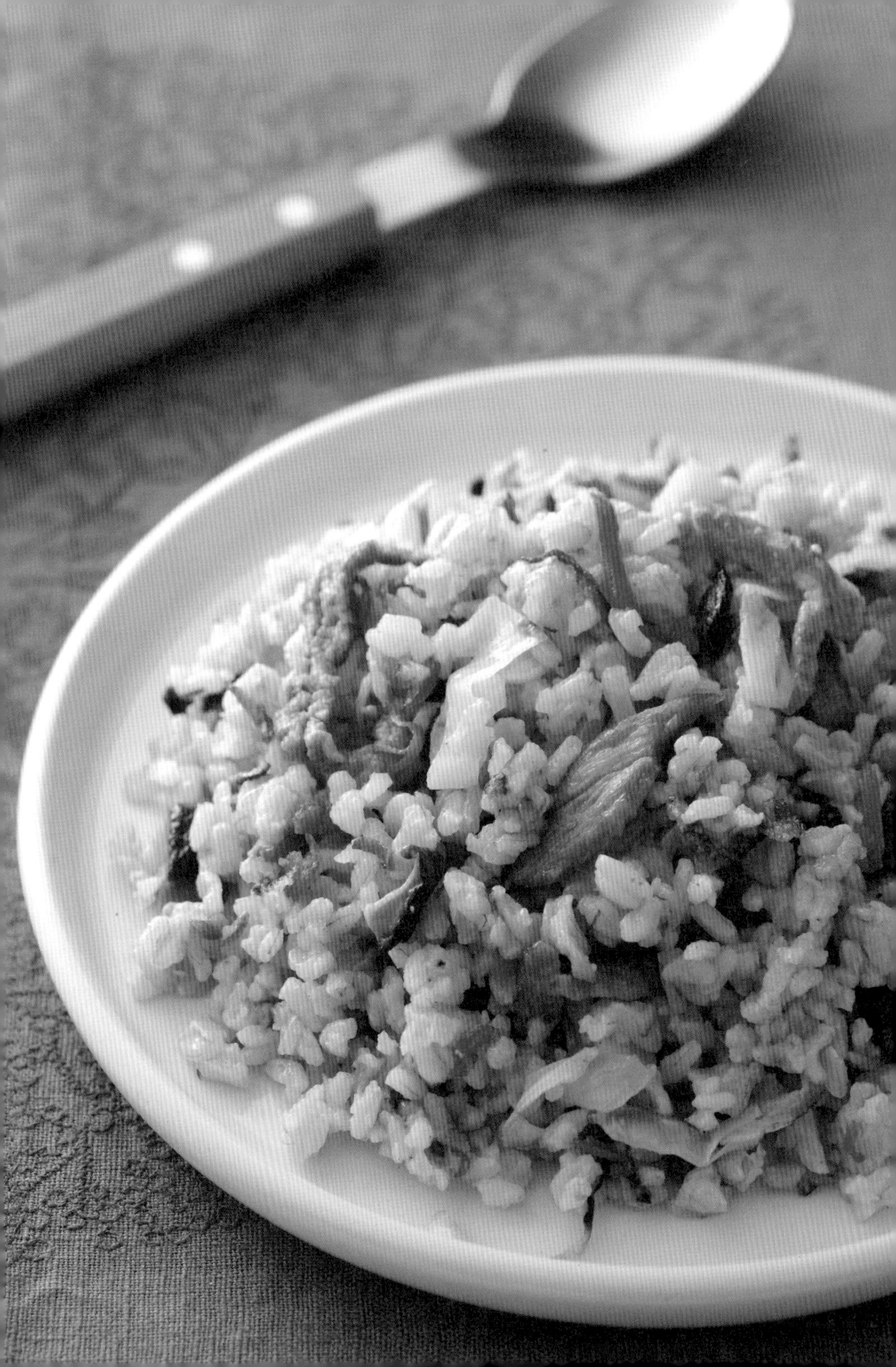

主食

彩椒海鮮義大利麵

材料：（2人份）

義大利麵80公克、蛤蜊10顆、花枝圈60公克、洋蔥1/4顆、青椒1/4顆、紅椒1/4顆、蒜頭3瓣、辣椒1支、橄欖油少許。

調味料：

鹽及研磨黑胡椒少許。

做法：

1. 所有食材洗淨；洋蔥去皮切絲；青紅椒去籽切絲；蒜頭及辣椒切片備用。
2. 準備一鍋滾水，加入少許的油及鹽，放入義大利麵煮熟後，撈起、瀝乾水分。
3. 起油鍋，放入洋蔥絲及蒜片炒香，加入適量煮麵水、辣椒片、花枝圈及蛤蜊煨煮。最後放入義大利麵、青紅椒絲快速翻炒至熟，再盛盤灑上研磨黑胡椒。

王博士的太極健康飲食祕訣

當家人想吃麵食時，這道彩椒海鮮義大利麵就會出現在我們家的餐桌。利用清炒的方式，減少醬料的熱量。不用紅肉，選擇較優質的花枝與蛤蜊，提供蛋白質與多元礦物質，非常適合老人家食用。

充分利用青椒、紅椒、辣椒與洋蔥等多色植物素材，除了能攝取到花青素與類黃酮等植化素，達到消炎與清除自由基等功效，更可以增加美味、視覺效果與開胃等特性。

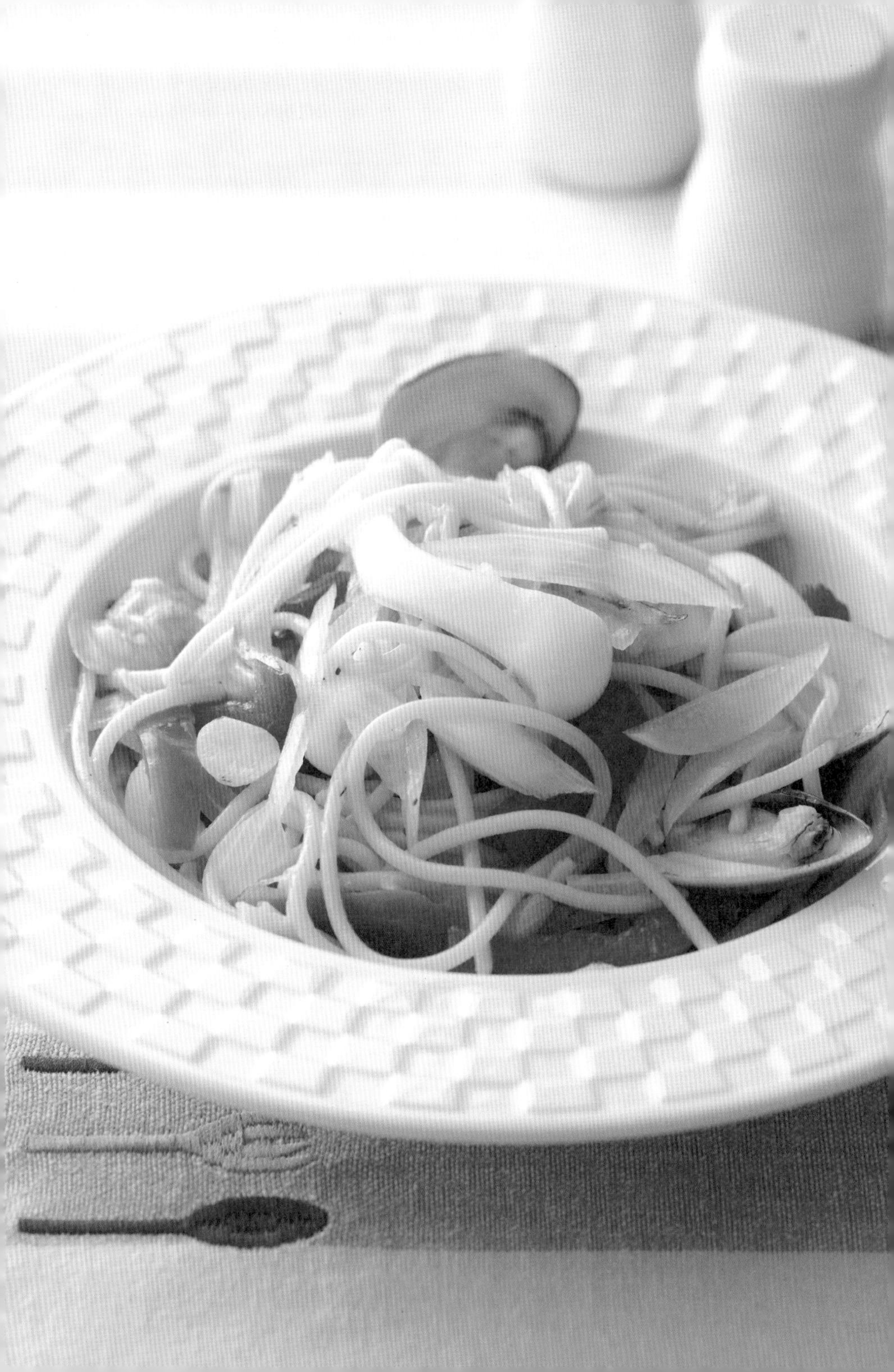

主菜

鳳梨香炒松阪肉

材料：（6人份）

松阪肉500公克、鳳梨1/2個、青椒1/4顆、辣椒2支、蒜末和橄欖油少許。

調味料：

醬油1大匙、酒1大匙、鹽少許。

做法：

1. 所有食材洗淨；松阪肉切成條狀；鳳梨去皮切小塊；青椒去籽切絲；辣椒切段備用。
2. 起油鍋，放入蒜末、辣椒，加入醬油、水及酒煮滾，加入松阪肉及青椒拌炒。
3. 最後加入鳳梨及鹽調味即可。

王博士的太極健康飲食祕訣

水果入菜不只增加風味，還能減少市售調味料的添加。一般人在吃鳳梨時會覺得澀澀的或是有「咬舌頭」的感覺，那是因為鳳梨裡的蛋白分解酵素在作祟。這種強力的蛋白分解酵素能幫助肉類消化，有助消化吸收，但是有胃潰瘍的人就不適合了。

而且鳳梨可改善便祕，飯後吃點新鮮鳳梨，可促進腸道蠕動，幫助清潔腸道。非常適合上腹突出、腰部肥滿，或是有便祕的人。但如果是下腹突出、怕冷、低血壓或寒性體質的人，就不建議食用鳳梨，因為可能使症狀惡化。

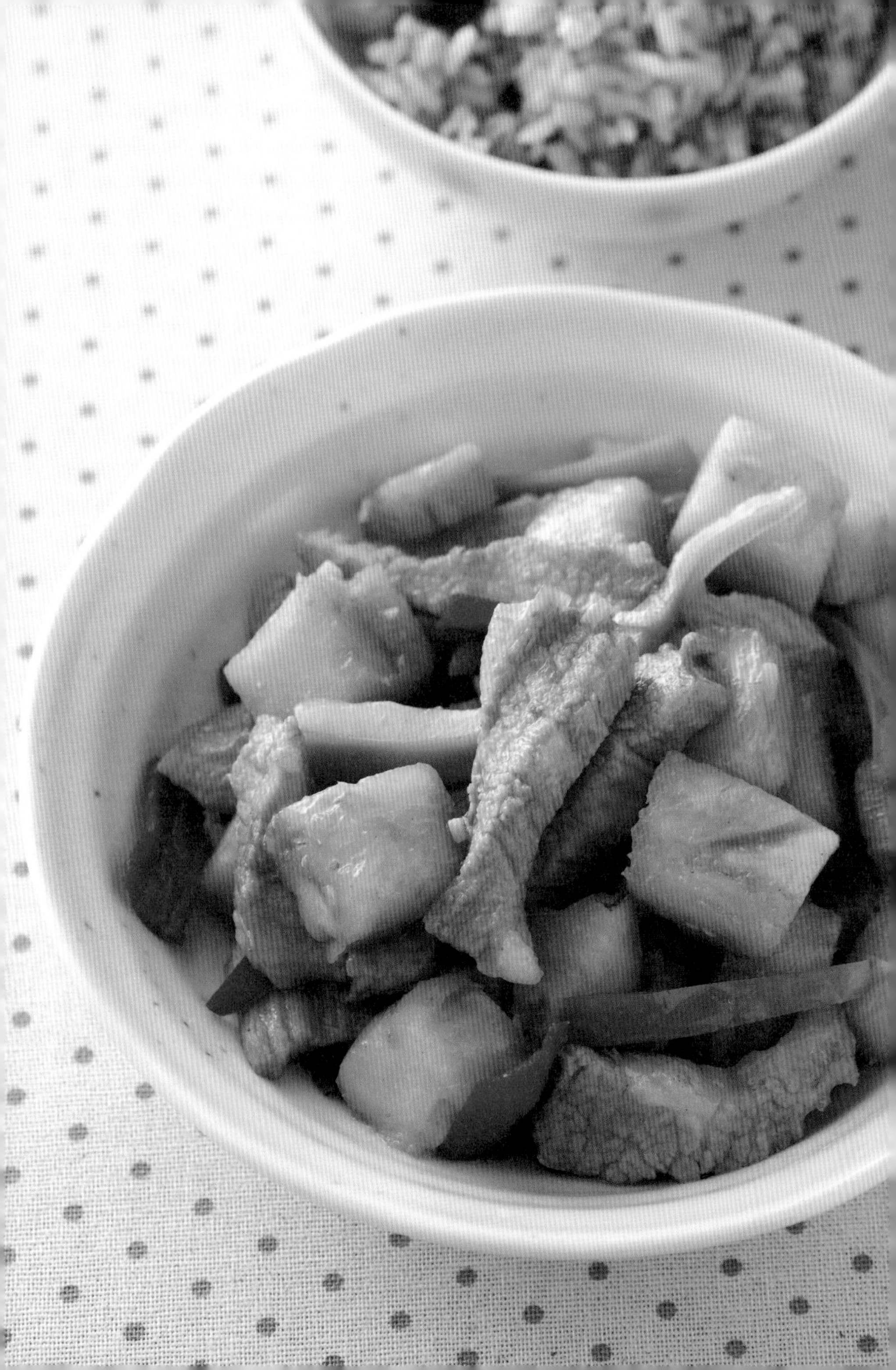

主菜

青木瓜焗蛤蜊

材料：（4人份）
青木瓜1顆、蛤蜊20顆、薑絲少許。

調味料：
鹽少許。

做法：
1. 先將蛤蜊泡水吐沙，可在水中加一匙鹽，加快吐沙速度。
2. 所有食材洗淨；青木瓜對半剖開，削皮去籽切大塊。
3. 取一炒鍋，加入少許水煮沸，放入青木瓜與薑絲，等青木瓜煮得略呈透明後，放入蛤蜊。蛤蜊煮開後熄火，加鹽調味即可。

王博士的太極健康飲食祕訣

這道食譜口感清爽，非常適合消化不良或容易疲勞者食用，每當我感到特別疲倦時，都會想吃這道菜。

除了青木瓜外，鳳梨、香蕉、奇異果、香菇、洋蔥、山藥、豆芽菜等，都含有豐富的酵素。酵素不但能減少中性脂肪囤積在血液中，也可以促進新陳代謝，達到燃燒脂肪的功效。適當補充酵素，可以達到節省體內酵素的目的（人體消化需要酵素，生鮮蔬果可以提供酵素，故可以節省體內酵素），身體就能有效利用體內酵素消耗多餘脂肪，促進熱量代謝。所以這道菜，家中的小朋友也非常喜歡。

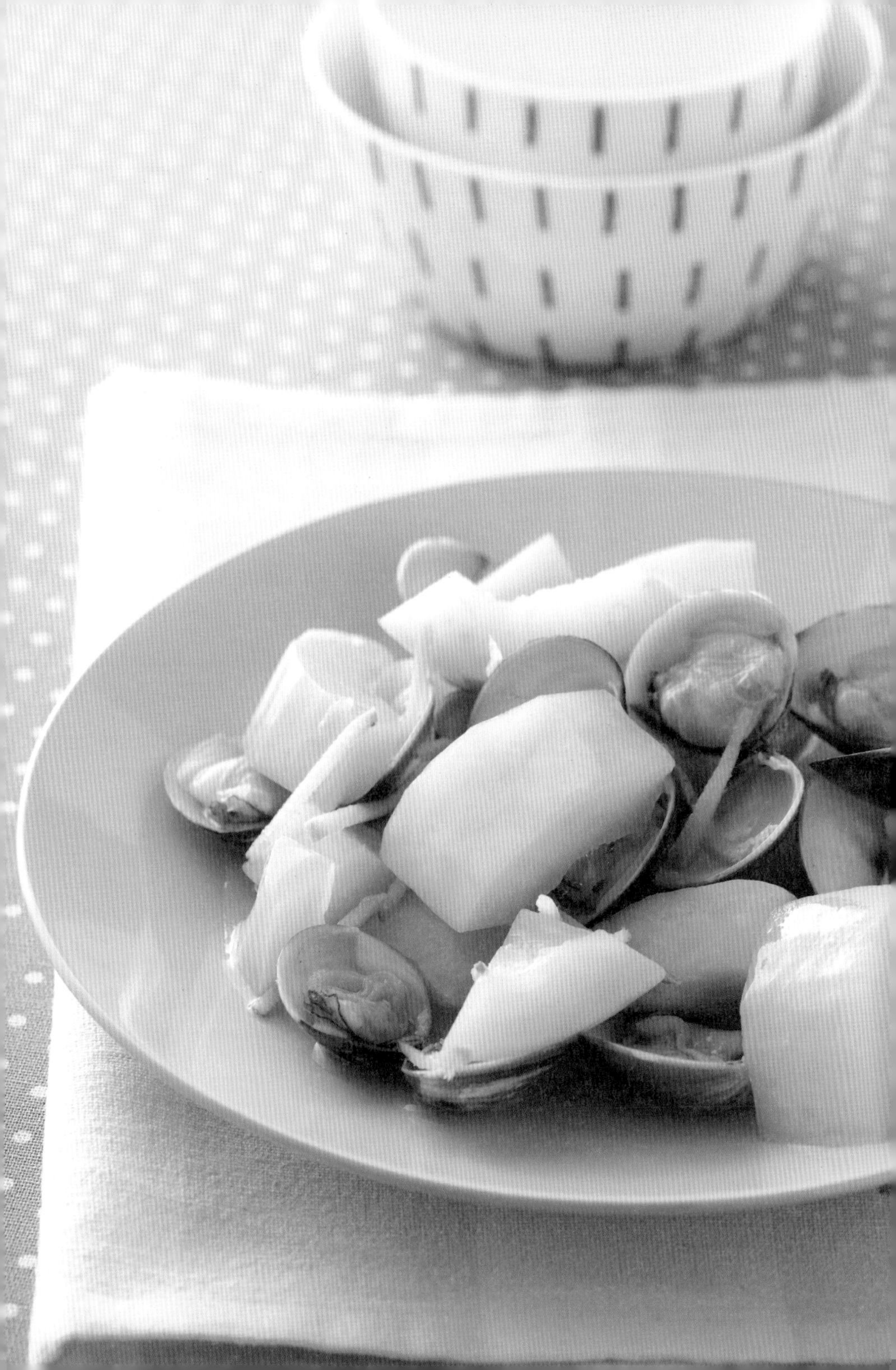

主菜

扁魚白菜滷豆腐

材料：（6人份）

扁魚50公克、大白菜300公克、胡蘿蔔片50公克、豆腐200公克、蒜末1小匙。

調味料：

醬油1/6小匙、米酒1/4小匙、橄欖油少許。

做法：

❶ 所有食材洗淨；扁魚放入烤箱以攝氏兩百度烤約三分鐘，有香味後剪小段；白菜切長片狀備用。

❷ 起油鍋，放入蒜末爆香，再加入扁魚翻炒，最後放進大白菜、胡蘿蔔及豆腐、醬油、米酒和少許的水，蓋上鍋蓋燜煮至熟後即可。

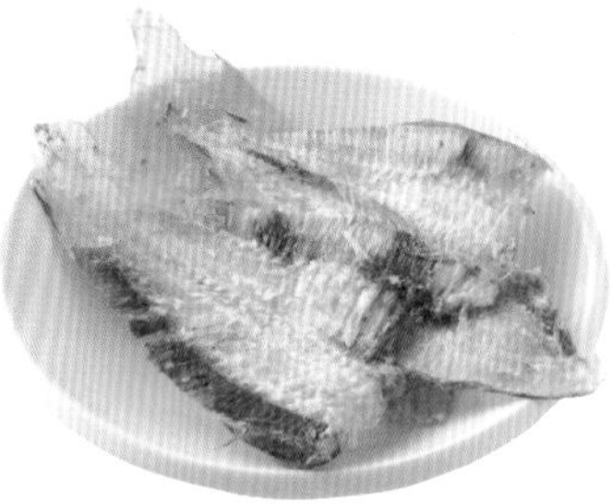

▲扁魚。

王博士的太極健康飲食祕訣

這道食譜非常適合便祕、血糖及血壓偏高的人食用。

大白菜含有豐富的維生素C，可清熱退火、預防感冒、降低血膽固醇，增加血管彈性，預防心血管疾病；富含鉀，可將鈉排出體外，調降血壓及利尿，消除身體浮腫；鎂含量則有助於鈣質吸收，促進心臟和血管健康等。但大白菜屬於較寒性食物，過量可能造成腹瀉、手腳冰冷，影響人體對礦物質的消化和吸收。

扁魚在南北貨商行或傳統市場的雜貨店家可購買到。

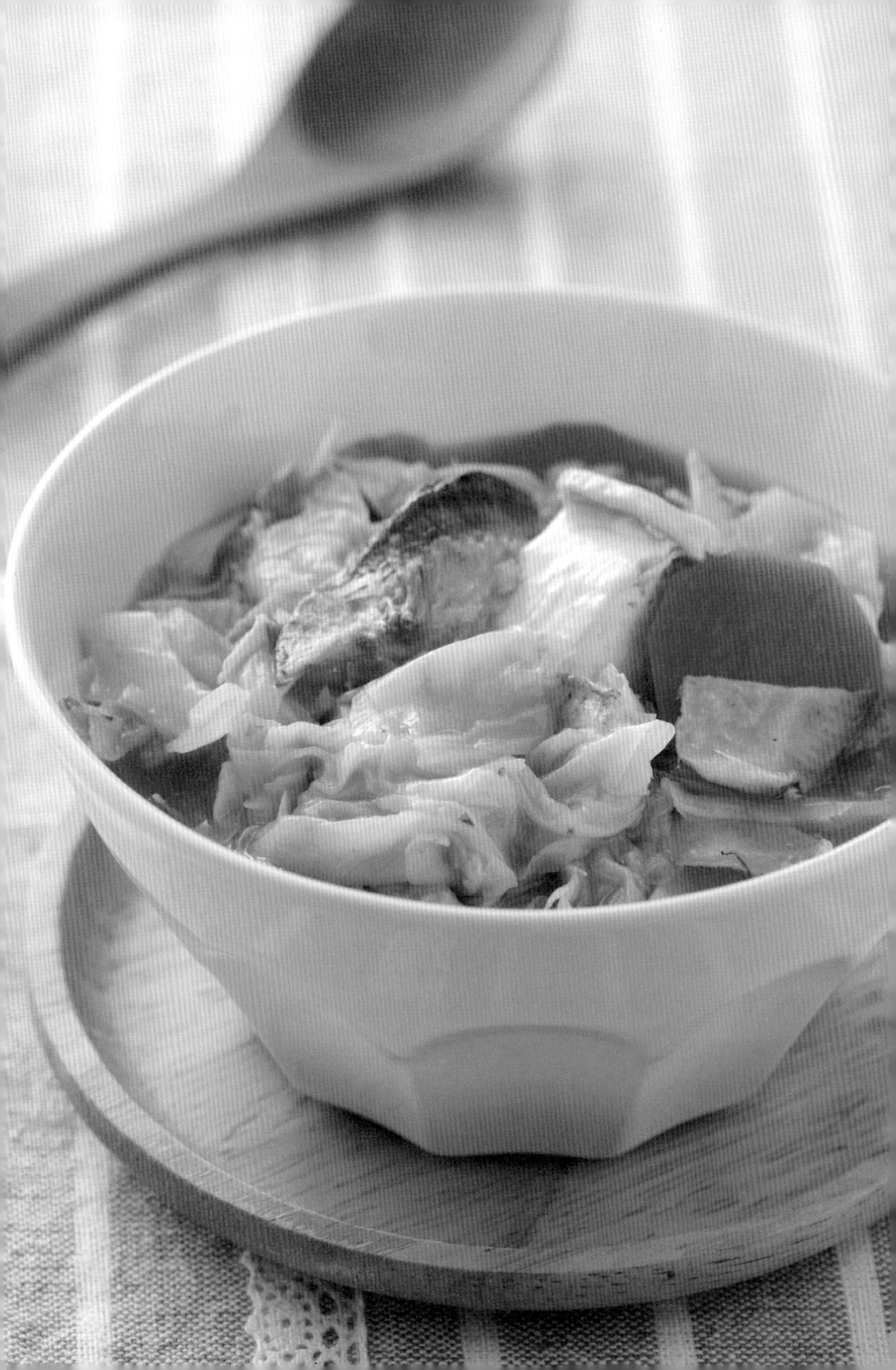

主菜

蘆筍鮮炒黃金雞

材料：（2人份）

雞胸肉80公克、綠蘆筍200公克、西洋芹2支、胡蘿蔔片少許、蒜末1大匙。

調味料：

醬油1大匙、黑胡椒1茶匙、米酒1大匙、鹽及橄欖油少許。

做法：

1. 所有食材洗淨；雞胸肉切條狀，放入醬油、黑胡椒、米酒中拌勻，放置約五分鐘；蘆筍去除根部老皮切段；西洋芹去粗絲、切段備用。
2. 起油鍋，放入蒜末炒香，加入雞肉拌炒至半熟後，加入蘆筍、西洋芹、胡蘿蔔炒熟，加鹽調味即可。

王博士的太極健康飲食祕訣

此道菜口感清脆美味，即使經過加熱也不會變味，非常適合作為便當中的配菜。

美國癌症學會推廣的30種抗癌食物當中，蘆筍排名第16位，營養價值相當高。具有降血壓、利尿的效果，可消除水腫、疲勞，以及抗氧化、防癌。

五根蘆筍約含有110微克的葉酸，是每天需求量的20%，非常適合孕婦食用。因為葉酸可調整胚胎及其神經細胞的發育，能預防血球細胞、神經系統、遺傳基因的病變，減少先天異常或缺陷的可能性。

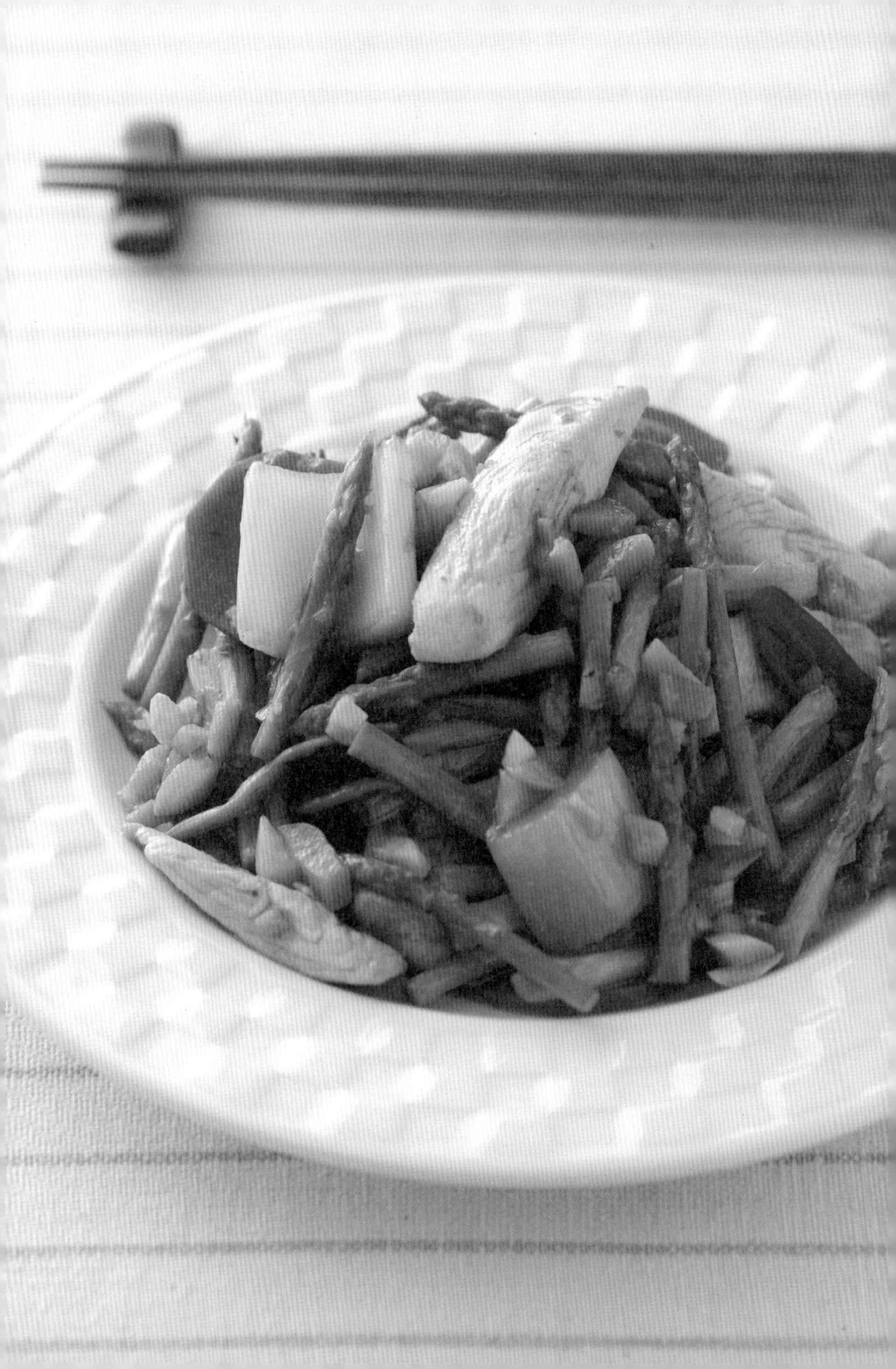

主菜

消暑牛蒡藕片

材料：（4人份）

蓮藕300公克、牛蒡150公克、辣椒1支、薑泥少許、香菜少許。

調味料：

糖1/2小匙、麻油1小匙、鹽和白醋少許。

做法：

1. 所有食材洗淨；蓮藕放入白醋水浸泡約十分鐘後（避免變黃），切成薄片；牛蒡去皮切絲；辣椒切片；香菜切碎備用。
2. 取一鍋滾水，放入蓮藕片及牛蒡汆燙至熟，撈起瀝乾水分。
3. 將做法2的材料與辣椒、薑泥、香菜、糖、麻油、鹽、白醋調味拌勻，靜置半小時以上即可（或是先放入冰箱冷藏，隨時食用）。

王博士的太極健康飲食祕訣

此道涼拌菜是消暑、利尿的首選。我通常是將蓮藕洗淨、整顆泡入白醋水後再切片，因為切片後再浸泡白醋水，會造成營養流失。另外，牛蒡切絲後就應該立即汆燙入菜，保留食材鮮度。

採買時，我會挑選外形肥短且質地堅實的蓮藕，不只好吃，還含豐富的維生素C、鉀、鐵質，能幫助抗氧化、降血壓、補血、改善神經疲勞。蓮藕皮因含有豐富蛋白質和營養素，所以不必去皮，只要用菜瓜布在蓮藕上輕刷，去除表面的淤泥就好。

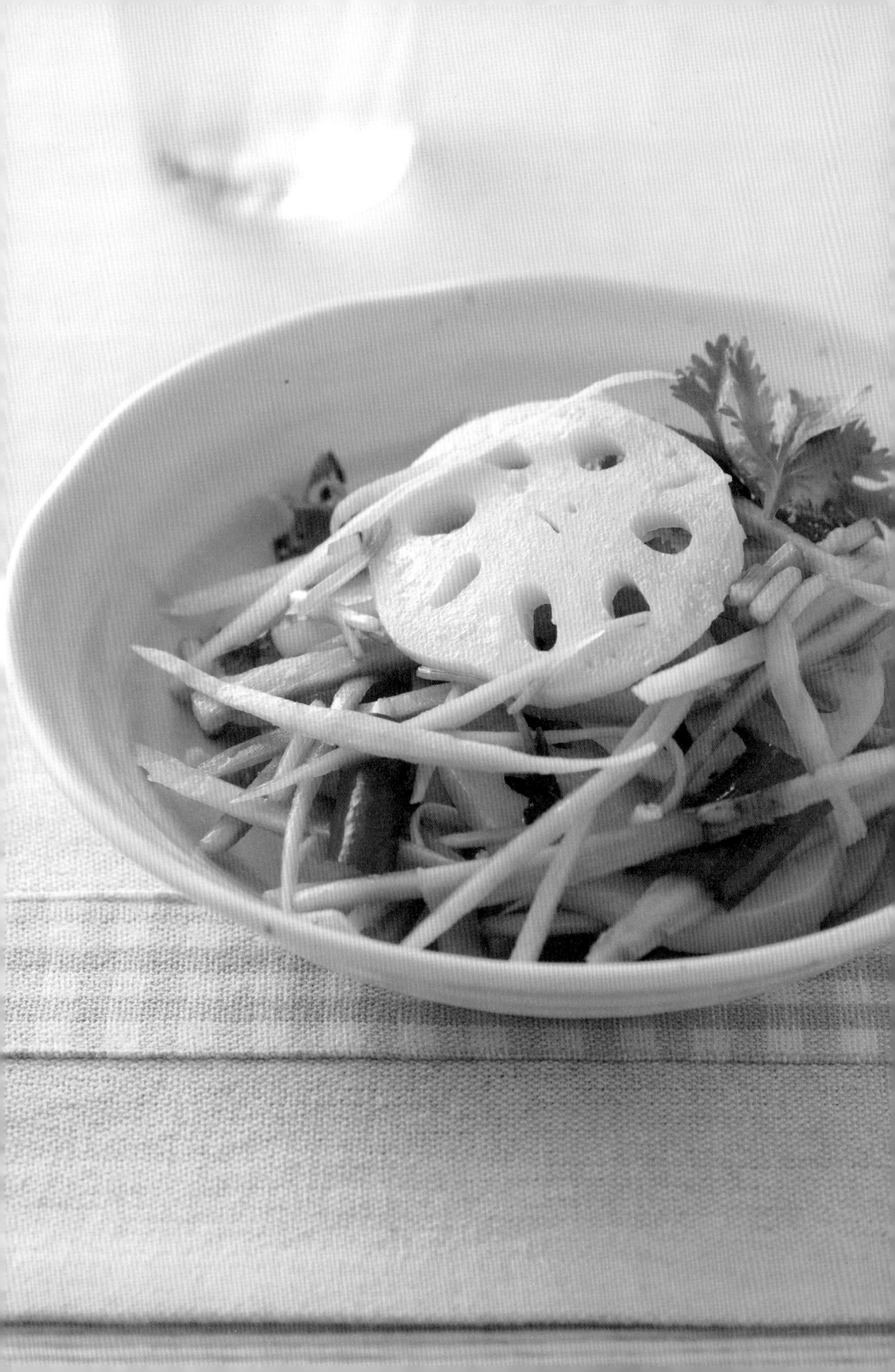

湯品

補氣黃耆蒜雞湯

材料：（2人份）

去骨雞腿肉1隻、黃耆20公克、紅棗20公克、蒜頭數瓣。

調味料：

米酒1大匙、鹽少許。

做法：

❶ 所有食材洗淨；雞腿切塊（也可去皮）；紅棗去核；蒜頭剝去外膜，用刀背壓碎備用。

❷ 取一滾水，放入雞腿塊汆燙去除血水，撈起備用。

❸ 將做法❷材料及黃耆、紅棗及蒜頭放入電鍋中，加五碗水煮熟後加米酒、鹽調味即可。

王博士的太極健康飲食祕訣

不想攝取太多油脂的人，可先將雞腿肉去皮。每當我工作量大的時候，午餐會喝上一碗補氣黃耆蒜雞湯，這時候我會去掉雞腿肉的皮，喝起來較清爽沒負擔，還能補充元氣、消除疲勞。

此道湯品中的黃耆、紅棗與大蒜對於體質虛弱者是很好的食材選擇，又搭配去皮雞肉一同熬煮，非常適合全家大小，尤其對食慾不佳的孩童與老人家特別有幫助。

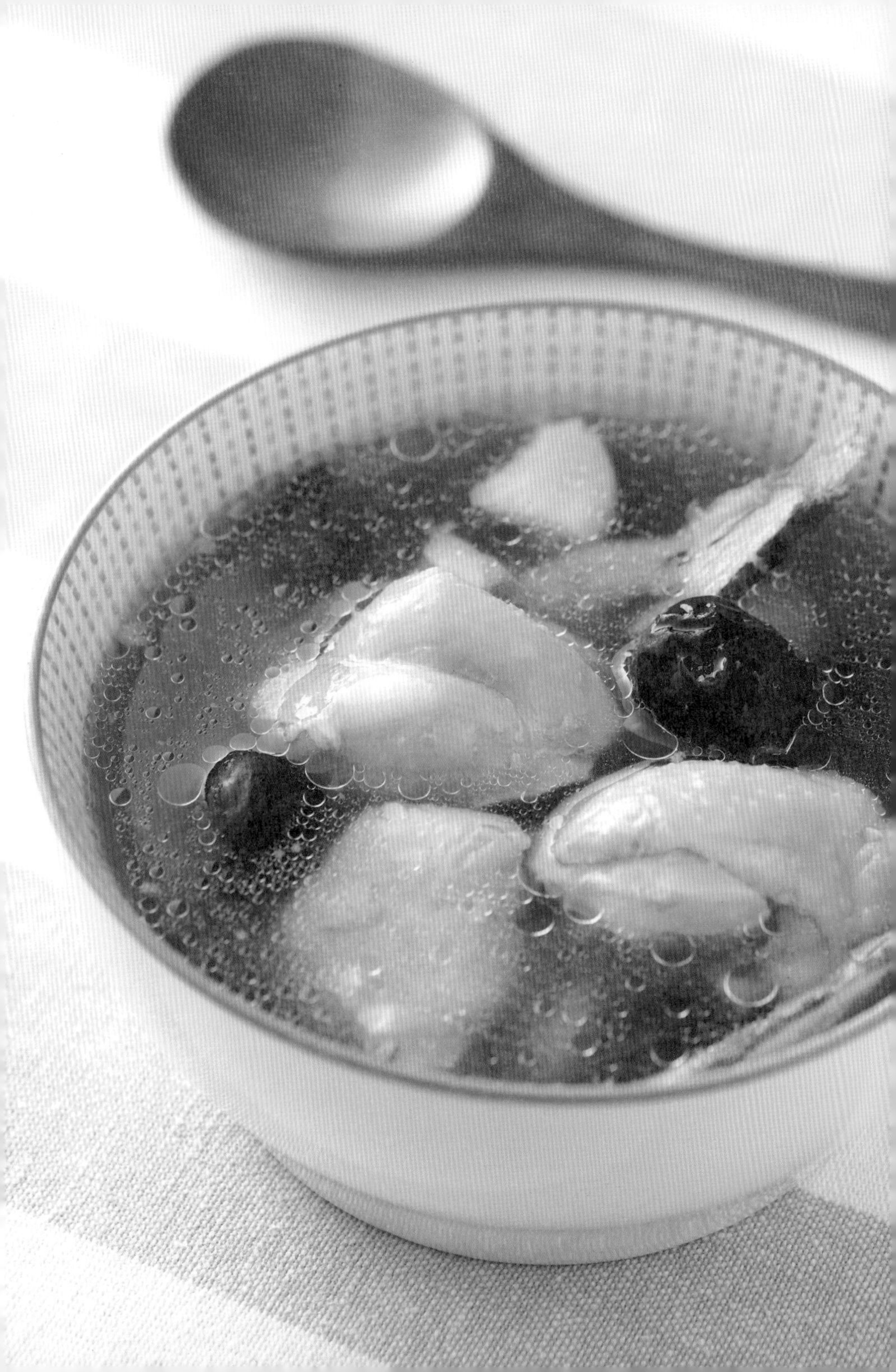

湯品

五行纖蔬海味湯

材料：（4人份）

山藥50公克、大黃瓜50公克、南瓜50公克、番茄1顆、玉米1/2條、乾燥海帶芽1匙、芹菜末1匙。

調味料：

鹽及橄欖油適量。

做法：

1. 所有食材洗淨；山藥及大黃瓜去皮切塊；南瓜去籽去皮，切塊；番茄、玉米切塊備用。
2. 起油鍋，放入番茄略炒後，加八碗水以大火煮滾。再加入山藥、大黃瓜、南瓜、玉米煮熟。
3. 最後加入海帶芽煮開，起鍋前加鹽調味、灑上芹菜末即可。

王博士的太極健康飲食祕訣

此道湯品無過多的調味料，完全採用植物性食材提味，整鍋充滿了天然的植化素，對於蔬果攝取不足的現代人而言，是非常天然的選擇。而且利用了五行蔬果：白、黃、紅、黑紫、綠的極佳組合，每個人還可以依其喜好，再挑選其他植物性食材。

早午餐如果吃太多，晚餐時我通常只會準備這道湯品，不僅低熱量又具營養，還能平衡前兩餐的飲食。

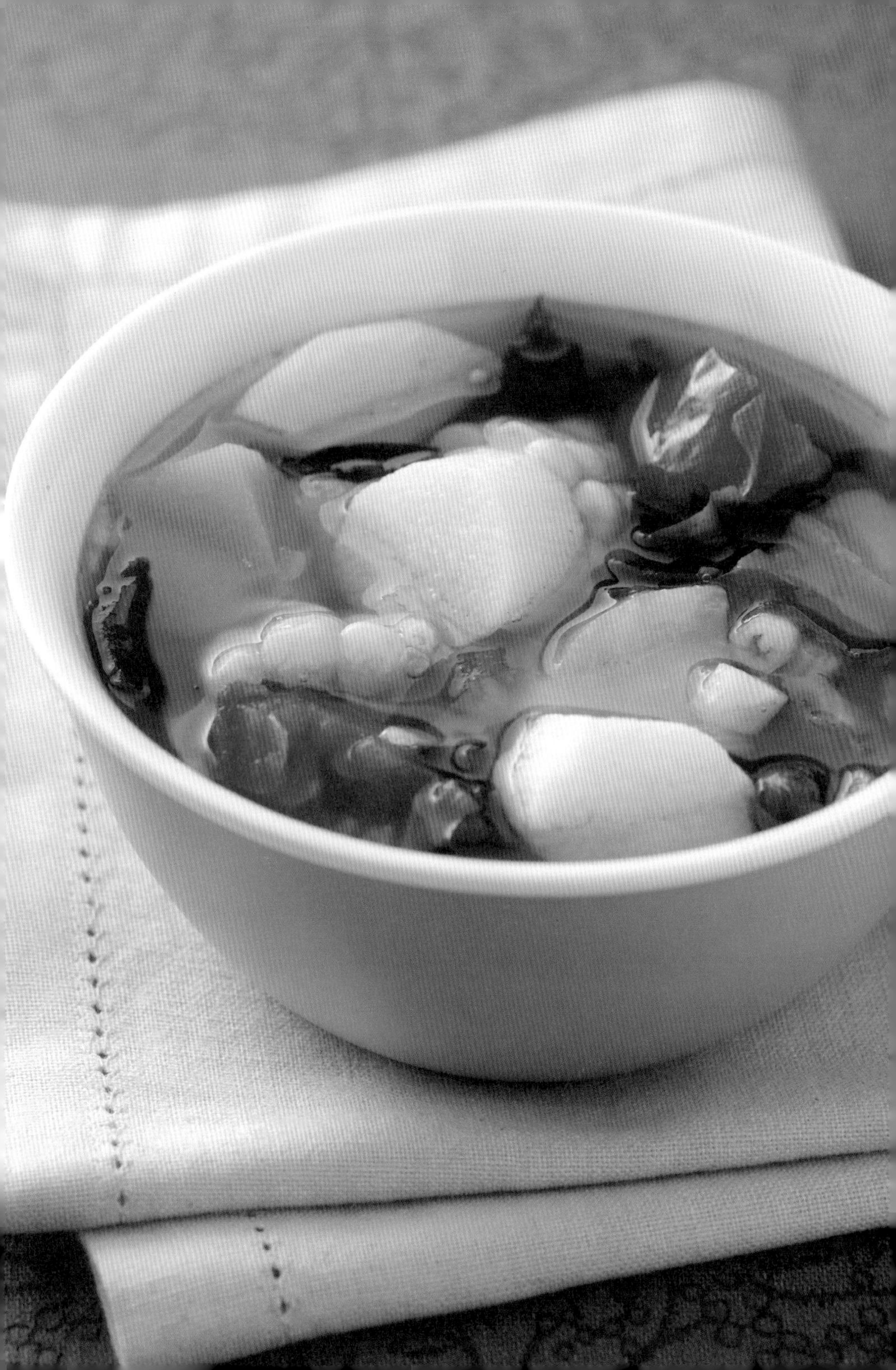

湯品

絲瓜豆腐鮮魚湯

材料：（4人份）
絲瓜1條、鯛魚片200公克、豆腐50公克、薑片及蔥白少許。

調味料：
米酒1大匙、鹽適量。

做法：
1. 所有食材洗淨；絲瓜去皮切塊；魚片切成約一公分厚的塊狀；豆腐切正方型小塊備用。
2. 起一鍋滾水，放入魚片稍微汆燙，撈起備用。
3. 取一湯鍋，倒入八碗水及絲瓜、薑片煮滾後，放入做法2材料及豆腐煮熟，起鍋前加米酒、鹽調味，灑上蔥白即可。

王博士的太極健康飲食祕訣

100公克絲瓜只含熱量17大卡，又富含各種維生素與天然礦物質。因為熱量低、水分高，可增加飽足感，是糖尿病患者的首選食材。

而腎功能衰竭、須限制鉀離子的患者，建議先將絲瓜汆燙，去除鉀離子。另外，平時手腳冰涼、容易腹瀉的人不宜多吃。

絲瓜除了具有高纖維外，瓜汁黏滑易排泄，可增加腸道蠕動，因此有便祕的人非常適合食用。

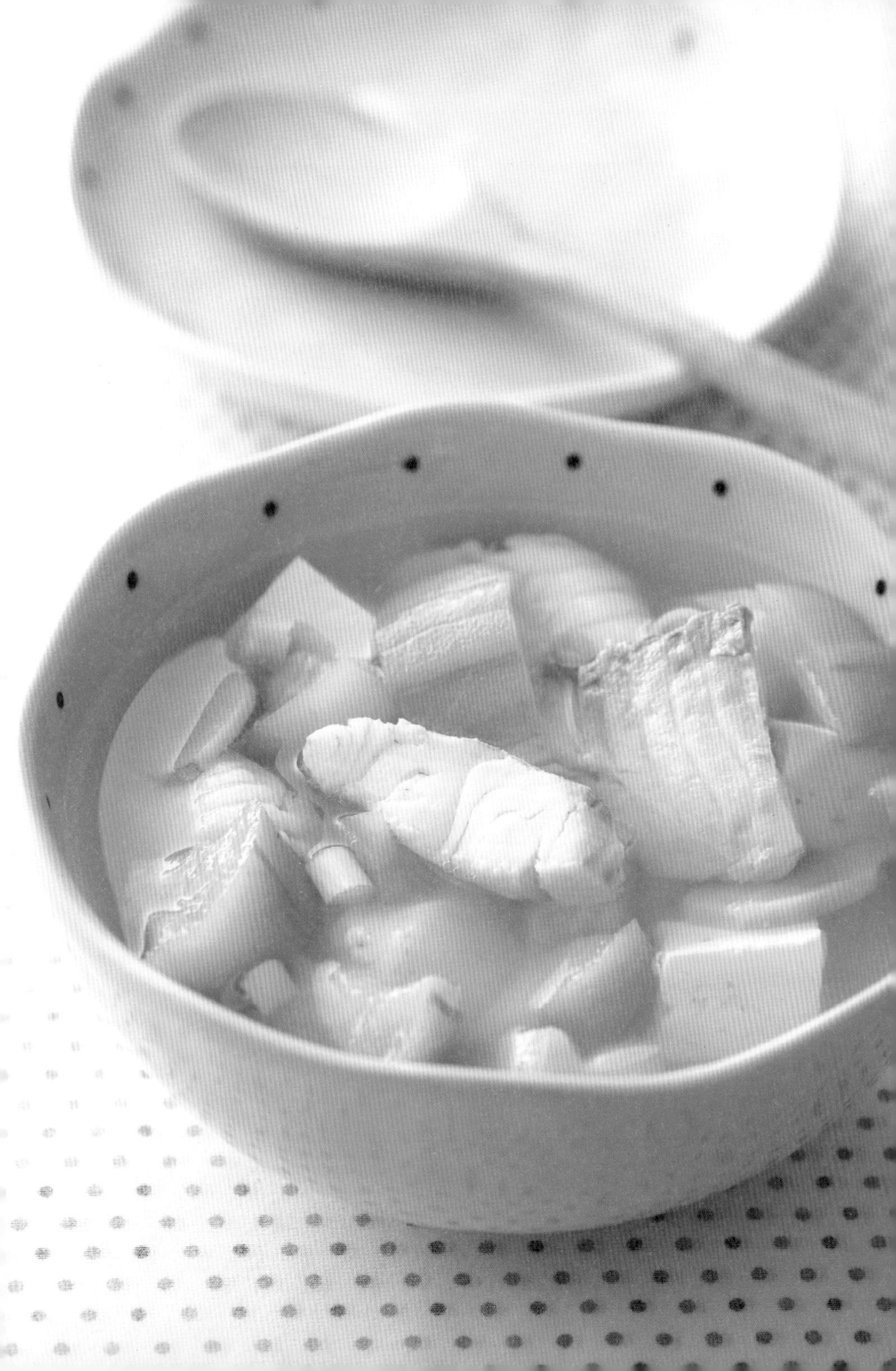

湯品

番茄鮮蔬牛肉湯

材料：（2人份）

牛腩80公克、番茄3顆、洋蔥1/2顆、玉米1條、西洋芹1支、薑片少許。

調味料：

鹽適量。

做法：

❶ 所有食材洗淨；牛腩切成約兩公分塊狀；番茄切塊；洋蔥去外膜切絲；玉米切塊；西洋芹去粗絲、切段備用。

❷ 起一鍋滾水，放入牛腩汆燙數秒後撈起備用。

❸ 取一湯鍋，加入五碗水及所有材料煮滾，過程中可繼續將血渣撈起。起鍋前加鹽調味即可。

王博士的太極健康飲食祕訣

此道番茄鮮蔬牛肉湯，深受家中小朋友的喜愛。大多數湯品都以肉類作為主要食材，蔬果作為副食材。但此道湯品以番茄、洋蔥、玉米等紅白黃主要元素熬煮，再搭配少量的牛肉，除了蔬菜提味外，更是考量太極協調，重視酸鹼平衡的湯品。

牛腩含豐富鐵質，可改善女性貧血，有益青少年發育。如果不吃牛肉，可用豬肉或雞肉取代。

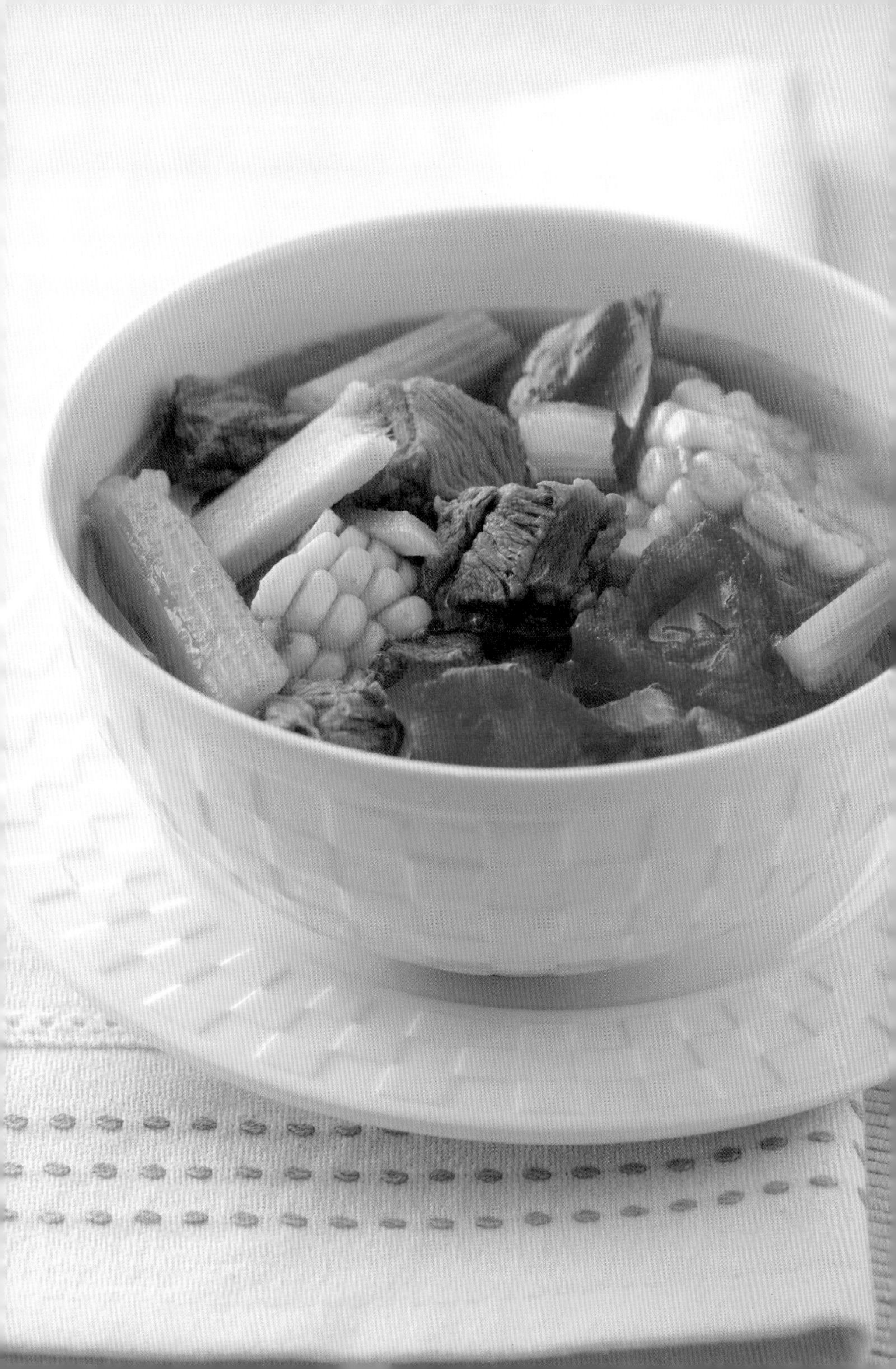

湯品

蘿蔔野菇味噌湯

材料：（4人份）

白蘿蔔1根、柳松菇20公克、美白菇20公克、鴻喜菇20公克、嫩豆腐1/2盒、蔥1支、橄欖油少許。

調味料：

味噌3大匙、味醂1/2小匙。

做法：

1. 所有食材洗淨；白蘿蔔去皮切薄片；嫩豆腐切正方形小塊；蔥切成蔥花備用。
2. 起油鍋，放入蘿蔔及所有菇類翻炒，略出水變軟後撈起備用。
3. 取一湯鍋，倒入八碗水煮滾，加入做法2材料及豆腐。將味噌放入湯匙中，以筷子畫圓融化於湯鍋，再加入味醂。起鍋前灑上蔥花即可。

王博士的太極健康飲食祕訣

湯品中使用的菇蕈類，可以說是上天送給我們的健康食材，只要隨手取用幾種菇，例如柳松菇、美白菇、鴻喜菇或是杏鮑菇、金針菇等，加入蘿蔔一同熬煮，就能利用蘿蔔提味、保留菇類的美味，更是天然多醣體與膳食纖維的優良選擇。如果不知如何挑選食材，只要利用菇類做變化，就是一道道美味料理了。

味噌是以黃豆發酵製作而成，含大量酵素，能改善便祕、腹瀉，減少高血壓、癌症的罹患率。不過，製作過程中會加入大量鹽，鈉含量偏高，所以不宜過量。

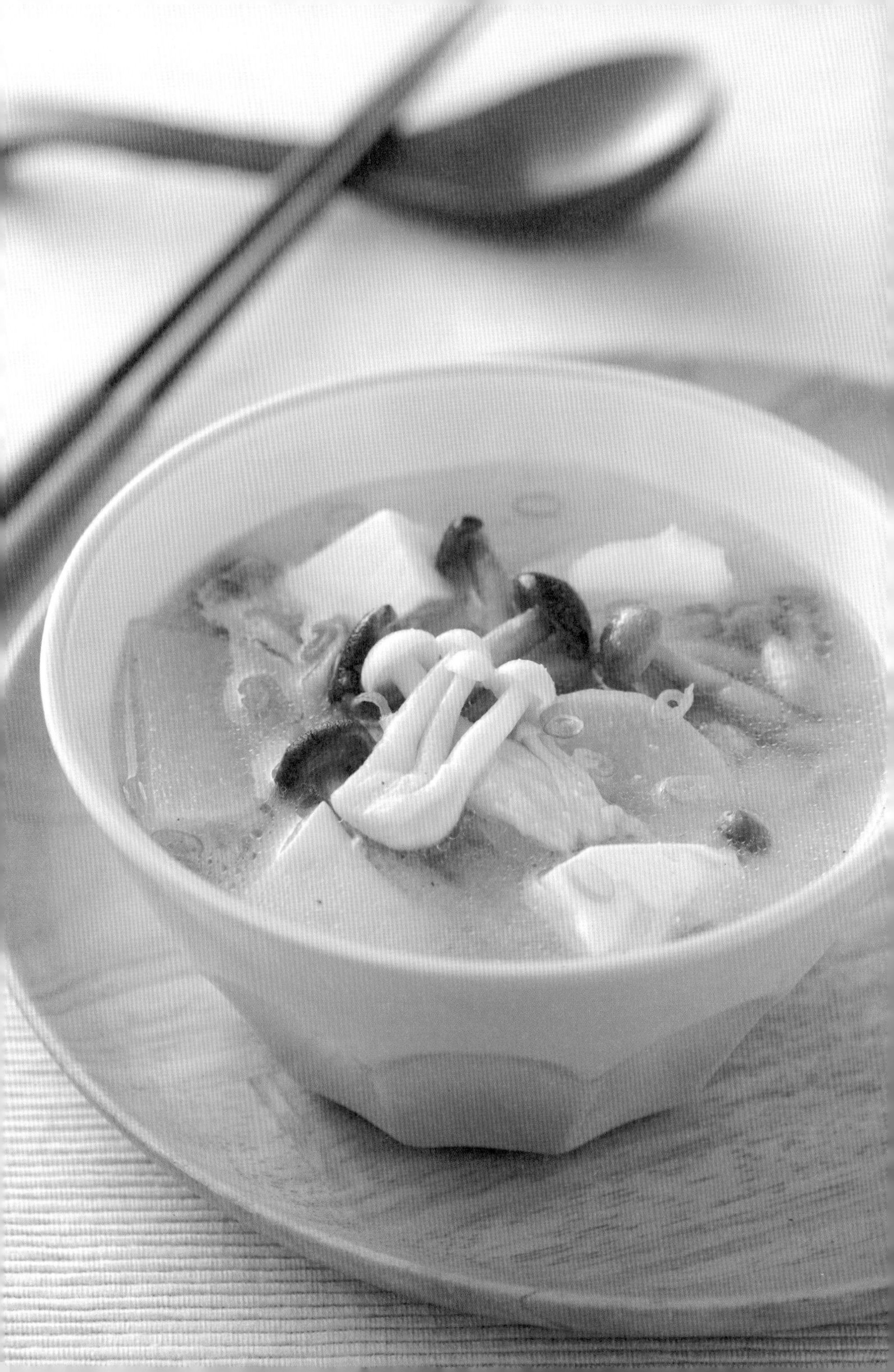

茶飲

紅潤枸杞茶

材料：（2人份）

枸杞10公克、黃耆5公克、龍眼肉5公克、黑糖1/2大匙。

做法：

1. 將枸杞、黃耆、龍眼肉洗淨後放入茶壺中。
2. 沖入熱水約五百毫升、加進黑糖直接攪勻即可。

王博士的太極健康飲食祕訣

這是一道適合全家享用的養生飲品，尤其適合免疫力較差或肥胖者。關鍵就在於使用黑糖，並且溫熱飲用。因為黑糖含高量的鈣和鐵，一大匙（15公克）黑糖就含有70毫克的鈣，相當於半塊傳統豆腐能提供的鈣含量；同時含有7毫克的鐵，達到每日建議攝取量的一半以上。

不要再隨手一杯市售飲料了，因為市售飲料含糖量都極高，很容易攝取過高糖分，影響到血壓、血糖與造成肥胖。想喝甜的飲品，只要煮上一壺此茶，健康又養生。

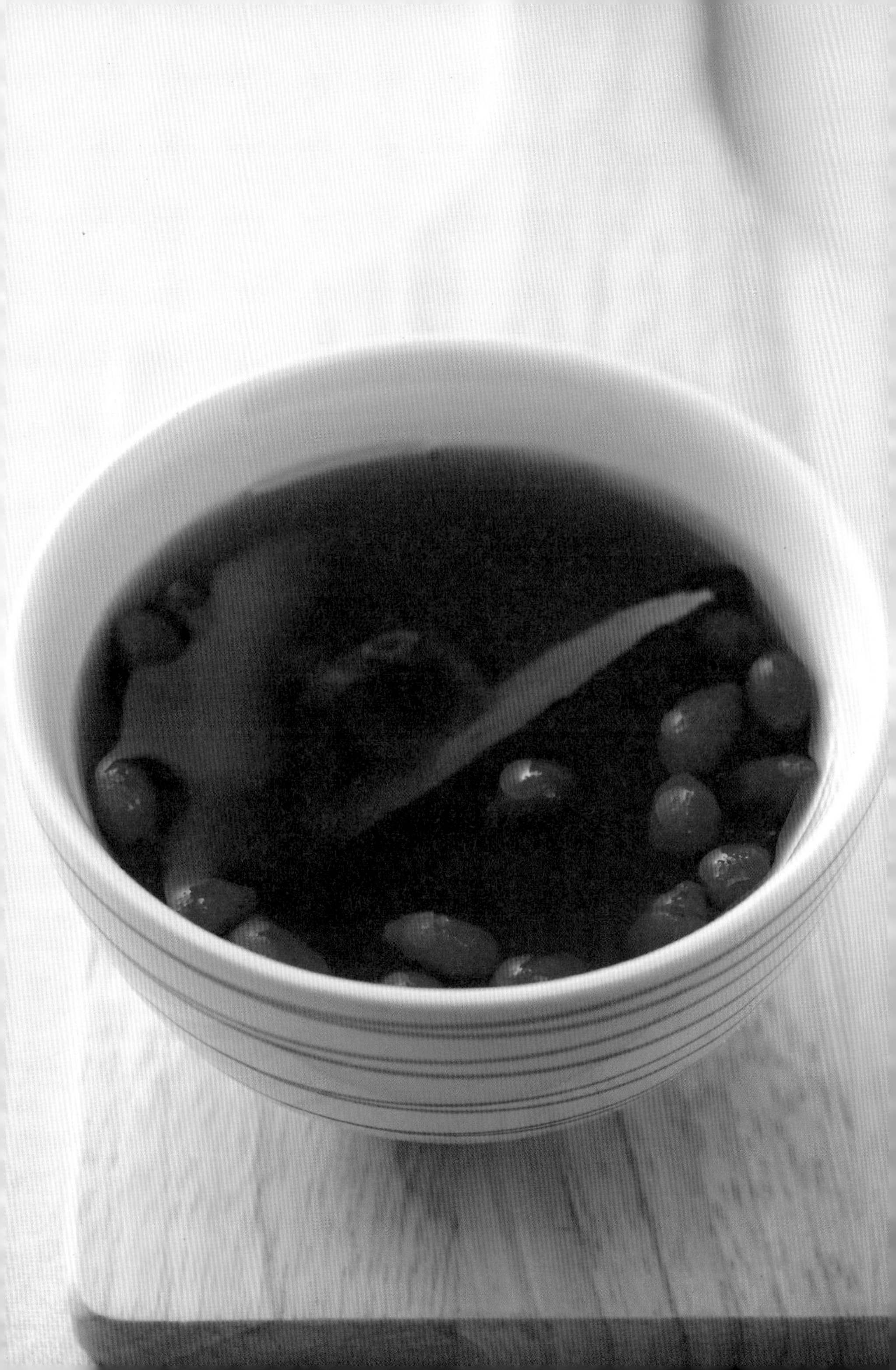

茶飲

回春牛蒡茶

材料：（2人份）

牛蒡300公克、蜂蜜少許。

做法：

❶ 牛蒡洗淨切片（可不去皮）備用。

❷ 取一煮鍋，加入六百毫升的水和牛蒡一同煮滾後待微涼，再加入少許蜂蜜即可。

王博士的太極健康飲食祕訣

牛蒡是最理想的天然果寡糖來源，對於缺乏膳食纖維與火氣大的上班族而言，夏天時每天煮上600毫升飲用，有助於調控血壓、血糖與血脂，維持消化道機能、促進新陳代謝等。

我也會將牛蒡洗淨切片後，直接放在盤子上、晒上一天的陽光，然後放入鍋中以小火乾炒，待涼放入乾淨的容器。想喝的時候，抓取一小把，直接沖泡熱水，就有牛蒡淡淡的輕甜味。

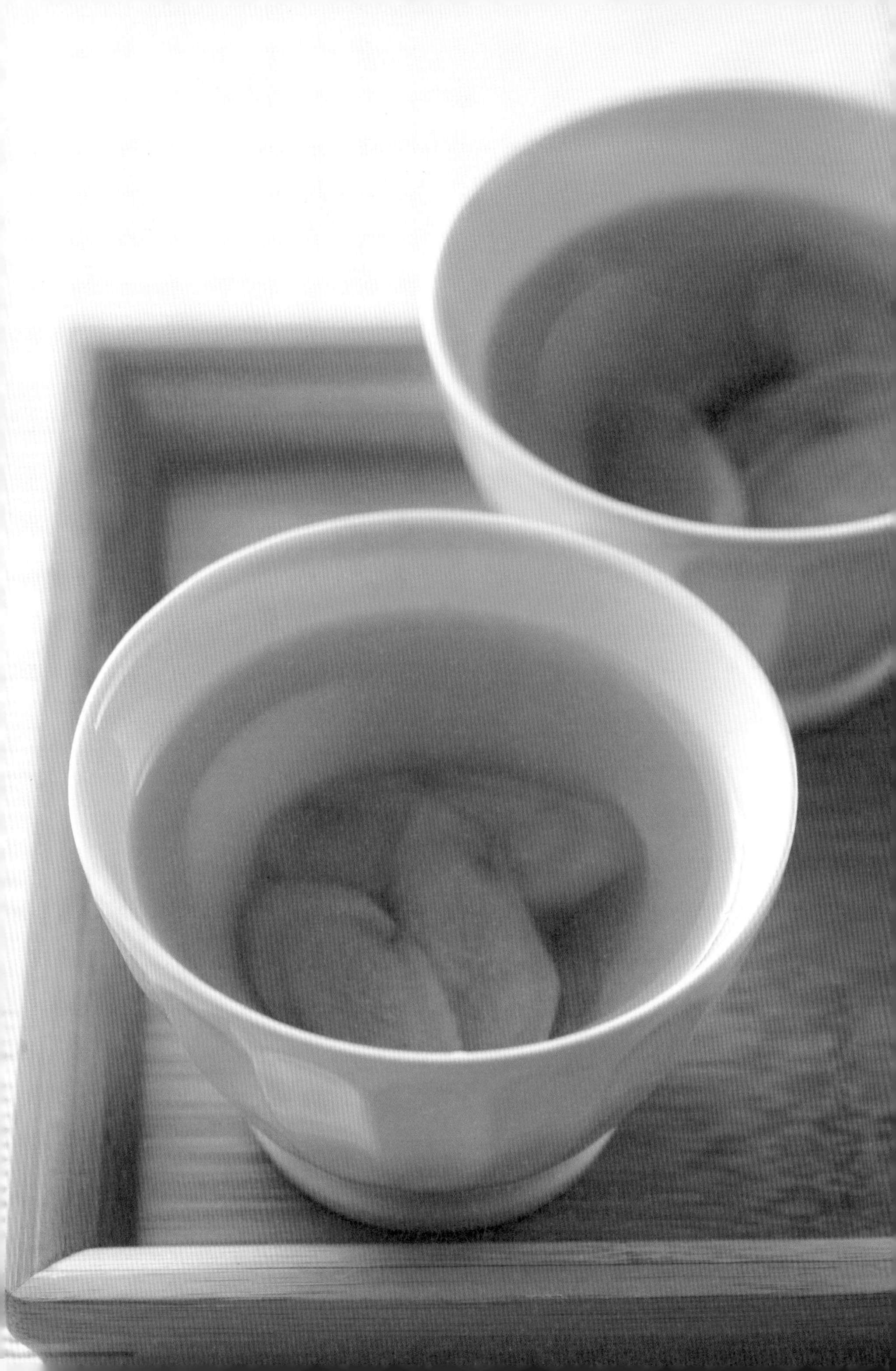

點心

暖胃地瓜薑湯

材料：（4人份）

地瓜3顆、老薑80公克、黑糖3大匙。

做法：

1. 所有食材洗淨；地瓜去皮切塊；老薑用刀子把較髒的地方刮掉，再用刀背略微拍裂備用。
2. 取一湯鍋，加水約一千五百毫升，放入老薑大火煮滾後轉小火，再放入地瓜煮熟。
3. 最後，加入黑糖攪拌均勻，撈除浮渣即可。

王博士的太極健康飲食祕訣

此道點心纖維含量高，很適合有經痛的婦女，或血液循環差與手腳冰冷者食用。在自製點心或飲品時，黑糖可以直接取代精製白糖；或是可以直接將少許黑糖沖泡熱水，自製黑糖水。

如果覺得喝黑糖水太單調，可以加入白木耳、枸杞、紅棗或是紅豆一起熬煮，做成小點心，可利水利尿。月經期間有助排出子宮廢物，能緩解腹脹、腰緊症狀。或是加入桂圓、薑汁共煮，有補中（補益中焦，改善消化系統）補血效果。

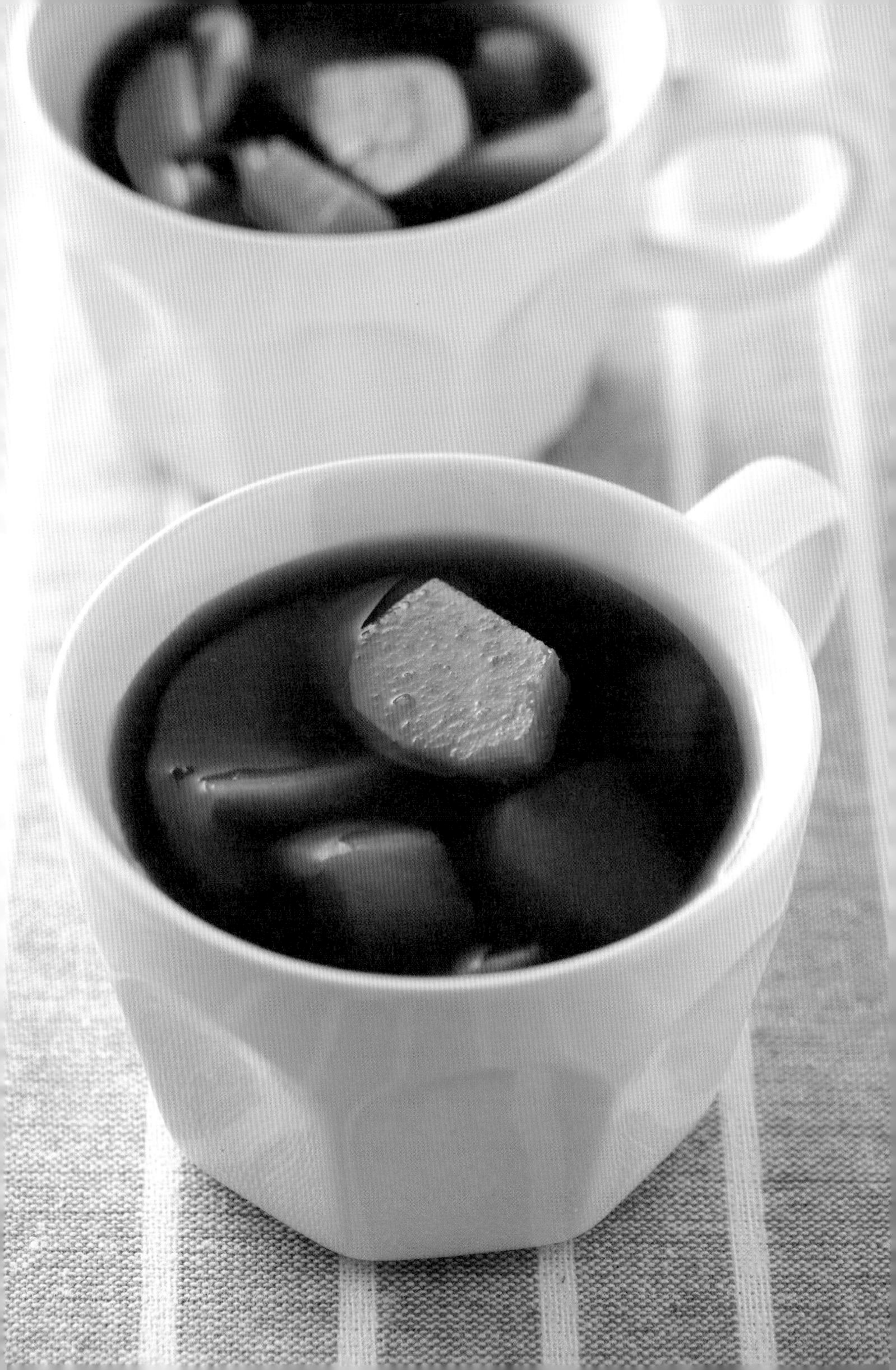

點心

鮮果核桃優格

材料：（4人份）

蘋果1/2顆、芒果1/2顆、奇異果1顆、香瓜1顆、優格3盒、核桃20公克。

做法：

1. 所有食材洗淨；蘋果、芒果、奇異果、香瓜去皮切丁；核桃切碎備用。
2. 將優格倒入容器中，加入全部的水果丁，灑上碎核桃即可。

王博士的太極健康飲食祕訣

此道食譜我不只會在餐與餐間當作點心，只要在前一天或午餐吃過量時，我也會直接當作晚餐，因為新鮮水果、優格與堅果的均衡營養，吃起來清爽又可達到太極飲食的養生原則。

優格含有豐富的腸道益生菌，可以抑制腸內壞菌增生；而蘋果含有多酚，可抑制癌細胞；奇異果可促進新陳代謝、幫助消化、改善便祕；芒果則是可有效增強人體免疫力，是一道非常優質的點心。

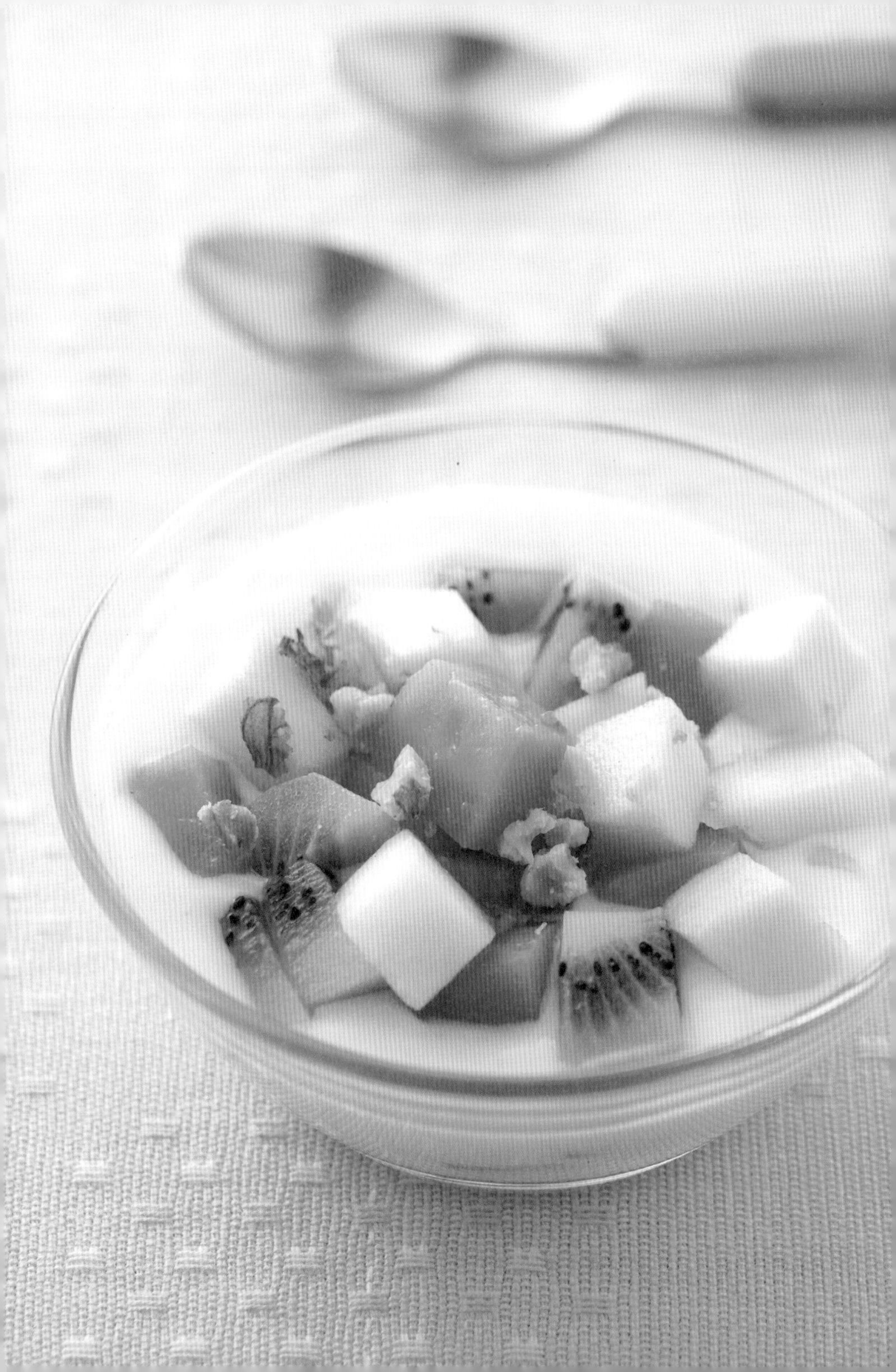

點心

山藥薏仁甜湯

材料：（2人份）

山藥80公克、薏仁1/2杯、熟花生仁50公克、紅棗4顆、蜂蜜2大匙。

做法：

1. 所有食材洗淨；山藥去皮切塊；薏仁泡水約兩小時備用。
2. 取一湯鍋，加水八百毫升與薏仁一同煮滾後，轉小火續煮約四十分鐘至軟。
3. 再加入山藥、熟花生仁及紅棗煮沸關火，待微涼後加蜂蜜拌勻即可。

王博士的太極健康飲食祕訣

這是一道含堅果雜糧的天然甜湯，屬於生理鹼性的陽性飲品，如果平常就喜愛甜湯的人，我會建議以此作為取代。因富含澱粉質與熱量，所以可以取代部分正餐，注意攝取量（最好每天不要吃超過一碗）。

這道甜湯不僅養顏美容，還可促進新陳代謝。因為薏仁可促進消化；山藥有助修護腸道黏膜、減少過敏原吸收；花生的多醣類有助排毒；蜂蜜可維護腸道內益菌平衡。

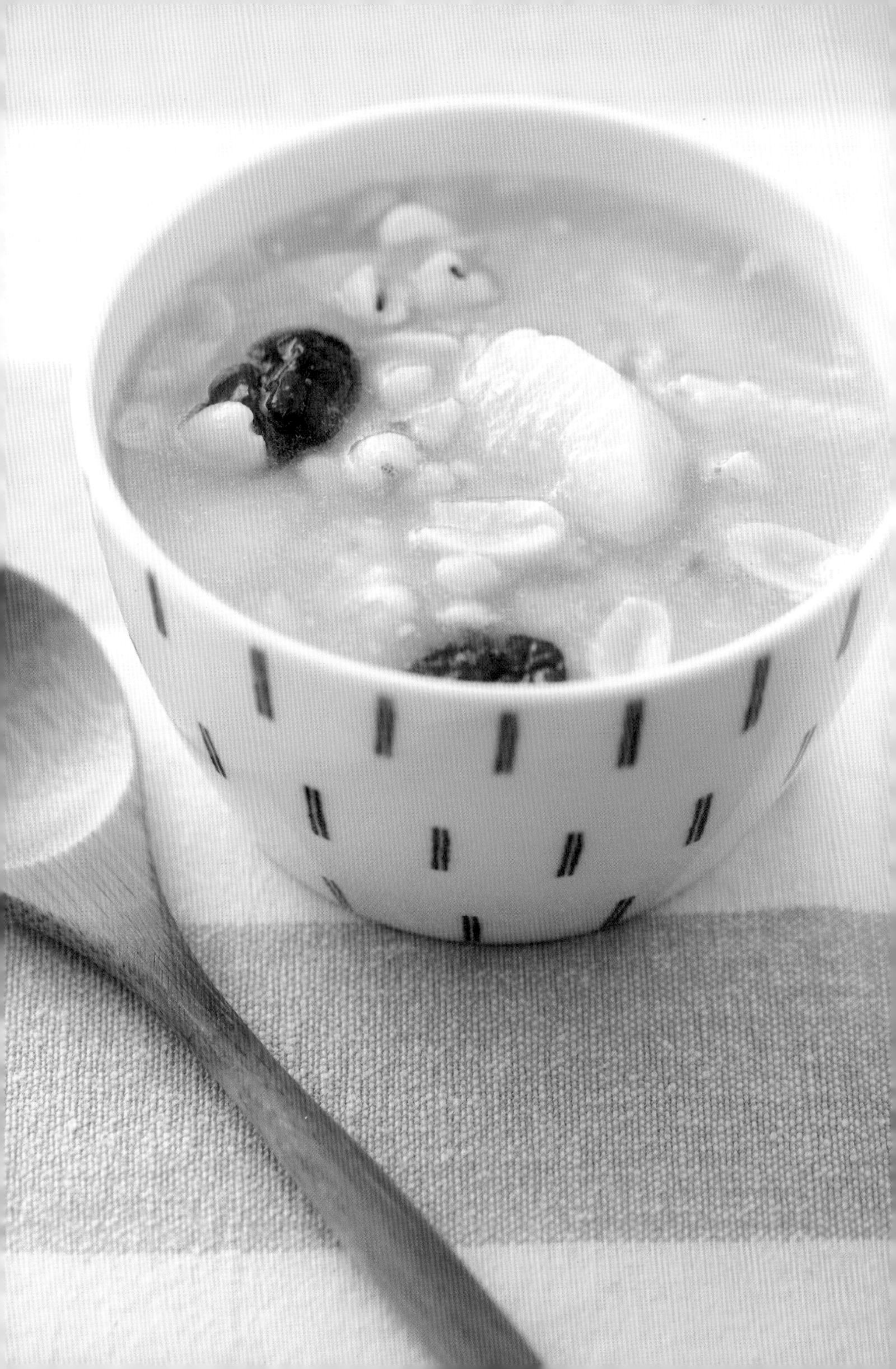

蔬果汁

酸甜蓮藕汁

材料：（4人份）

蓮藕300公克、蘋果1顆、檸檬1/2顆、蜂蜜適量。

做法：

1. 所有食材洗淨；蓮藕切小段；蘋果切塊；檸檬擠汁備用。
2. 將蓮藕、蘋果及適量的水放入蔬果機中打成汁，加入檸檬汁的以及蜂蜜並拌勻即可。

王博士的太極健康飲食祕訣

此道蔬果汁適合血脂、血糖與血壓偏高的人飲用。使用的主食材蓮藕可生食也可熟食，具有活血化瘀、解熱、滋潤腸胃，以及調控血膽固醇、血壓和血糖的功效，對身受三高威脅或體弱多病的人來說，是上好的滋補飲品。

檸檬含高量的維生素C與各種礦物質，是一個極佳的生理鹼性食物，日常飲食中適當的利用檸檬，除了可以增加口感與美味外，更具有良好的保健功效。

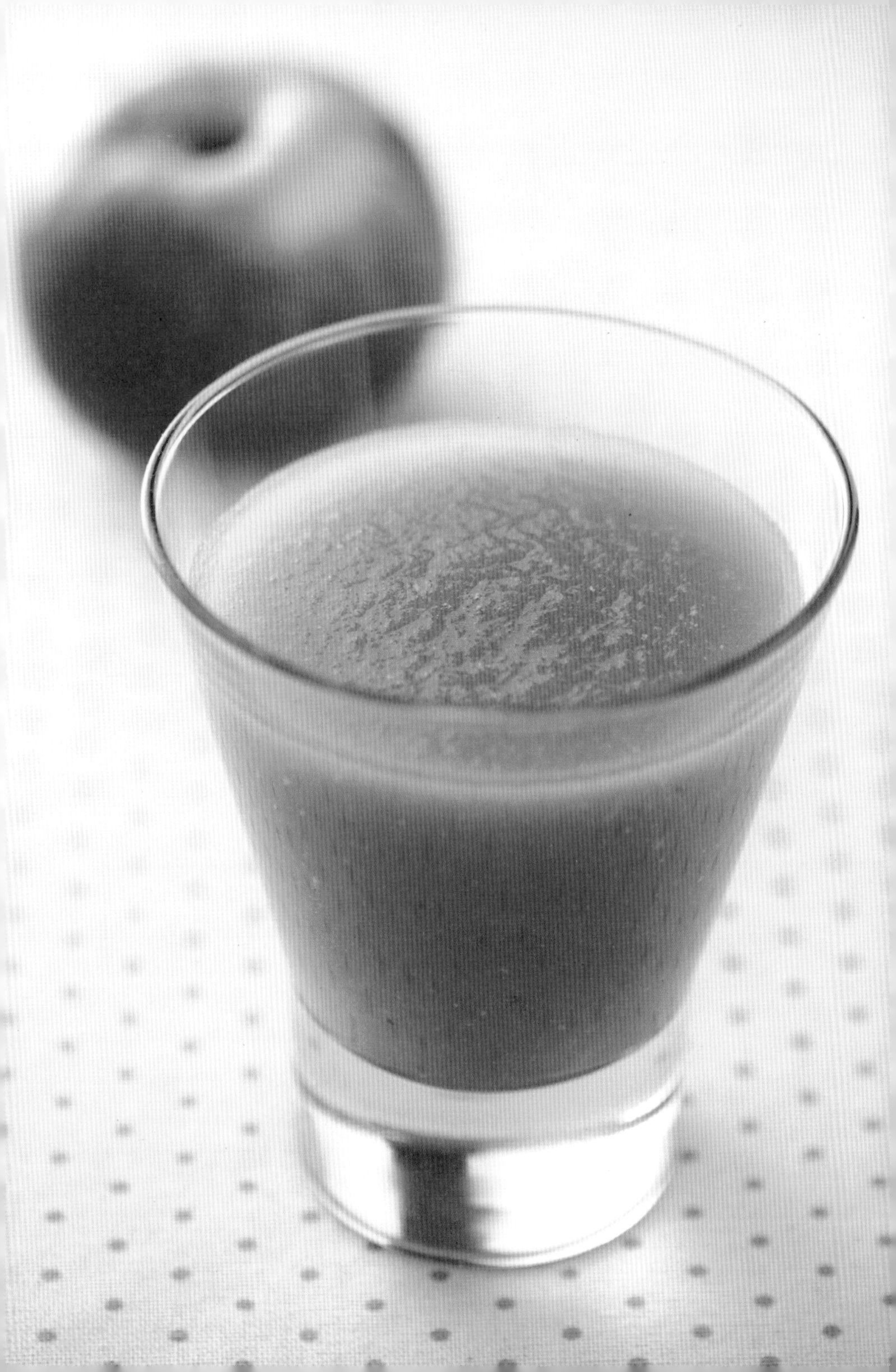

蔬果汁

紫高香蘋蔬果汁

材料：（2人份）

紫色高麗菜20公克、香蕉1根、蘋果1/2顆、柳丁1顆、蜂蜜適量。

做法：

1. 所有食材洗淨；香蕉去皮切段；蘋果去皮去籽，切塊；柳丁擠汁備用。
2. 將紫色高麗葉、香蕉、蘋果放入蔬果機中打汁，加入柳丁汁及少許蜂蜜調勻即可。

王博士的太極健康飲食祕訣

這是一道混合了紫、黃、紅植化素的優質本土蔬果汁，建議直接購買當地生產的食材，就能提供足量的膳食纖維、天然酵素與礦物質。打成蔬果汁後，就應該趁新鮮飲用，不宜放置太久。對於平日排便不順、生活壓力大的人，可以達到舒壓利便的效果。

而且香蕉可幫助腸胃蠕動，促進魚類、肉類的消化，幫助人體新陳代謝。有時，晚餐不太餓時，我會喝上一杯紫高香蘋蔬果汁，有飽足感無負擔。

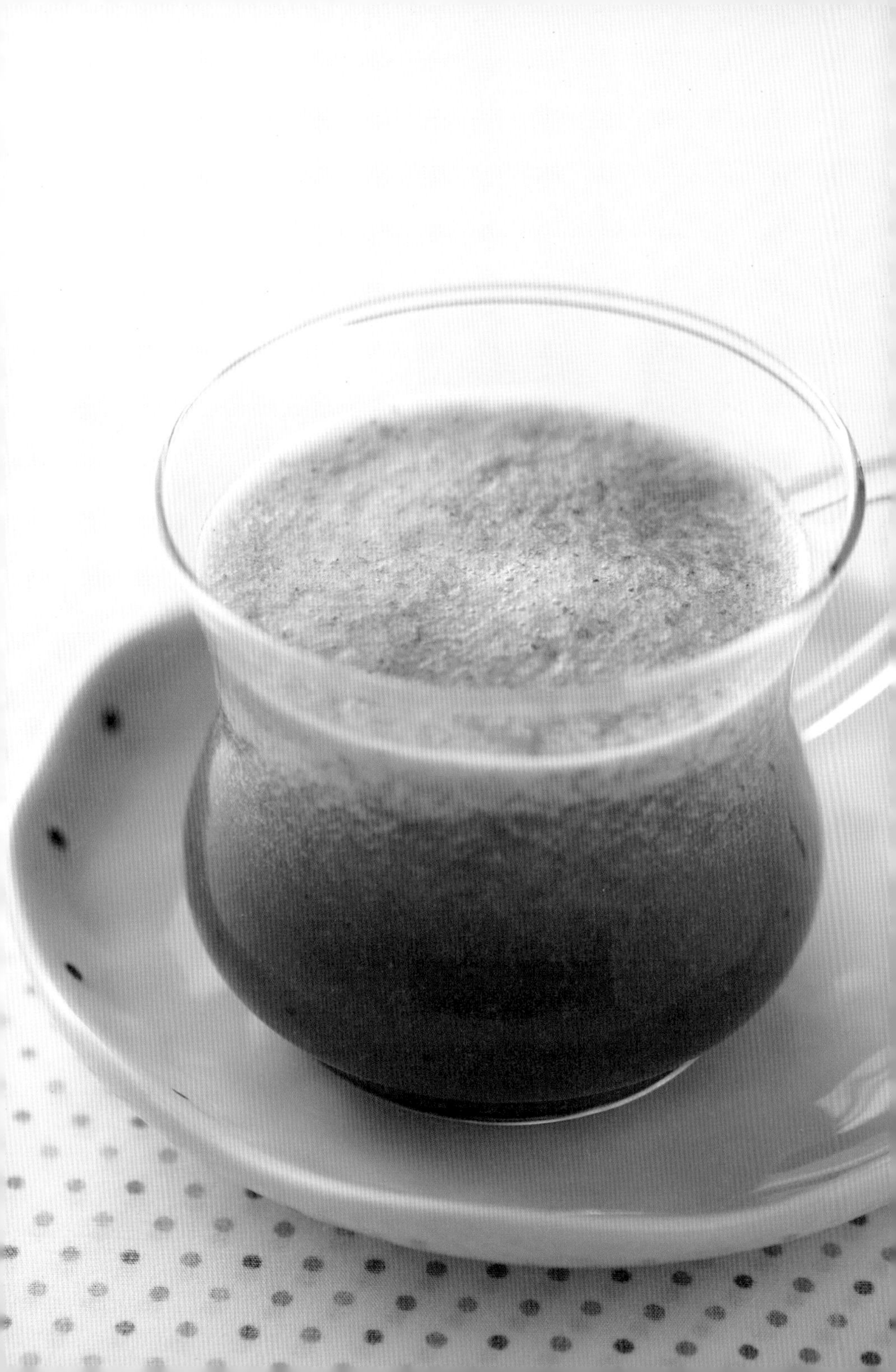

蔬果汁

火龍果活力果汁

材料：（2人份）

火龍果1/2顆、鳳梨50公克、芭樂50公克、西洋芹20公克、果寡糖1大匙。

做法：

1. 所有食材洗淨；火龍果去皮切塊；鳳梨、芭樂切塊；西洋芹切段備用。
2. 將火龍果、鳳梨、芭樂、西洋芹和適量的水，加入蔬果機中攪打均勻後，加入果寡糖調勻即可。

王博士的太極健康飲食祕訣

這道蔬果汁混合了白、黃、綠植化素與益生質，可以提供足量的膳食纖維與天然酵素。對於平日排便不順、消化不良者是最佳的選擇。

我喝蔬果汁時，不會大口大口的喝，反而是喝一小口、含在嘴巴裡咀嚼幾下，再吞下去，有助產生唾液（消化酵素），同時幫助腸道分解脂肪食物。

果寡糖是一種益生質，可以作為益生菌的生長基質，能促進腸胃蠕動，改善便祕，在超市即可購買。火龍果屬於多籽水果，可幫助排便、加速排毒。

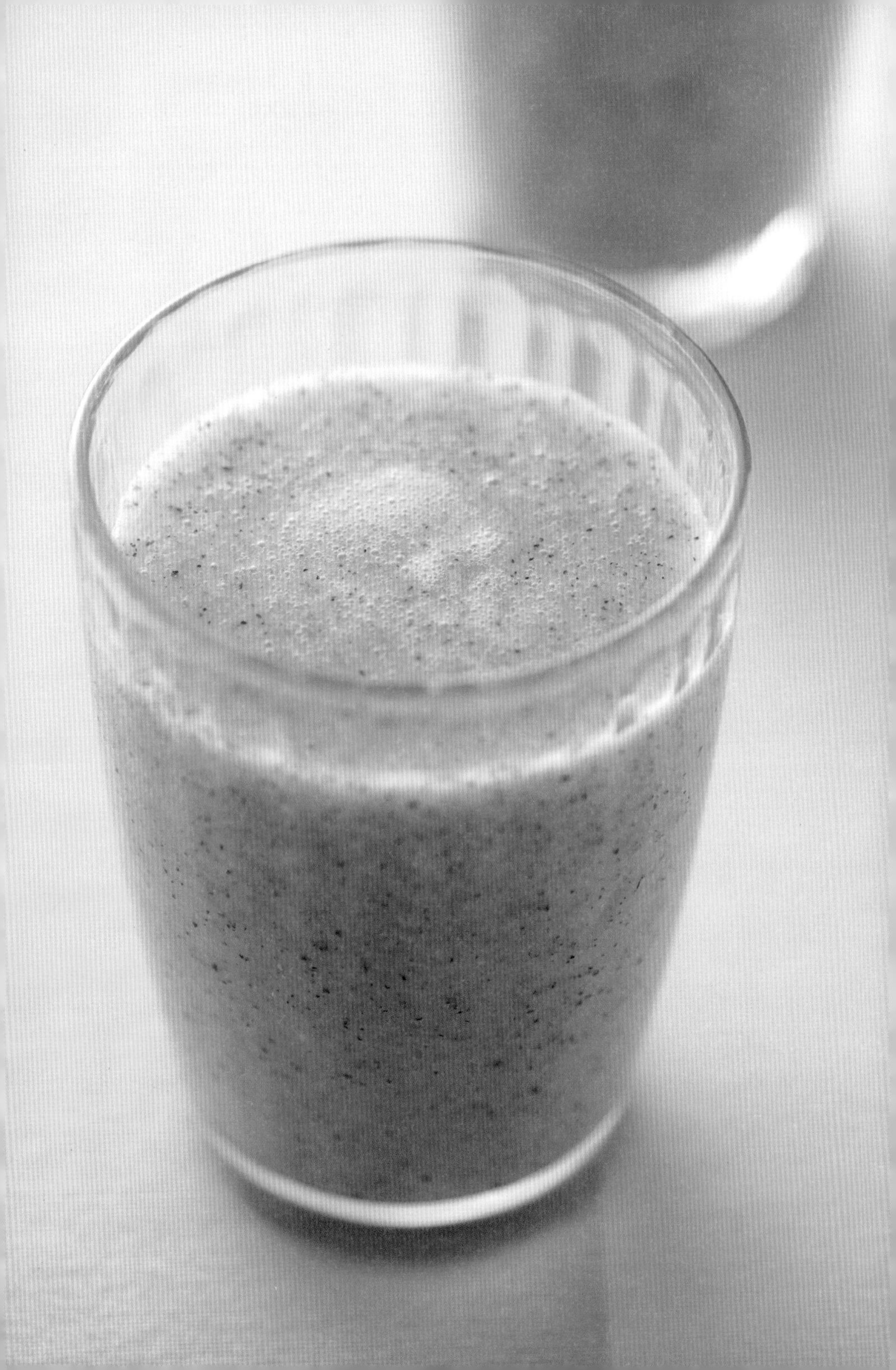

蔬果汁

奇異果青梅多

材料：（2人份）

奇異果2顆、養樂多3瓶、青梅2顆。

做法：

❶ 食材洗淨；奇異果去皮切塊備用。

❷ 將奇異果、養樂多及適量的水加入蔬果機中打勻，倒入杯中再加青梅即可。

王博士的太極健康飲食祕訣

這道蔬果汁準備的材料並不複雜，而且喝起來香甜順口，是我家裡常備的一款蔬果汁，深受家中老少喜愛。因為加有青梅，飲用時應留意，不要喝得太快而將青梅吞入。

奇異果富含維生素C，養樂多可提供活菌與天然發酵乳香。青梅可幫助提味，也可用市售青梅汁或青梅精替換。對忙碌的現代人而言，是消除壓力與自由基的良好選擇。此外，對於腸道機能較差者，有助提升消化功能。

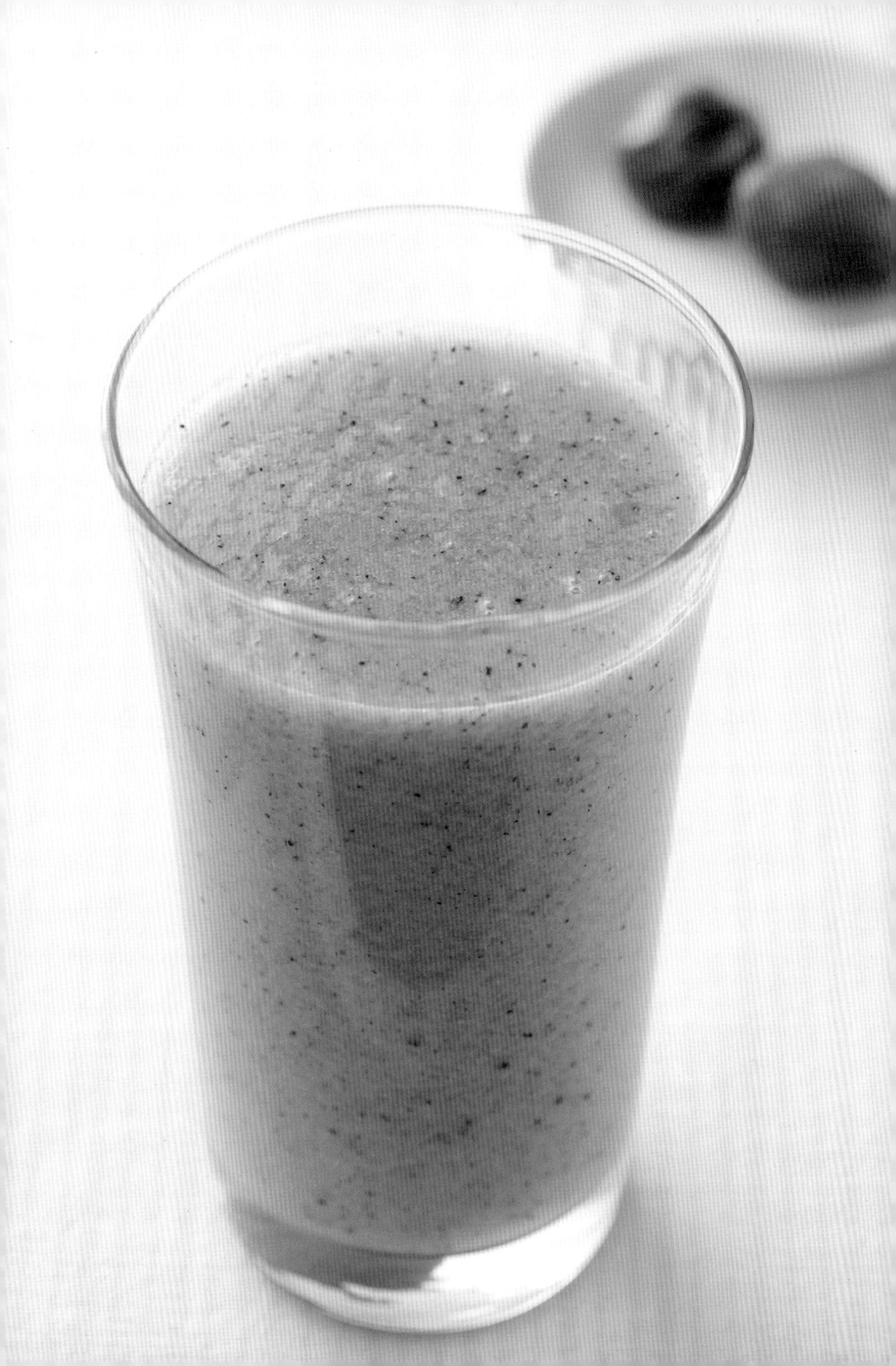

蔬果汁

木瓜香豆漿

材料：（3人份）

木瓜1/2個、香蕉1根、市售無糖豆漿500毫升。

做法：

❶ 所有食材洗淨；木瓜去皮去籽，切塊；香蕉去皮切段備用。

❷ 將所有材料和少許水放入蔬果機，攪打均勻即可。

王博士的太極健康飲食祕訣

如果早餐來不及準備我的特製全麥三明治，我就會打上這道蔬果汁，只要一杯飽足感十足。除了無糖豆漿須冷藏，木瓜及香蕉都是室溫攪打，喝起來微溫，不會影響一早的腸道消化。

豆漿提供優質的蛋白質與異黃酮，搭配天然的木瓜與香蕉，正好提供足夠的礦物質與維生素。木瓜含天然的蛋白質分解酵素，提供優質類胡蘿蔔素與礦物質，對於腸道消化功能較差的人，是一種絕佳的保健食物。準備蔬果汁時若想轉換口感，都很適合將水替換為豆漿一同攪打，有不一樣的風味。

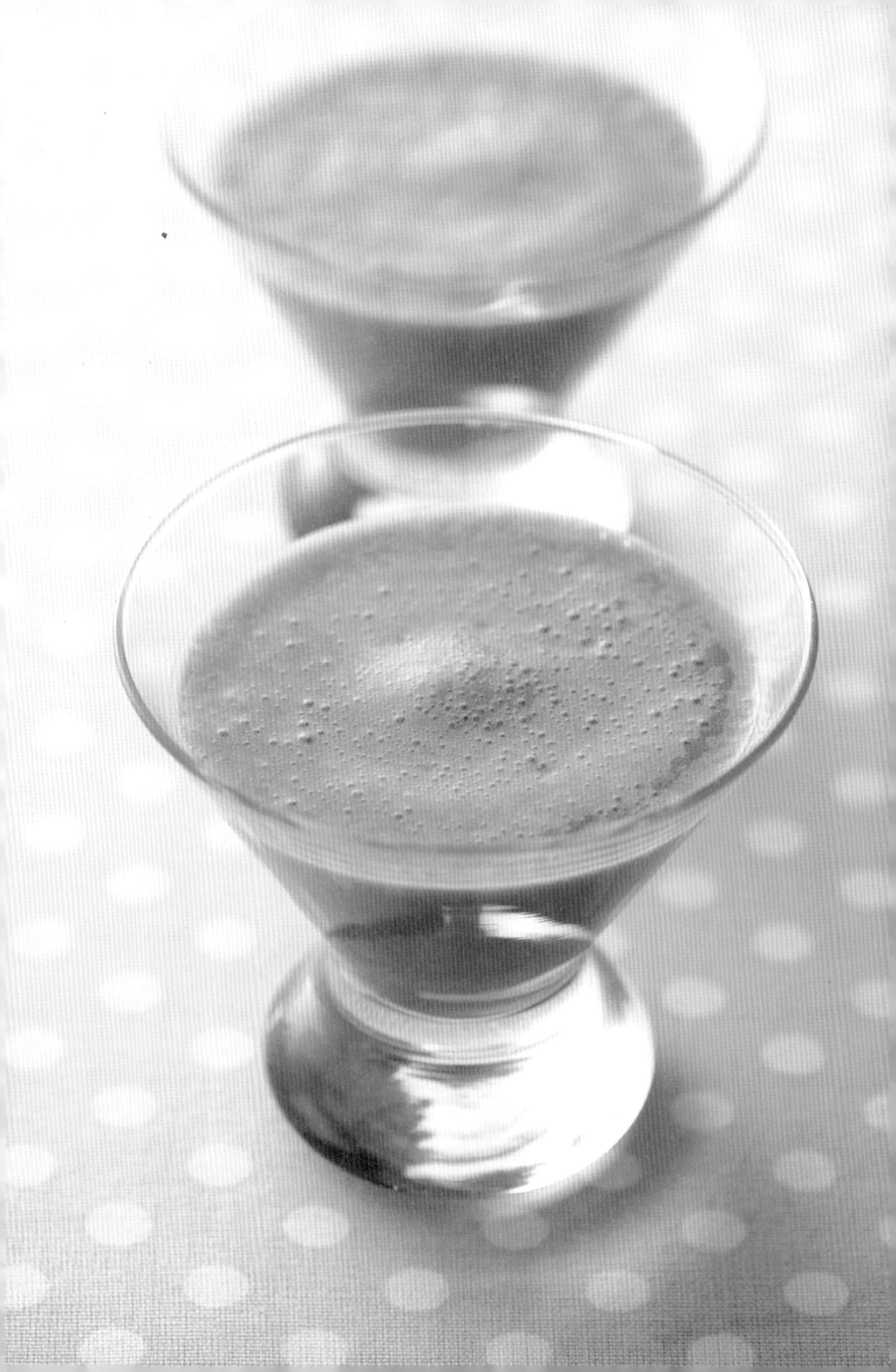

回春食譜

低GI優質醣類：黑糖

相對於砂糖，黑糖是一種未經提煉的純糖，GI值為五十五，屬於低升糖指數的糖。我特別建議以黑糖作為各類體能活動的平日飲食，若是同時有不同代謝異常或身體病變，也特別適用。

黑糖中鈣質與鐵質的含量極高，這可能是一般人所想像不到的，光是一大匙的黑糖（十五公克），就含有七十毫克的鈣質，相當於半塊傳統豆腐所能提供的鈣含量；同時還含有七毫克鐵質，可達每日鐵質建議攝取量的一半以上。

黑糖能有效阻止血清中的中性脂肪及胰島素的含量上升，並防止肥胖及改善動脈硬化。由於精製程度比較低，所以保留了不少礦物質及維生素，特別是鈣、鉀、鐵、鎂及葉酸等。

將黑糖與紅豆一起燉煮，不但具有利水利尿的作用，女性在月經期間煮來喝，還有助於子宮排出廢物，緩解經痛、腹脹、腰痠等症狀。若以黑糖加入桂圓、薑汁共煮，還有補血養氣的效果。

黑糖雖然較白砂糖、冰糖為佳，但畢竟是含糖食物，不建議在日常的糖分攝取之外，再額外去吃黑糖。比較建議的做法是，**以黑糖替代日常生活中其他糖類製品**。例如自製甜湯或沖泡咖啡、茶時，可以捨棄一般常用的白砂糖，改為添加黑糖來變換風味。

平時也可以將黑糖直接煮成黑糖水來喝，因為比起直接吃黑糖，溶解後的黑糖水更容易被人體吸收；亦可再加入白木耳、枸杞、紅棗一起熬煮。

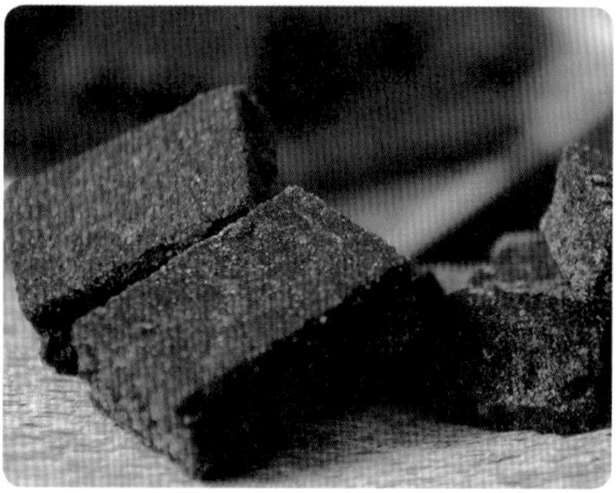

▲黑糖沒有經過精製，保留了豐富的礦物質及水分，所以很容易發霉，放置的時間不宜過久。一旦開封，一定要存放於冰箱，或放入食品用乾燥劑避免受潮。

主菜

黑糖苦瓜炒

材料：黑糖20公克、苦瓜300公克、蒜苗、橄欖油少許。

做法：

1. 先將黑糖以少許水加熱溶解備用。
2. 苦瓜洗淨、去籽切塊後備用。
3. 苦瓜悶熟後，將黑糖水與蒜苗、橄欖油加入，混炒後即可上桌。

適用：

高血脂、高血壓、口臭者都很適合食用此料理。

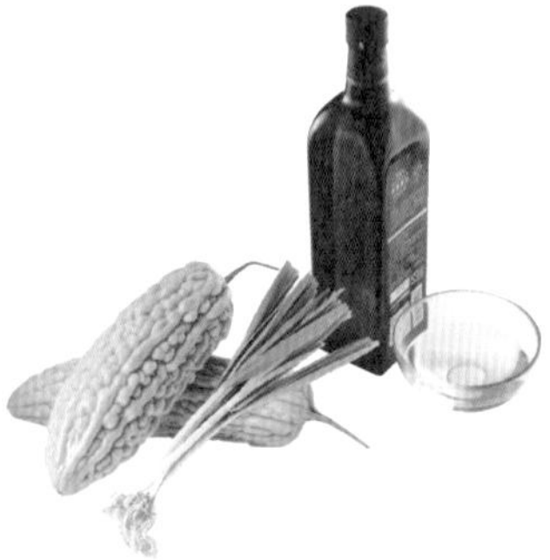

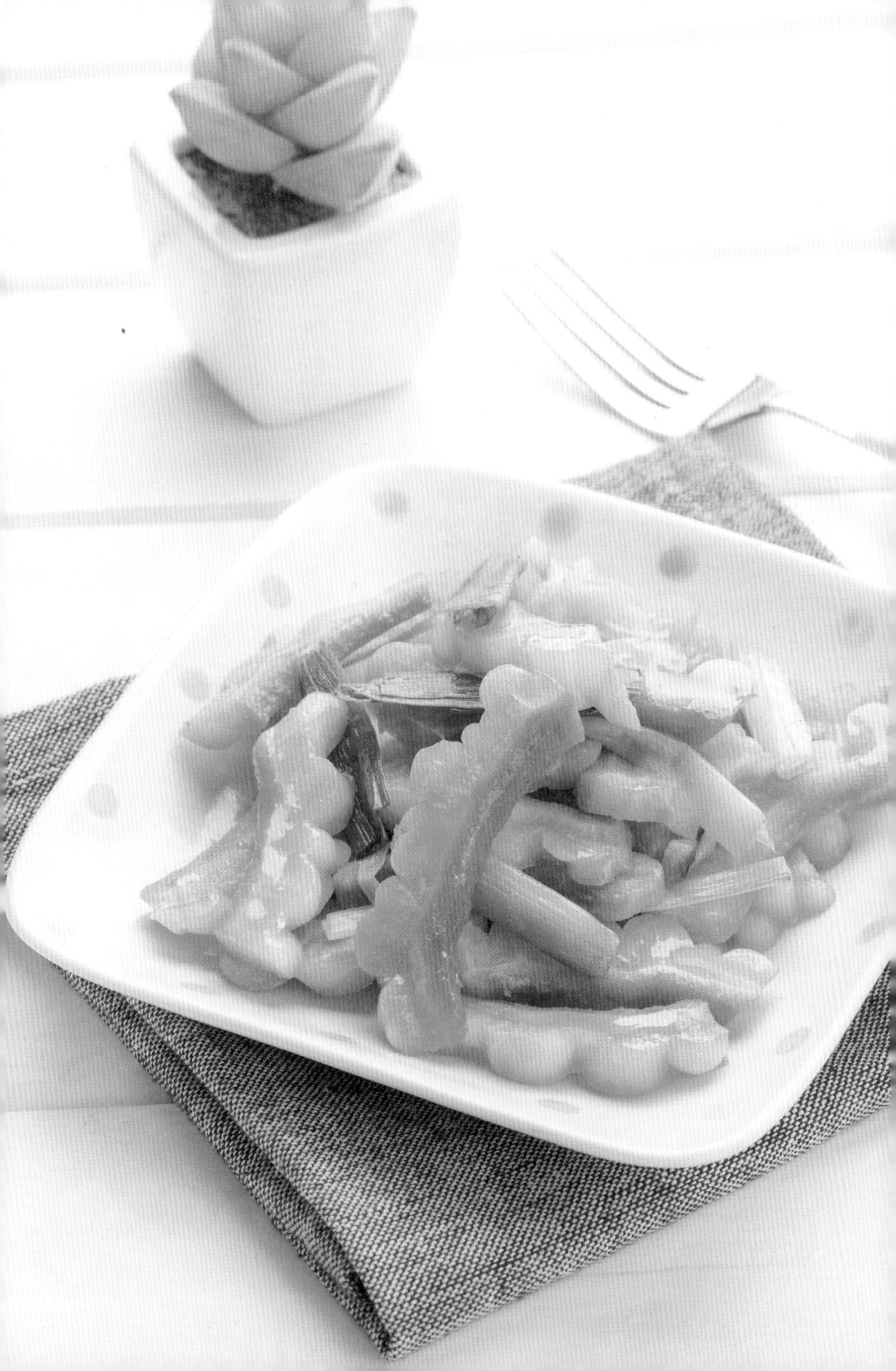

能控制體重的春筍

春筍含水分略多，更加鮮嫩，且維生素C、鉀、鐵、鋅的含量也比冬筍高。俗話說「嘗鮮無不道春筍」，竹筍雖然一年四季都有，但以春筍最為鮮美。一般來說，清明前後是吃春筍的最佳時期。

春筍含有豐富的植物蛋白，以及鈣、磷、鐵等人體必需的營養成分，特別是纖維素含量很高，常吃有助消化、防止便祕的功能。多種維生素和胡蘿蔔素含量比大白菜含量高一倍多；而且春筍的蛋白質中含有多種人體所需要的必需氨基酸，是優良的保健蔬菜。

中醫認為春筍有「利九竅、通血脈、化痰涎、消食脹」的功效，研究還發現，竹筍能吸附脂肪、促進食物發酵、有助消化和新陳代謝，可幫助體重控制。

春筍的吃法很多，有「葷素百搭」的說法，炒、燒、煮、煨、燉等皆可。一般來說，春筍可分「三段吃」。底部筍肉偏白，筍節較疏，相對比較老，適合煮、蒸、煨，或和豬肉、雞肉等一起煲湯，吸收肉湯精華，味道肥美；中間部分筍節緊密，顏色偏嫩黃，口感脆口，適合切片或切絲，拿來炒肉絲、臘肉或作為菜餚的配料都很不錯。

春筍最精華的是頭部筍尖，最為鮮嫩，拿來炒蛋味鮮清甜，當作肉包、肉圓餡心的配料則清脆可口；新鮮春筍以沸水燙過後，以生菜方式料理也是很好的選擇。

春筍含有澀味的草酸與苦味的氰酸，食用前一定要用沸水煮過。新鮮食用是最好的，但是若不立即食用，煮沸後的春筍宜泡在水中，一齊置於冷藏室中備用。

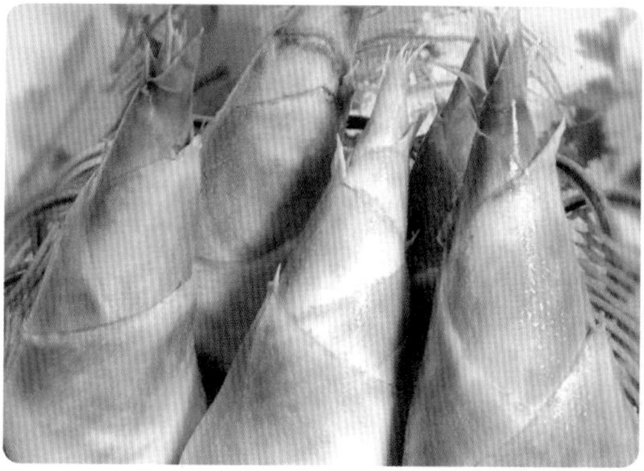

▲挑選春筍首先看筍尖，品質好的應為金黃色，包葉緊密；若呈綠色，則味道會有些苦。且筍節間越緊密，肉質越細嫩；底部白色小點越大越明顯，則口感越老越粗，須多加留意。

主菜

春筍燒臘肉

材料：臘肉1塊、春筍1個、青蒜3根、紅辣椒2個、鹽、雞精、米酒。

做法：

1. 首先將臘肉切條，在熱水中煮到臘肉的肥肉呈半透明的狀態；趁此時把春筍切片、紅辣椒切絲、青蒜斜切成段。
2. 鍋中熱油，等春筍片煸至焦黃，放臘肉同炒，再加紅辣椒絲、青蒜白、鹽。
3. 最後再加青蒜葉、少許料酒、雞精，即可盛盤。

適用：食慾不振、或減肥忌口者皆宜。

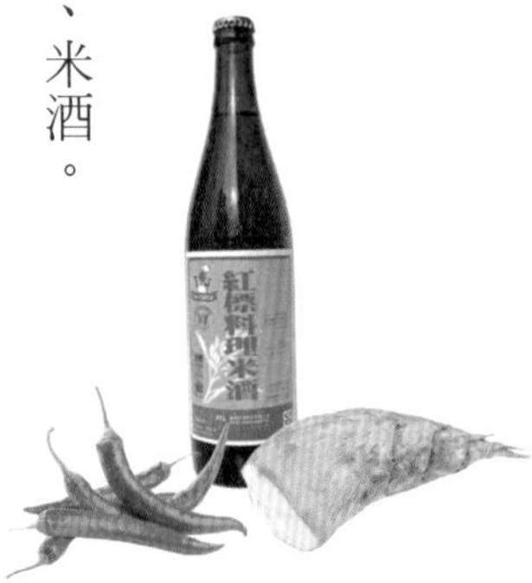

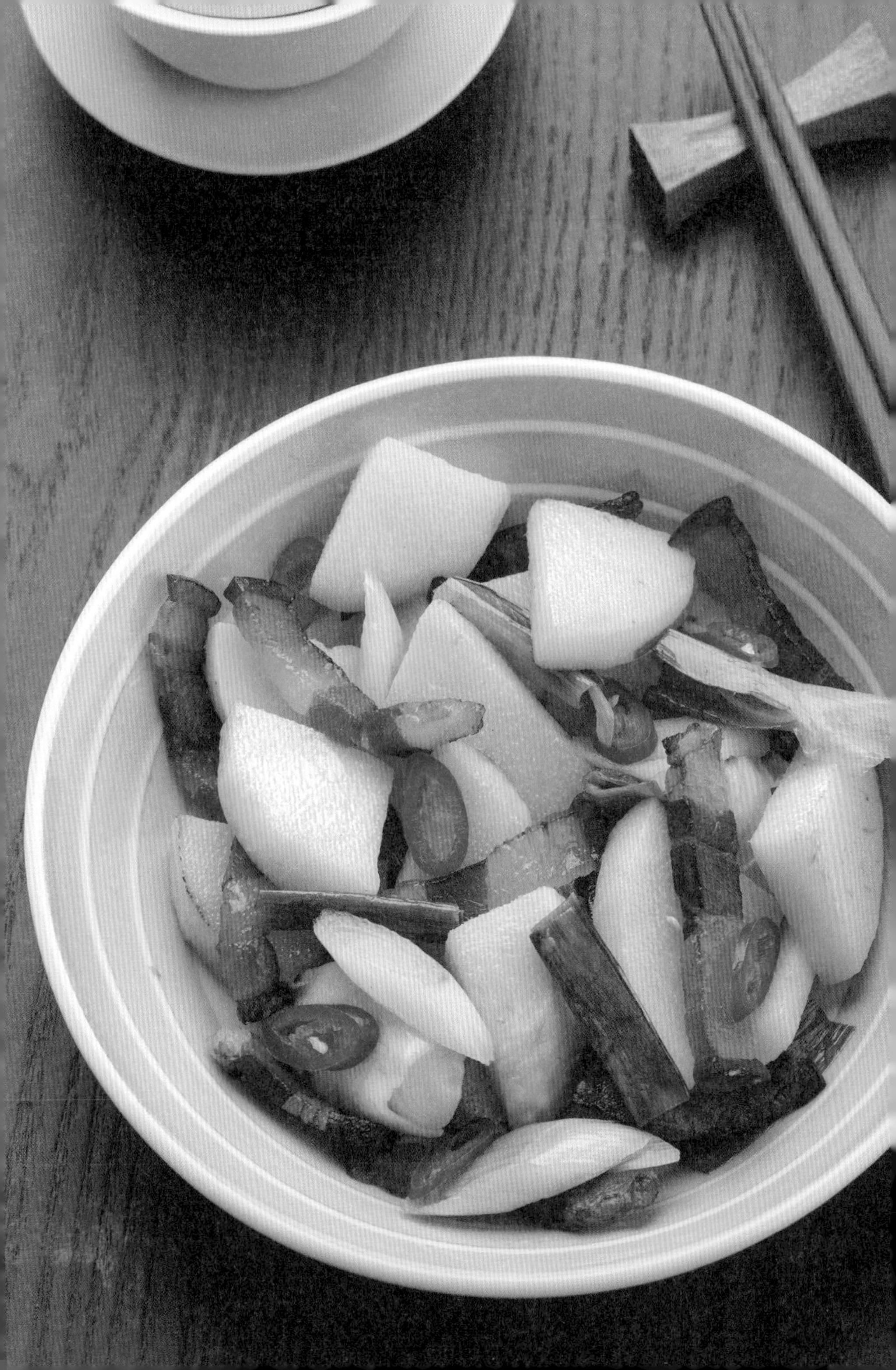

防癌抗老的絲瓜

絲瓜性喜熱溫，不耐寒。四月開始由屏東採收，五至九月為盛產期。初夏的絲瓜成長期在春季，因溫度適中、水分充足，所以質地細緻可口。夏天因高溫朝濕，絲瓜更是夏日祛暑清心、養身保健美容護膚的菜蔬。

每一百公克絲瓜中含熱量十七大卡（低熱量）、蛋白質一公克、脂肪〇．二公克、碳水化合物三．四公克（味甘）、纖維質〇．六至一公克，此外也富含各種維生素與天然礦物質。由於**熱量低**、**水分多**，**絲瓜一向是糖尿病人首選食材**，**並可增加飽足感**。腎功能衰竭限鉀者，吃絲瓜須先燙過，除去鉀離子後再食用；女性月經前若胸脹，吃絲瓜也可緩解不舒服感。

此外，絲瓜除了具有高纖維外，瓜汁黏滑利於排泄，便祕者食用後能增加腸道蠕動。但是嫩絲瓜性質偏涼，平時手足冰涼、體質虛弱、容易腹瀉的人不宜食用。

中醫記載，絲瓜性味甘涼、翠綠鮮嫩、清香翠甜、清熱化痰、涼血解毒、生津止渴、清腫鮮毒、祛暑清心、美白護膚、防癌及衰老。絲瓜藤中的汁液（絲瓜水）可美白護膚；瓜絡（菜瓜布）可沐浴，洗碗及藥用；絲瓜花則可裹麵粉後炸食，根能活血通絡，是良好的瓜類食物。

絲瓜可以用各種烹調方式處理，也可以生吃。買回來後，先將瓜蒂取下，不削皮放在陰涼通風處，可保存一週左右；若放於冰箱，則用報紙包裝、套塑膠袋包好，可防止水分流失及老化。若果體尚硬、瓜皮微黑，切開後似白色肉者仍可食用，切勿棄置。

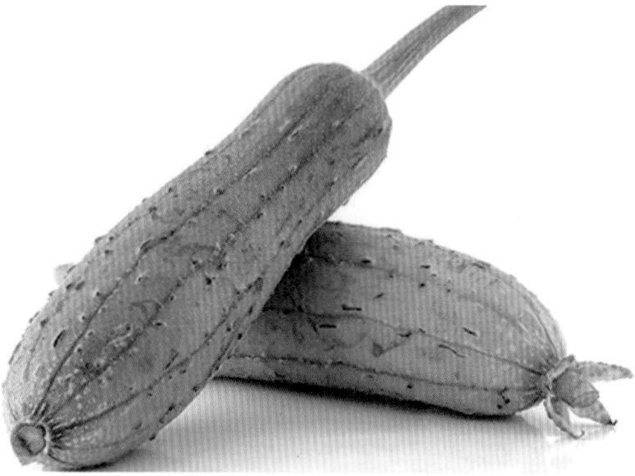

▲選購絲瓜注意外觀頭尾均勻，瓜皮顏色翠綠、鮮嫩，瓜紋明顯，果實堅硬，手感沉重，有彈性，未變質、未變黑，無皺縮且未被蟲咬蜂叮而腐爛者為佳。

主菜

絲瓜烘蛋

材料：

絲瓜切丁塊100公克，攪拌均勻的蛋兩顆。

做法：

1. 將絲瓜切成丁塊，再用地瓜粉和鹽略揉一下。
2. 油熱後倒入絲瓜，在尚未炒出水之前，將打散的蛋汁放在瓜上，兩面皆煎至金黃即可。

適用：

一般人皆宜，更可當作運動後蛋白質之補充來源。

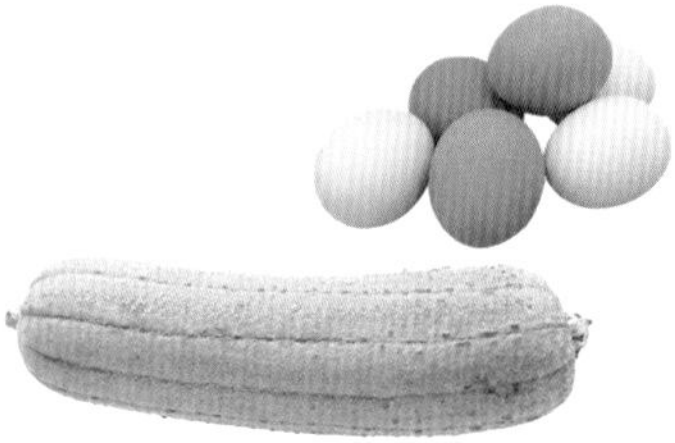

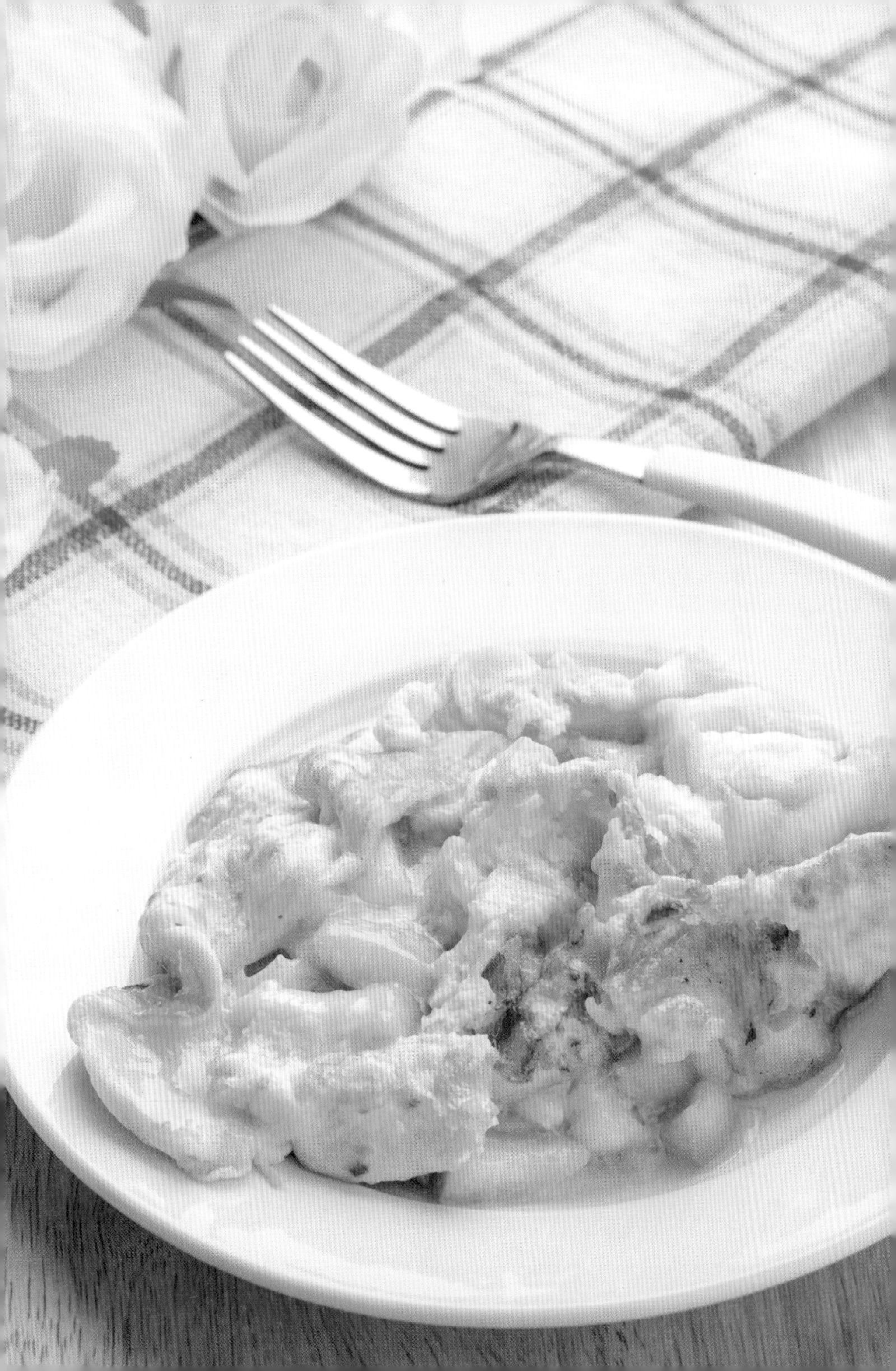

抗癌救星：蓮藕

蓮藕盛產於夏、秋季節，為水生植物「蓮」的地下莖，肉質清爽幼嫩，不同的部位口感亦有不同。蓮藕含有大量的抗性澱粉，以及單寧、兒茶素等抗氧化成分，亦含有提高免疫功能與抑制癌細胞成長的多醣成分。此外，蓮藕含有的生物鹼也可抑制腫瘤生長。

蓮藕含豐富的維生素C、鉀、鐵質，能幫助抗氧化、降血壓、補血、改善神經疲勞；藕皮則含有豐富蛋白質和營養素，所以不必去皮，只要輕輕刷除表面淤泥即可。通常外形肥短且質地堅實的蓮藕最好吃，然而蓮藕的各個部位，口感略有不同。蓮藕尖端，是最美味的部位，特別脆嫩爽口，適合涼拌生食；蓮藕中段，較適合熱炒食用；尾端由於口感較老，有人將之煮成糖藕或用來熬湯；至於蓮藕節，則有去瘀血的效果，是相當具有利用價值的食材。

蓮藕有鎮靜的作用，可抑制神經興奮，還可強化血管彈性，容易焦躁的人常吃蓮藕，可安定心神。蓮藕還具有利尿作用，能促進體內廢物隨尿液快速排出。蓮藕既可生食，亦可以熟食，對於備受三高威脅的現代人，或是體弱多病者而言，都是很好的滋補營養來源。

除了蓮藕外，**蓮葉也具有降血脂、降膽固醇的作用**，有助肥胖控制。常飲鮮藕湯，有益於心臟，可促進血液循環與新陳代謝，防止皮膚粗糙。

蓮藕依外觀可分為兩種，表皮土黃色的蓮藕肉質為白色，適合做菜；而另一種淡粉紅色的蓮藕，澱粉含量較多，常被用來製成蓮藕粉，可沖泡後飲用，也能健胃整腸、滋補安神。值得注意的是，購買藕粉時，要特別注意是否有摻入其他添加物的問題。

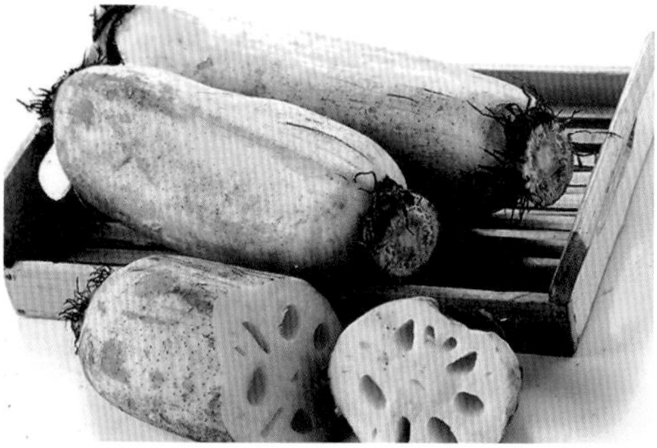

▲蓮藕尖端脆嫩爽口，適合涼拌生食；中段適合熱炒食用；尾端由於口感較老，有人會煮成糖藕或用來熬湯；至於蓮藕節，則有去瘀血的效果，是相當具有利用價值的食材。

主菜

涼拌藕片

材料： 蓮藕300公克、糖1/2小匙、麻油一小匙、鹽、味精、薑泥少許。

做法：

1. 蓮藕洗淨、去皮後，切成薄片，放入滾水中煮熟。
2. 取出滾熟的蓮藕，瀝乾水分。
3. 將所有材料與調味料拌勻，靜置半小時以上。
4. 置入冰箱冷藏，可隨時取用。

適用： 消暑、利尿首選，適合所有的人食用。

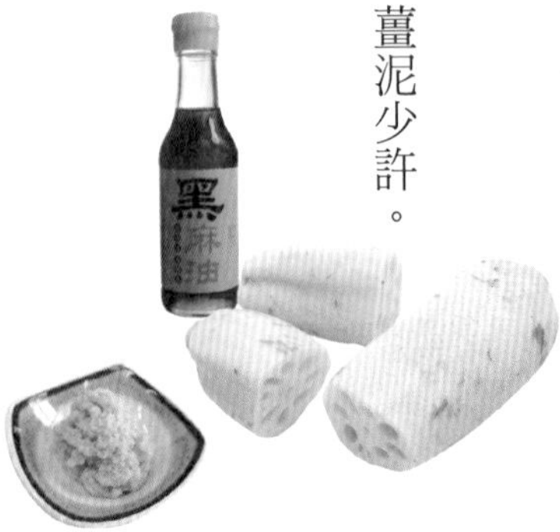

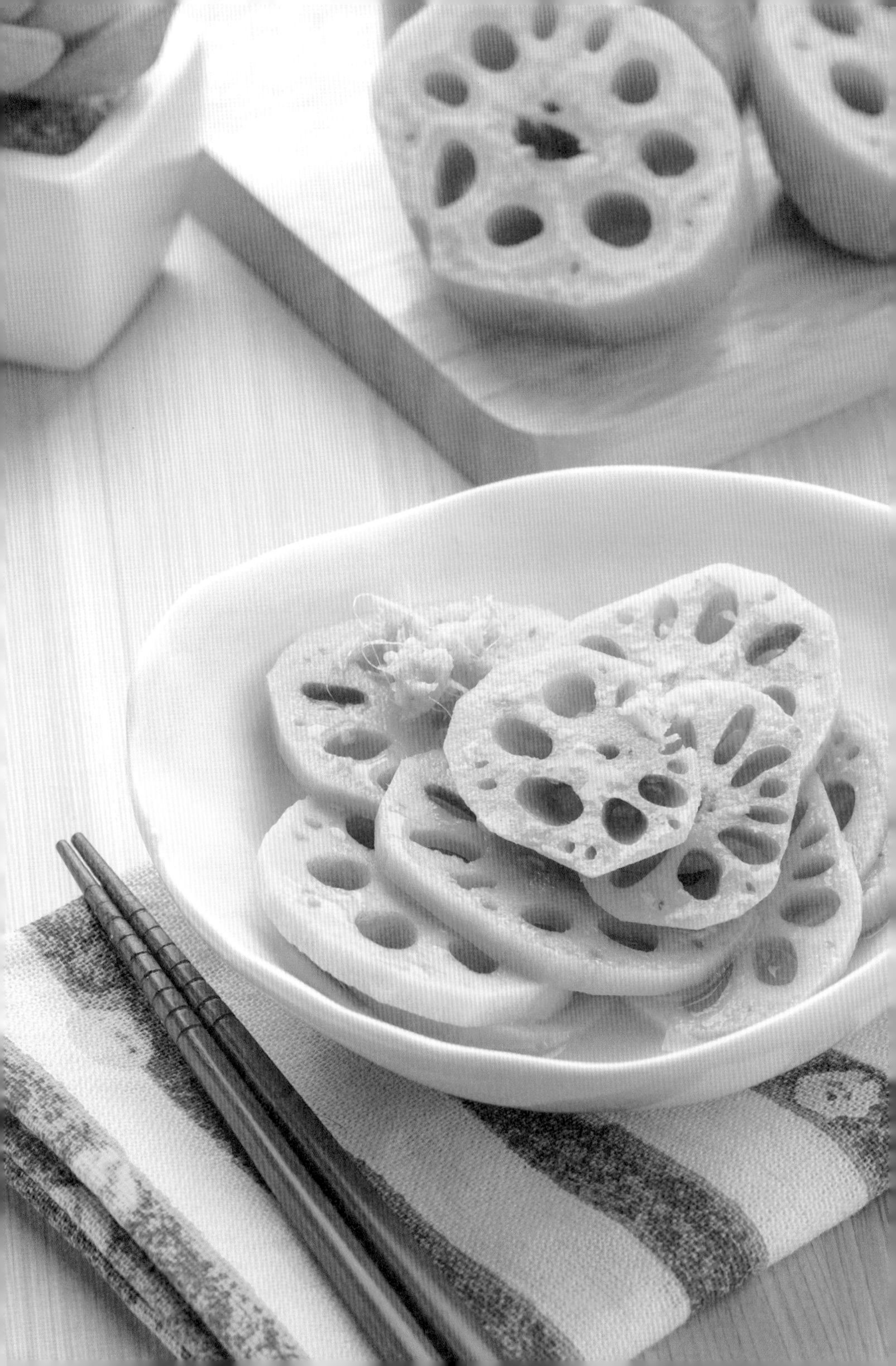

夏天的鳳梨

鳳梨產季從四月中至十月底，屬於夏季水果，夏季鳳梨多汁甘甜，春季與入秋之鳳梨味道較差也較酸。

鳳梨含有豐富的天然膳食纖維，也含有有機酸、維生素、維生素B1、維生素C、類胡蘿蔔素、鉀等營養素。其中，**維生素C的含量更是蘋果的五倍**，又含有蛋白酶可以分解蛋白質，能幫助人體對蛋白質的吸收和消化。

鳳梨可改善腹瀉、消化不良，也有助於解決夏暑食慾不振的困擾。鳳梨中的維生素B1可以消除疲勞，增進食慾；另外，鳳梨中內含的糖蛋白質酵素與鹽類，有利尿的作用。

一般人在吃鳳梨時，會覺得澀澀的，或是有咬舌頭的感覺，那是因為鳳梨裡的蛋白分解酵素在作祟。這種強力的蛋白分解酵素，能幫助肉類消化，所以對消化吸收非常有幫助，但是有胃潰瘍的人就不適合，一般人則建議在飯後才食用。

鳳梨是很好的水果，可是在吃之前要考慮體質，**對於上腹突出、腰部肥滿體型、急性硬性的便祕者來說，它是最佳的飯後水果**。但如果是下腹突出體型、怕冷、低血壓或寒性體質的人，吃鳳梨可能會使症狀惡化。

害怕吃鳳梨咬舌頭，可以塗抹少許鹽巴在生鳳梨上食用，或是和雞肉、米飯等食材一起烹煮，可增添風味又不會流失養分，且能避免鳳梨咬舌頭的情況，可以安心的享受鳳梨的美味。

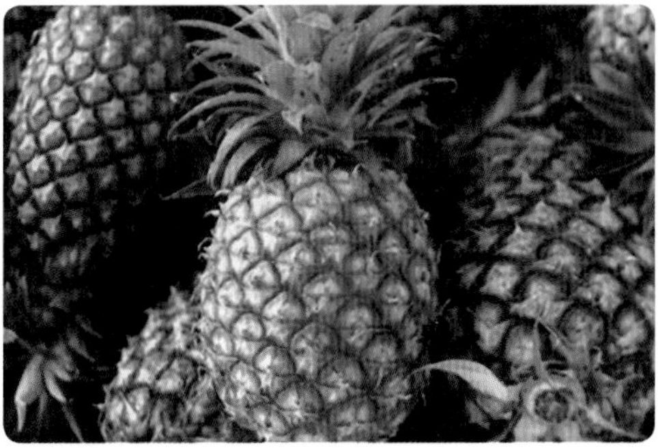

▲ 選購鳳梨時，鱗目越大越好，接著拍一拍果實，若回聲清脆，按下去有硬度，手有沉重感，底部的鳳梨梗要細，便是佳品。一般底部紅黃，上部翠綠，甜度會較高。另外，採購時最好買完整未去皮的鳳梨較佳。

主菜

鳳梨雞胸沙拉

材料：雞胸肉100公克、生菜300公克、鳳梨片5片、小番茄100公克、沙拉醬少許、葡萄乾20公克。

做法：

1. 先將雞胸肉煮熟放涼，再將洗淨的生菜鋪在盤上。
2. 煮熟的雞胸肉剝成絲狀、放入盤內，再加點葡萄乾、番茄、鳳梨；最後淋上沙拉醬即完成。

適用：一般人皆宜。

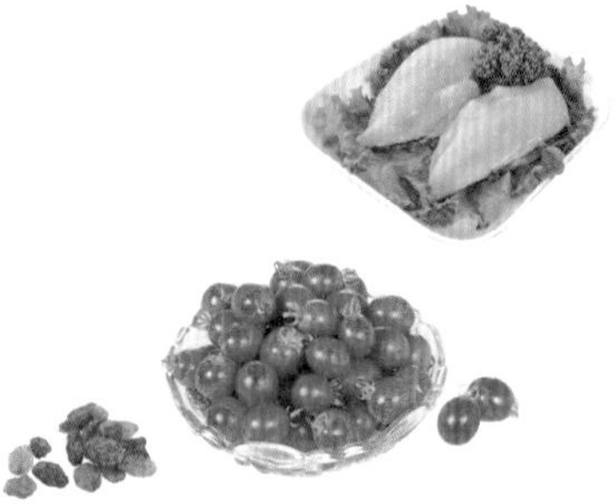

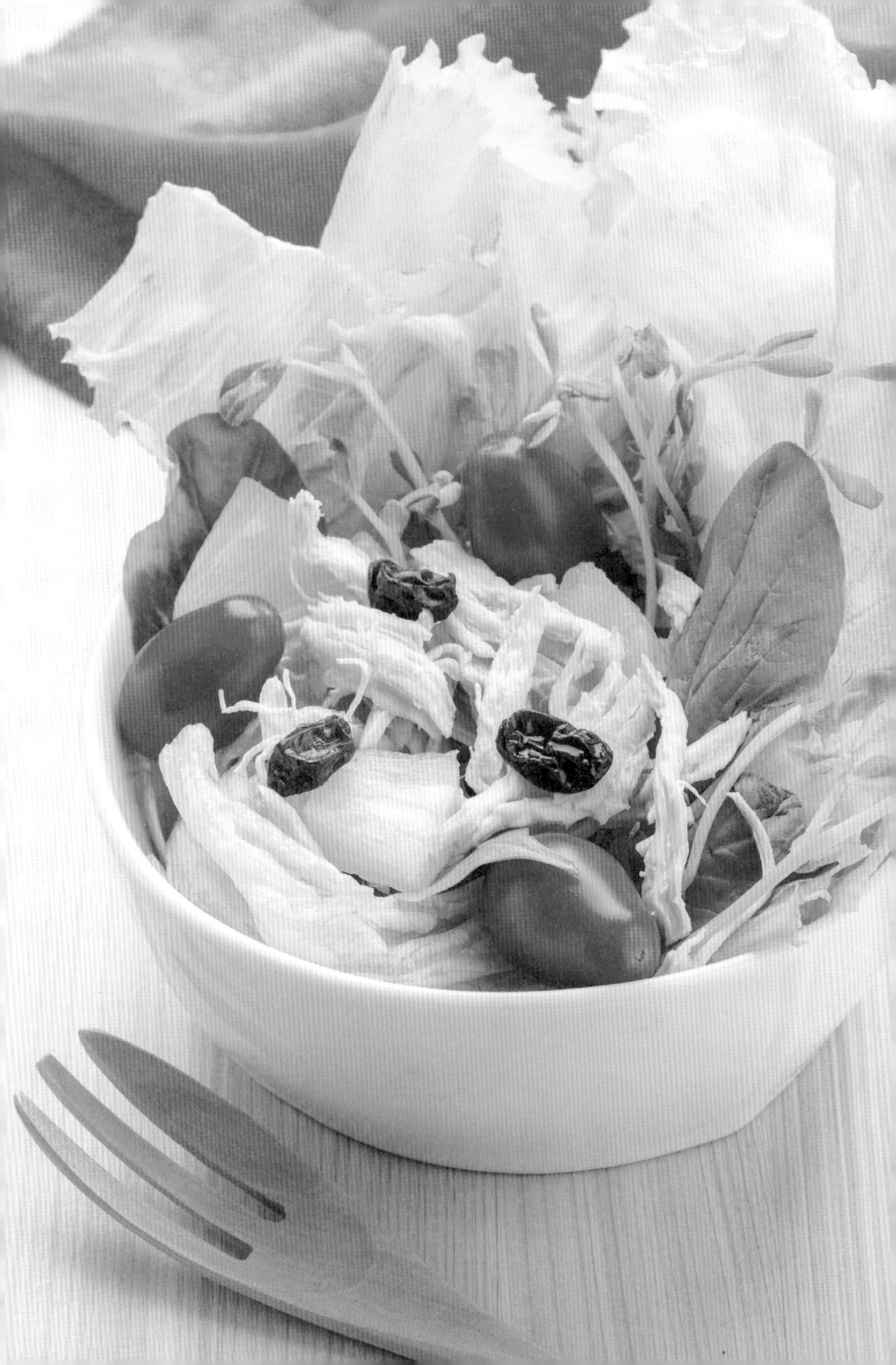

冬季到夏季的大白菜

大白菜全年均產，十一月至翌年五月為盛產期，冬季的產地在彰化、雲林、嘉義、臺南等地，夏季產地則以高冷地區為主。我們常將它與豆腐、肉類等食物一起食用，不但不會搶味，還可增加營養價值，且纖維較高麗菜細，適合生吃。

大白菜富含維生素C，具有**養顏美容**、**清熱退火**、**預防感冒**、**消除疲勞的良效**；**亦可降低血膽固醇**，**增加血管彈性**，有益於預防心血管疾病；富含鉀，有助於將鈉排出體外，**有利調降血壓及利尿**，亦能消除身體浮腫；所含的鎂，則**有助於鈣質吸收**，促進心臟和血管健康；其中的非水溶性膳食纖維，更可促進腸胃蠕動，幫助排毒。

但大白菜屬於較寒性的食物，食用過量可能會造成腹瀉、手腳冰冷，影響人體對礦物質的消化和吸收。大白菜也是美國癌症醫學會推廣的**三十種抗癌蔬果之一**，與花椰菜、甘藍、高麗菜等為姊妹蔬菜。

大白菜適合多種烹調方式，若是生吃大白菜，味道較清爽，可直接獲得維生素B群及維生素C。此外，開陽白菜、豆腐燒大白菜、蒸大白菜捲、泡菜、燴白菜、湯菜、大白菜梗炒牛肉等，都是很好的料理法。

買到原產地之大白菜時，清洗前建議先將最外層拔除（若市場攤商已拔除者則不必），將大白菜一片片撥開加以反覆清洗，可把殘留的農藥或蟲卵去除。市售的大白菜，通常以白報紙包好（最外層先不要拔除）後置於塑膠袋中，可於冰箱中存放一週左右。

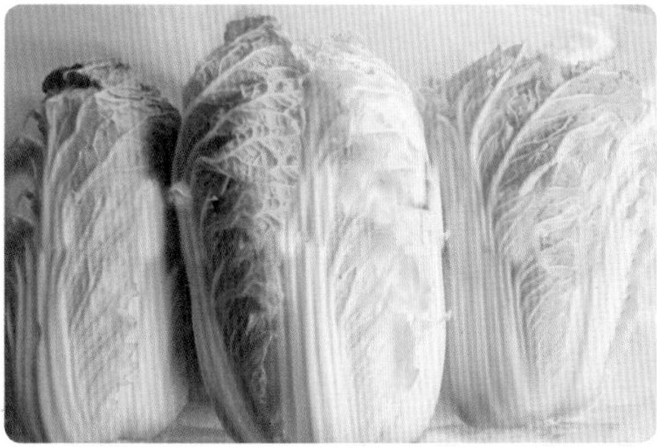

▲選購大白菜時，應注意葉菜邊緣是否翠綠，葉片是否完整而無枯黃、老硬、病蟲害、水傷腐爛等現象。而大白菜因品種的不同，其質地的細嫩、結球情形也不盡相同，但大致上產地氣候越冷、品質就越優良。

主菜

白果燉白菜

材料：

大白菜1棵、白果半杯、蔥1支、枸杞適量、鹽1/3匙、醬油1匙、糖半匙。

做法：

1. 大白菜洗淨切成大長條，約四至六條。
2. 蔥切長段、白果和枸杞各自過水燙一下再撈出。
3. 油兩匙，放入大白菜條略炒一下，再下調味料，加入蔥一起煮。
4. 最後加入白果燉煮，待入味後盛出，在上面撒些枸杞即可。

適用：

特別適合便祕、血壓高者食用。

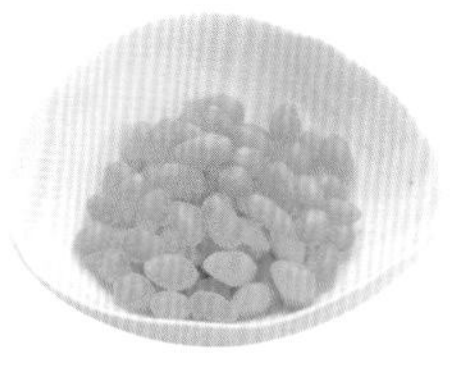

▲白果的學名就是「銀杏」，具有祛痰、止咳、潤肺的功效，對治療心血管疾病有一定作用。

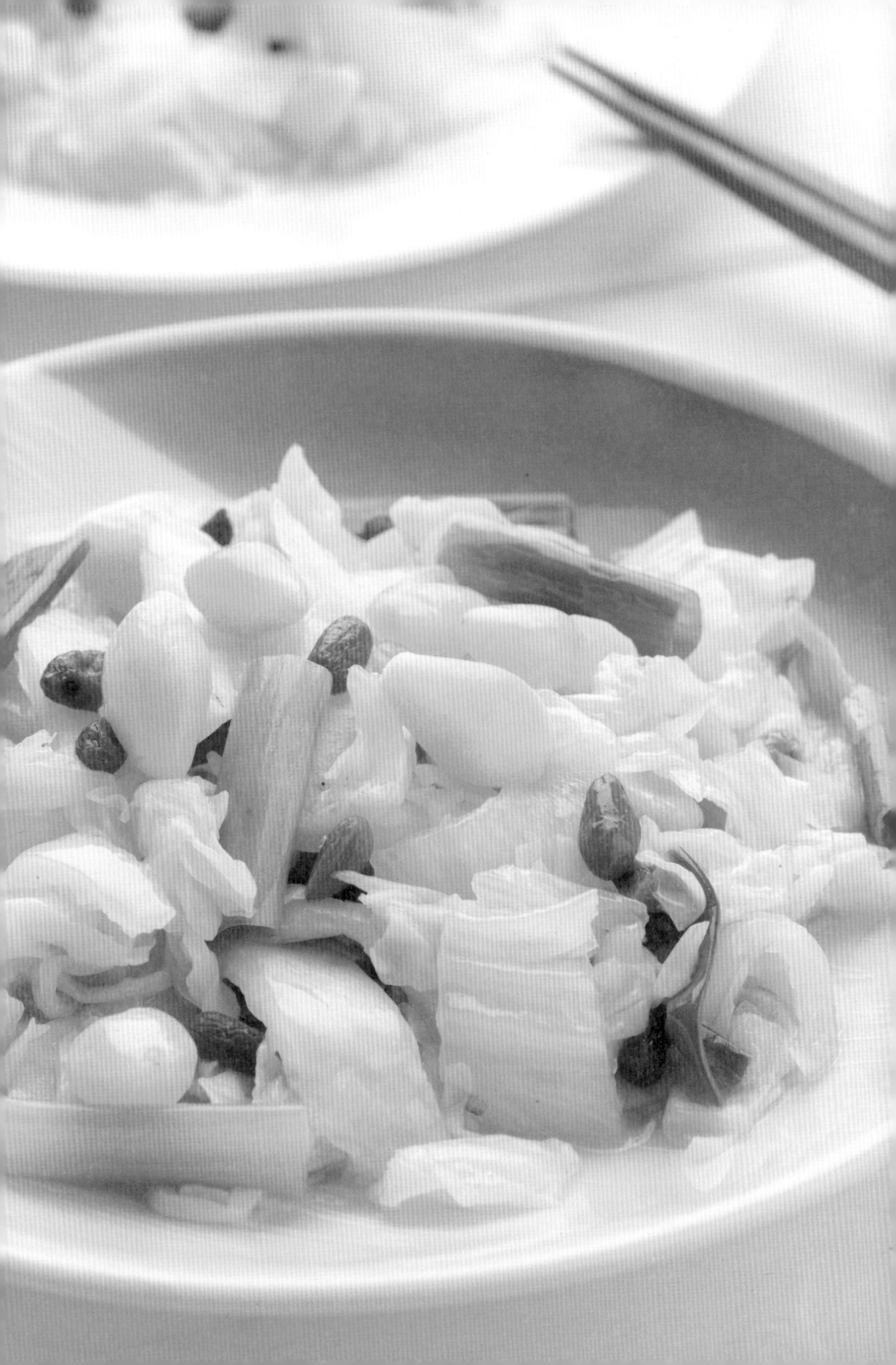

促進消化的咖哩

咖哩是由新鮮或乾燥香料以油炒香，並加入洋蔥泥、大蒜、薑一起熬煮。其中香料並沒有一定限制，大多有辣椒、小茴香、香菜及薑黃等，因此咖哩並非醬料，而是綜合各種香料後的合稱。一般伴隨肉類和飯一起吃。其特殊的風味，已成為一般人喜愛的另類飲食，也是很好的開胃食物。

咖哩是利用許多香料複合製成的調味料，不但營養成分全面，價值也相當高，若從一般的保健作用來看，咖哩具有促進消化、增進食慾、祛濕散寒、除蟲殺菌的功效。研究指出，**每週吃二至三次的咖哩，可以降低罹患失智症的機率**，這是因為咖哩中含有「薑黃素」的緣故。

咖哩所含有的薑黃素就是最重要保健成分，除了具有抗氧化、延緩老化、抑制不正常細胞生長（例如預防皮膚癌、攝護腺癌）的功能之外，還能提升肝功能。另外，咖哩所含有的多酚，可以抗氧化、降低心血管疾病的發生，以及減少動脈粥狀硬化作用。

咖哩最普遍的吃法就是搭配米飯，做成咖哩飯來食用。咖哩本身已經帶有濃厚的口感及濃郁的香氣，不必再添加任何的調味料。如果要讓咖哩更獨特、更好吃，可以適量添加一些可以增加風味的食品，比如蘋果、蜂蜜可以提升咖哩的甜味。

蘋果去皮、去籽後磨成泥，加入咖哩中，會讓咖哩更甘甜，還能減少辣味對人體的刺激；若加入椰漿、魚露、月桂葉，咖哩口感就會變得清柔甘甜些。其他可以添加的還有鳳梨、養樂多、起司、乳酪粉、牛奶等，都能讓咖哩呈現不同的滋味。

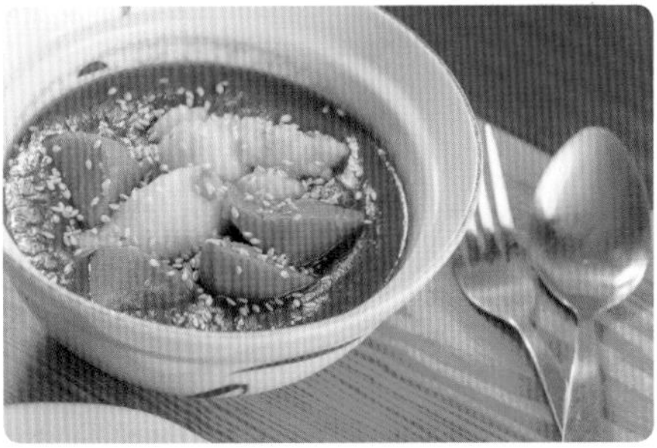

▲料理咖哩時須特別注意的是，目前烹煮最便利的咖哩塊，在固化過程中添加了許多油脂及粉料類，所以熱量比咖哩粉高。想要減肥的人應多注意攝取量，以免不小心就吃下了過多熱量。

主菜

咖哩洋芋

材料：蔥1根、馬鈴薯3個、紅蘿蔔1/4條、咖哩粉10公克、水1200公克、鹽和糖適量。

做法：

1. 蔥切末、紅蘿蔔切塊，馬鈴薯去皮切成塊狀泡在清水中備用。
2. 起油鍋爆香蔥末、紅蘿蔔至香味溢出。
3. 馬鈴薯瀝乾水分續加入拌炒，加入咖哩粉拌炒均勻。
4. 加入清水大火煮至滾，轉小火蓋鍋蓋，煮至馬鈴薯熟軟後調味即可。

適用：食慾不佳者適用。

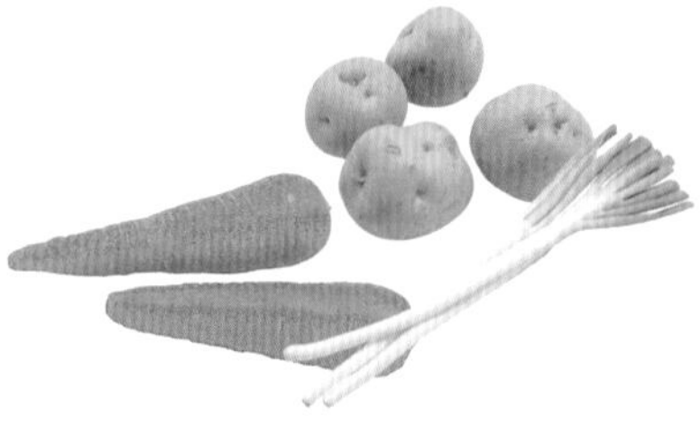

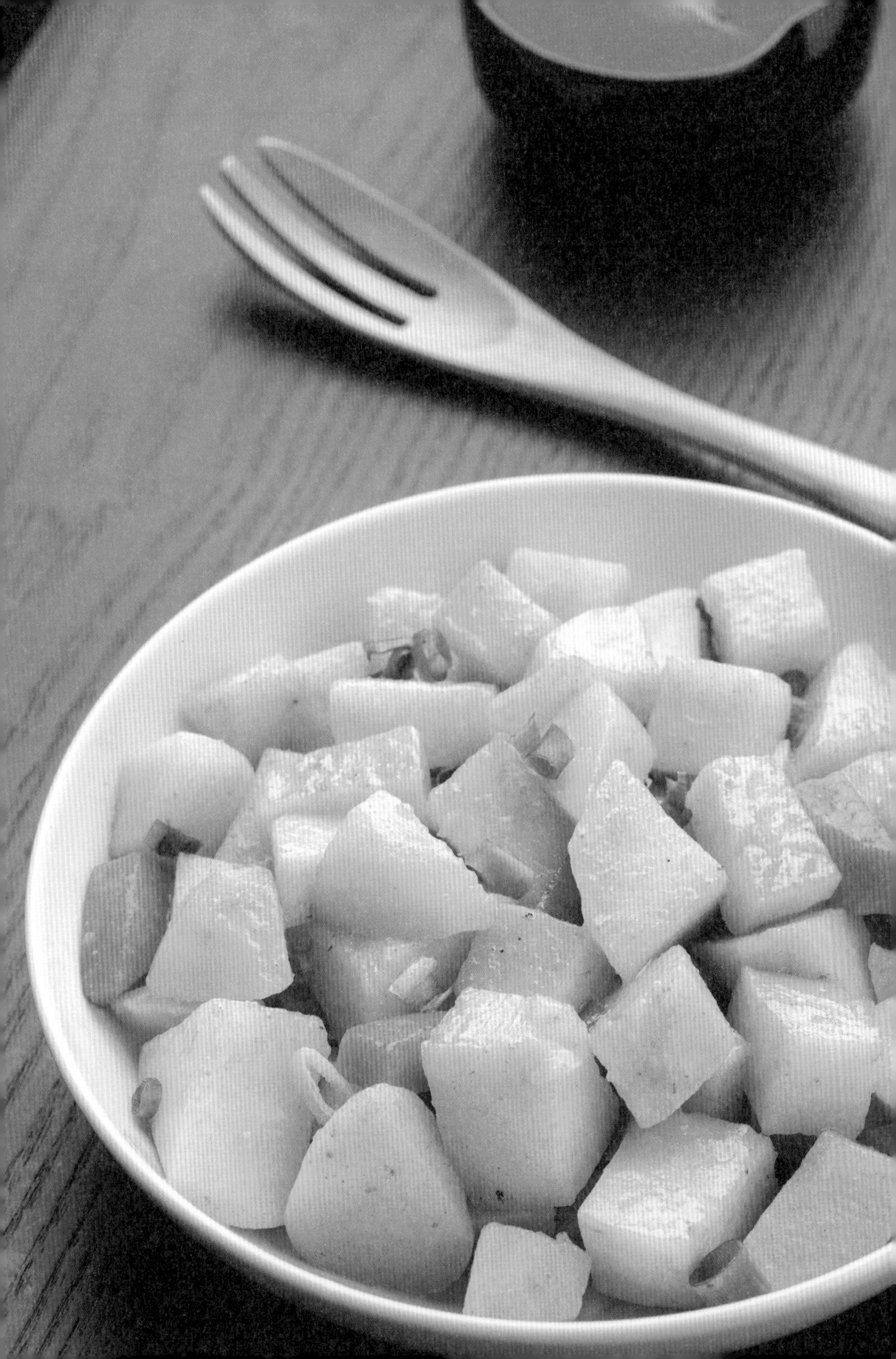

主食

咖哩蘋果雞飯

材料：

無骨雞腿肉1隻（切塊）、馬鈴薯1個、紅蘿蔔1個、洋蔥半個、咖哩粉4大匙、大蘋果1個、太白粉少許。

做法：

1. 一大匙油燒熱，洋蔥入鍋爆香，雞塊入鍋炒熟，咖哩粉下鍋炒勻；加入切塊的馬鈴薯、紅蘿蔔、蘋果下鍋翻炒均勻。
2. 加水七百CC後，再加少許醬油一起煮。轉小火煮三十分鐘。
3. 可加少量太白粉勾芡。喜好辣者可多加咖哩粉。

適用：

胃口不好及冬天手腳冰冷者。

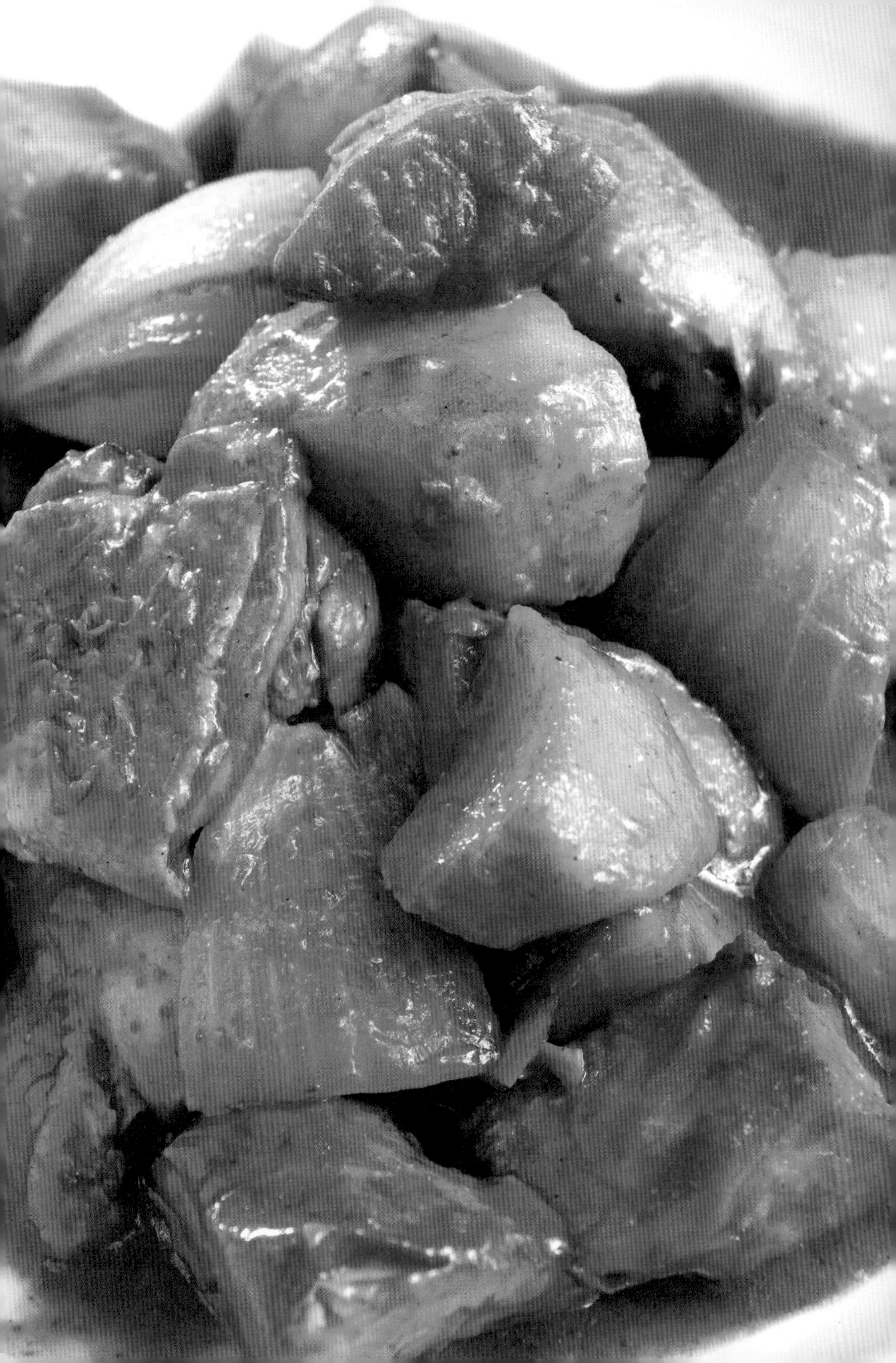

主食

咖哩蔬菜飯

材料：西洋芹數根、洋蔥1個、番茄1個、乾香菇數朵；山藥、秀珍菇、杏鮑菇、金針菇適量；咖哩粉2大匙、燕麥片1茶匙、少量橄欖油。

做法：

1. 西洋芹、洋蔥、番茄、乾香菇先水煮三十分鐘，為蔬菜高湯；以少量橄欖油炒香咖哩粉。
2. 蔬菜高湯加入燕麥片，放入果汁機中打碎成勾芡濃汁。
3. 炒香的咖哩粉加入打碎的勾芡濃汁中，加熱拌勻成咖哩濃汁。
4. 山藥、秀珍菇、杏鮑菇、金針菇用熱水汆燙後，加入咖哩濃汁煮約一分鐘。

適用：胃口不好、便祕以及高血糖者。

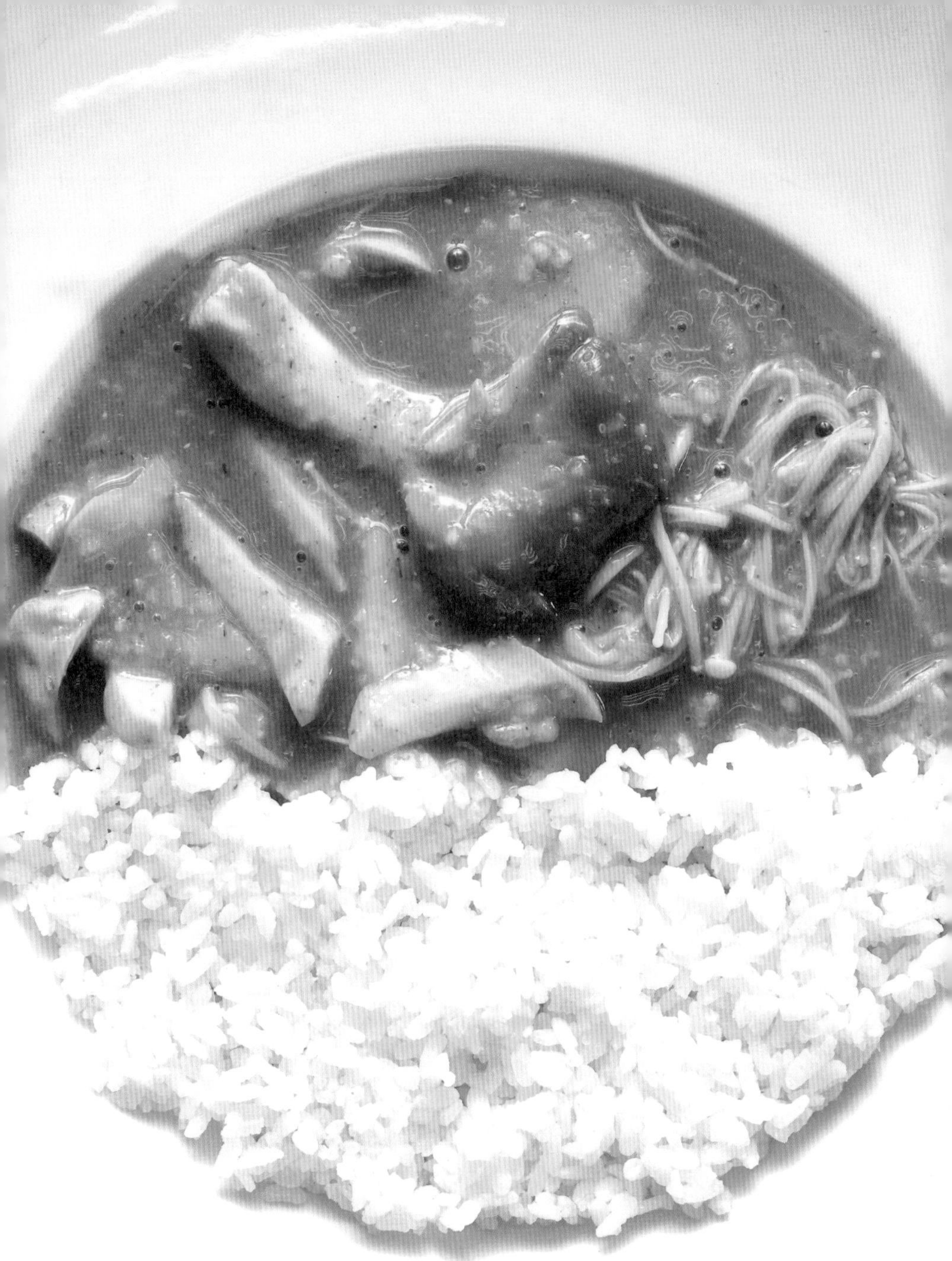

主菜

葡萄咖哩煮

材料：（4人份）

葡萄100公克、咖哩粉1大匙、洋蔥1個、鹽、味素、少許黑楜椒。

做法：

❶葡萄去皮後對切去籽，洋蔥洗淨切片。

❷熱鍋加入少許入油，先炒洋蔥後，放入兩碗水、咖哩粉，悶煮一分鐘。再加入葡萄及調味料，悶煮五分鐘。若想吃清淡的口味，可多加半碗水煮。

適用：

咽喉炎、慢性發炎或風寒者。

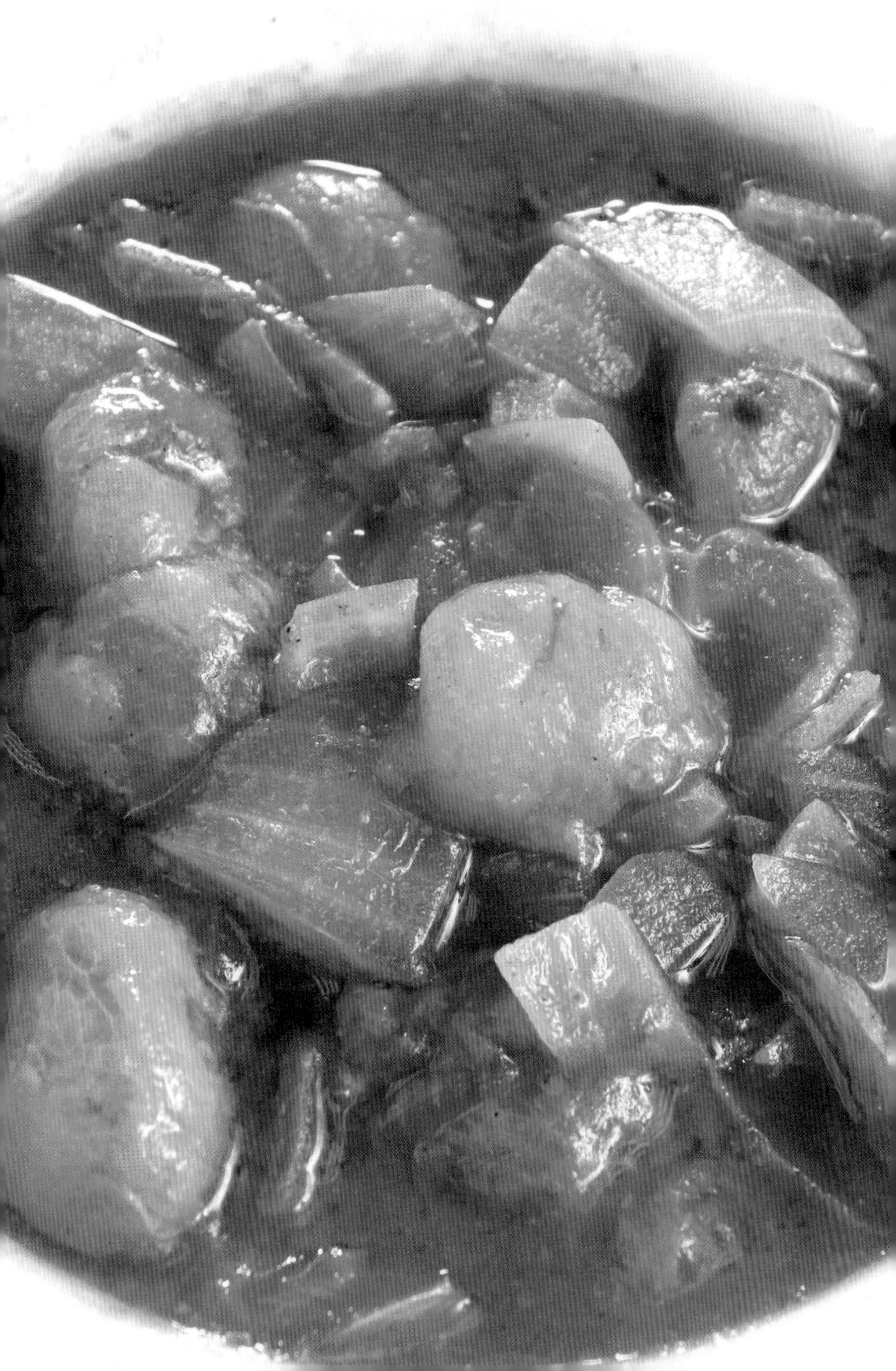

主菜

咖哩烏龍蛋

材料：鴨蛋10個、辣椒2支、蔥1支。事前製作咖哩烏龍滷料：咖哩粉3大匙、花椒1大匙、烏龍茶葉3大匙。

調味料：醬油1/2杯、油1/2大匙、適量鹽及少量水。

做法：

1. 將鴨蛋洗淨，開火將鴨蛋煮熟後，撈起浸泡冷水後去殼。
2. 將調味料與咖哩烏龍滷料一起煮沸後，放入去殼的鴨蛋、辣椒、蔥，滷至外表呈咖哩色。

適用：高血脂與高血糖者。

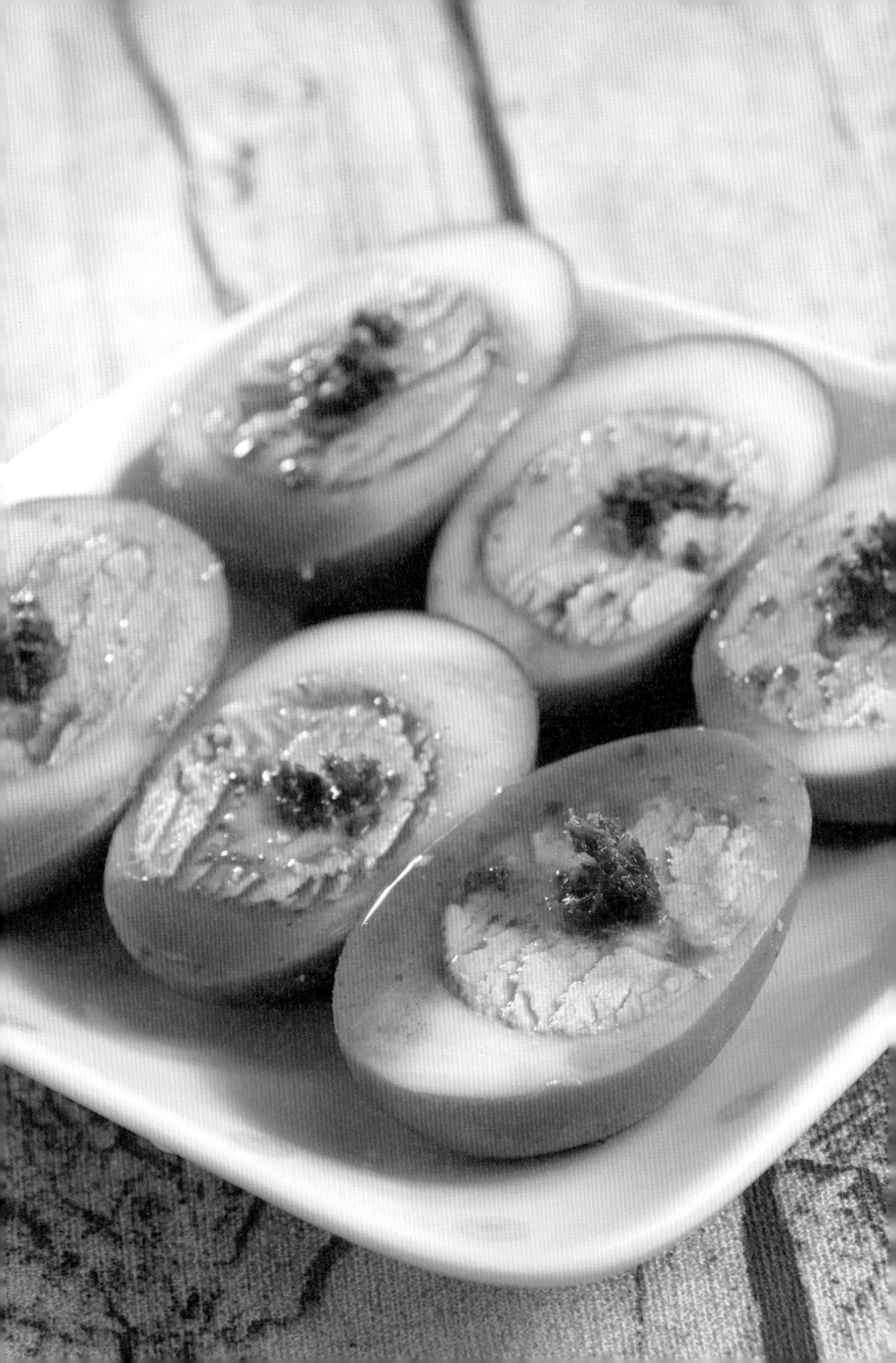

主菜

咖哩素火腿

材料：素火腿5至10片、奶油少許、咖哩粉1大匙、蔬菜高湯（依喜好選擇各種蔬菜熬製）、少許鹽、少許太白粉。

做法：
1. 蔬菜高湯煮沸後加入咖哩粉、鹽及少許太白粉，做成咖哩醬。
2. 火腿用奶油煎過後，澆上咖哩醬即完成（奶素者可撒入乳酪粉）。

適用：虛弱、手腳冰冷的素食者。

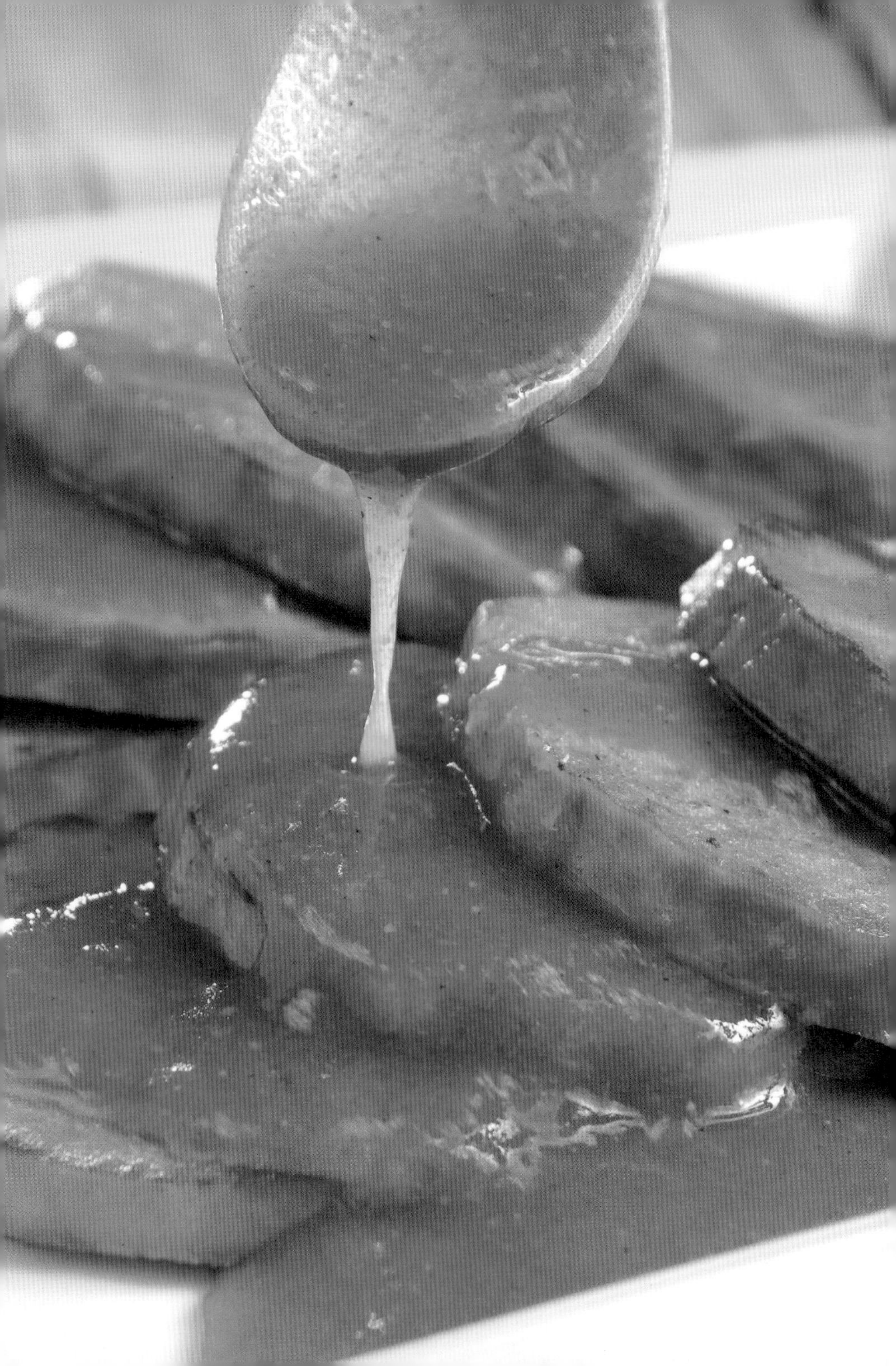

萬用的薑

薑依不同的生長時期，可分為嫩薑（生薑）、粉薑、老薑、薑母。它已被確認有助於預防感冒、止痛、止偏頭痛，而且含有維生素C、鎂、磷、鉀、鋅等多種營養素。

其中，生薑和老薑是同一種植物，通常生薑栽種時間短，顏色會淡白些、肉質柔嫩多汁，生薑脆且少辛辣，通常拿來佐味。如果薑栽種時間拉長許多即為老薑，老薑莖肉萎縮少汁，辛辣味最強，一般會用來烹調提味或泡茶喝，如薑湯、薑茶。

俗話說「薑是老的辣」不是沒有道理，老薑非常辛辣（就是薑母或乾薑），生產於三至四月、八至十二月，對人體「暖胃潤肺」的幫助最大。老薑多渣難消化，但薑越老辣味越強，驅風能力越佳，用來暖和身體的中段，能刺激身體活力和提升體溫，有效**解除體內液體、血液、代謝的阻滯**。老薑最大的特性在於耐貯藏，因此價格波動不大。

表23・薑的各種外形及特色

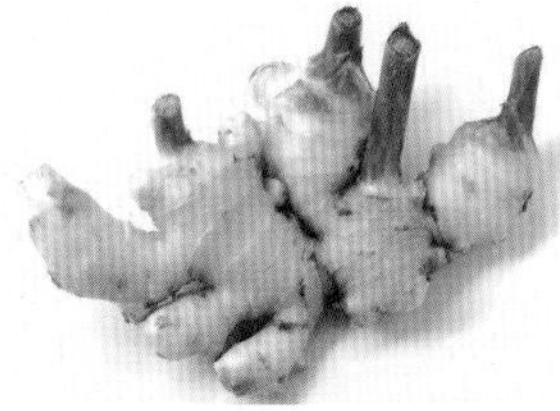

嫩薑(生薑)：

薑種的地下莖在幼嫩時即採收，外皮乾淨，帶有紫紅色的鱗片，又稱生薑。

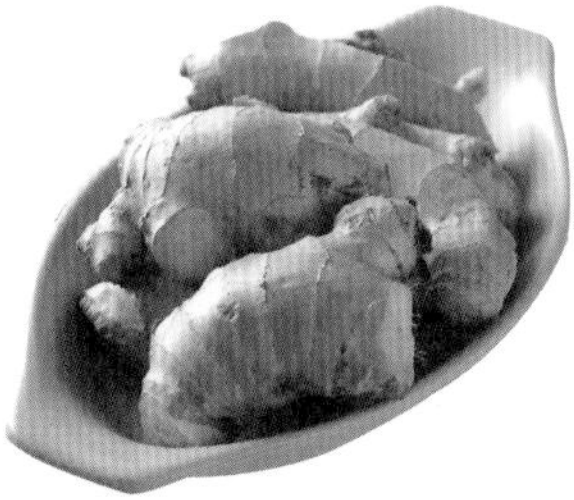

老薑：

肉薑不採收任其成長，老化時才採收，稱為老薑。此時薑肉已纖維化，外皮乾皺呈灰土色。現在市面上老薑大多是 2 至 3 年左右的年輕老薑， 4 年的老薑是最好的，好的老薑表面的生長年齡層越多層代表年分越老。

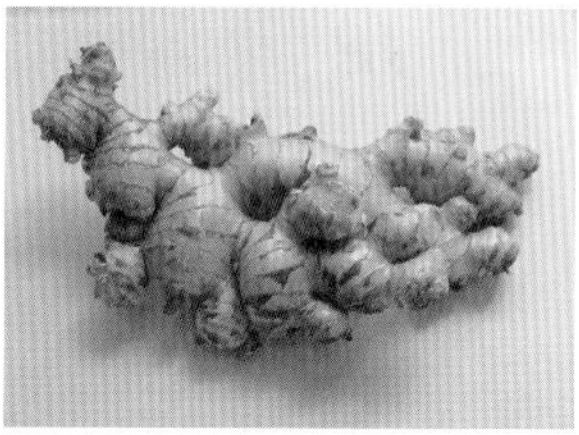

粉薑：

薑在幼嫩期不採收，任其肥大成長，直到外皮由黃白色轉為土黃色，此時口感最為細緻，即為粉薑，也稱為肉薑。

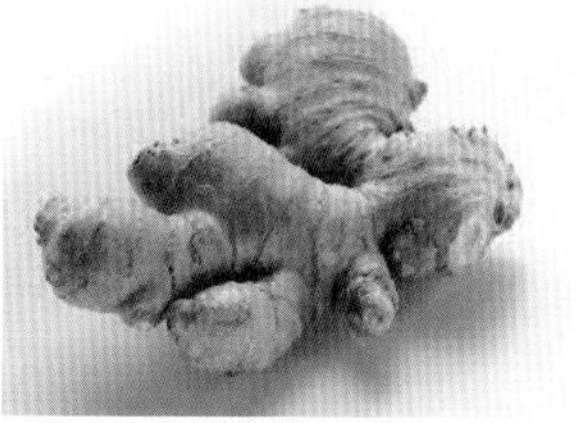

薑母：

老薑不採收，留種至翌年，與生成的子薑一併挖出的，稱薑母。

而生薑產期為五至十月，正逢夏季，色淺、肉嫩、多汁、芳香，不辣又開胃，一般用來切絲、切片醃漬或在夏令當開胃菜吃的情況很多，而且它在文獻上記載屬涼性，能夠「養胃醒肺」，跟溫熱性質的老薑完全不一樣。乾生薑磨粉服用，可經由胃黏膜吸收，直接抑制胃蠕動的頻率與振幅，紓解胃部的不適感，也可作為孕婦害喜時抗噁、止嘔之用的妙方。

老薑皮厚，顏色土黃色，纖維粗化，辣味最強，適用在比較重口味的烹調，一般的爆香、蒸煮皆會用到。料理魚類時，加薑片可去除魚腥味。現在市面上老薑大多是二至三年左右的年輕老薑，四年的老薑是最好的，好的老薑表面的生長年齡層越多，代表年分越老，另外整體形狀要飽滿，不可以有發霉或是乾扁的情形。

嫩薑脆且少辣，可做薑泥或蒜泥佐調味，且適合做成醃薑或切絲生食、炒食、涼拌、壽司、冬瓜湯。

薑的種類這麼多，很少一次用完，如何保存？

薑是非常好的食材，也是各種料理不可或缺的配角，但一般人買回家後很少一次用完，該如何妥善保存？其中大有學問。各種薑的種類不同而有所差異。其中嫩薑與粉薑不能久放，最好先用保鮮膜包覆，再放進冰箱保鮮，**冷藏時間不宜超過兩週**。老薑多放在常溫下，過去貯藏於乾沙堆中，現代人可放在米桶裡，先在老薑外面先包一層紙，之後再放進塑膠袋裡，入米桶存放。

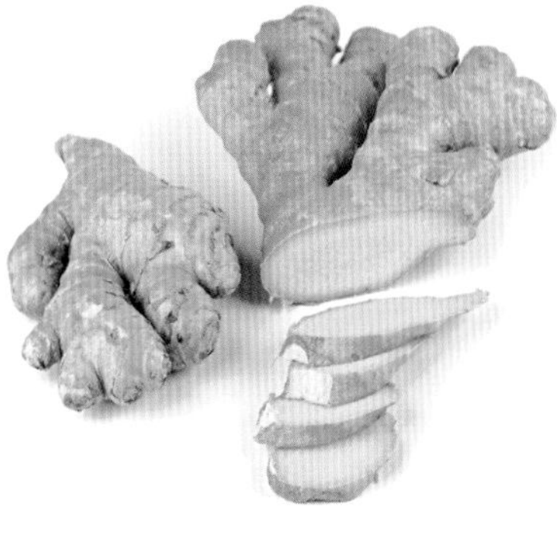

▲老薑可於常溫中保存，若想避免受潮，可包於紙內置於米桶存放。

湯品

紅棗生薑湯

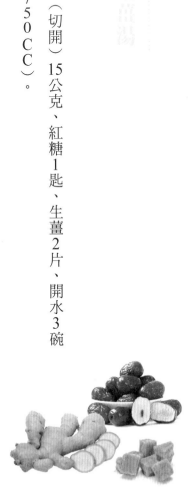

材料：紅棗（切開）15公克、紅糖1匙、生薑2片、開水3碗（約750CC）。

做法：將所有材料放置鍋中，以電鍋蒸煮三十分鐘（外鍋放三杯水），跳起後濾湯即可飲用。

適用：風寒咳嗽、久咳不癒、多痰者皆宜飲用。

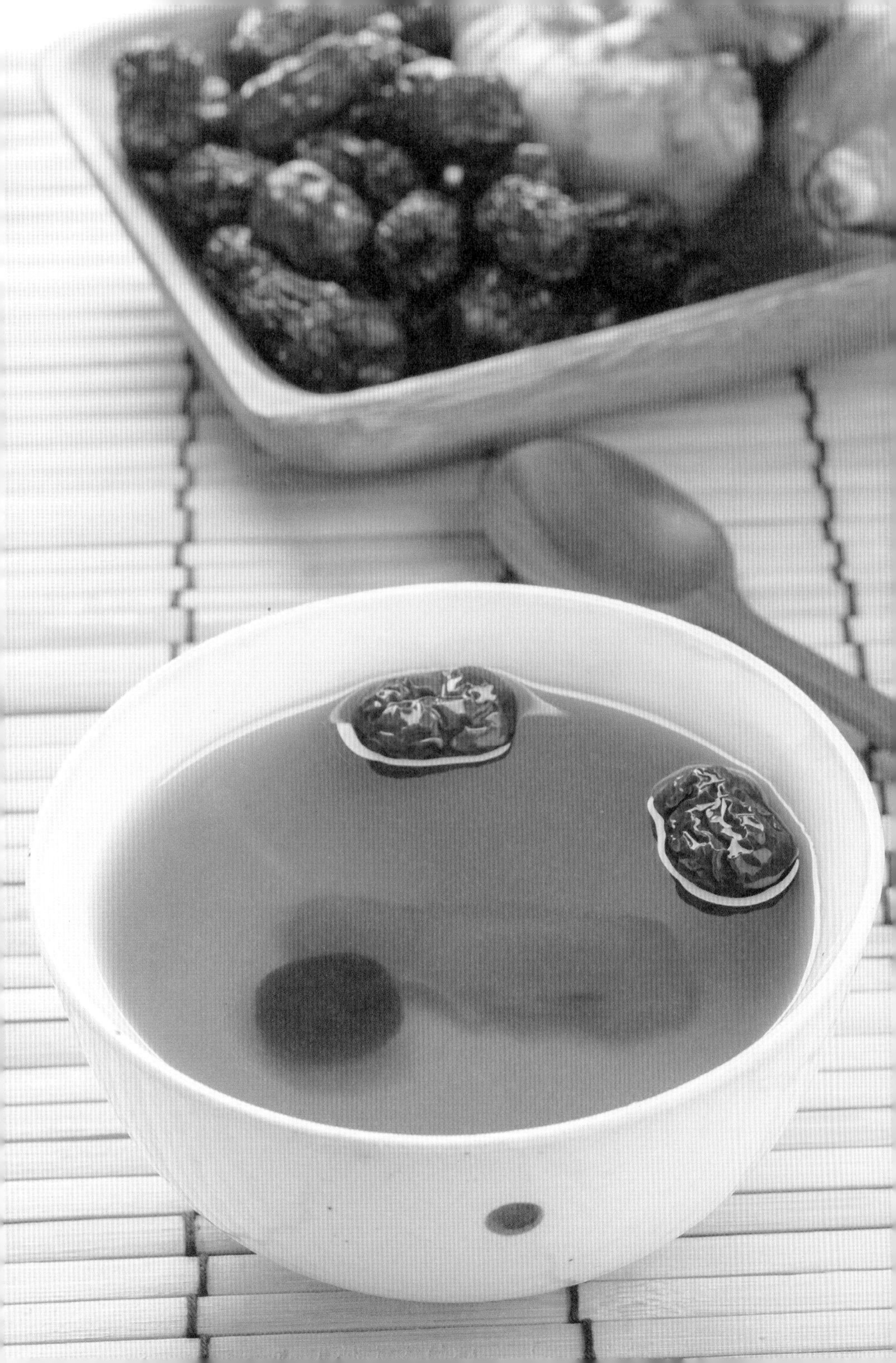

這樣吃，燃脂最快速

肥胖向來是現代人最為煩惱的問題，不僅影響外觀、也對健康造成影響。但很多人都忽略了一點：肥胖不是體重的問題而已，脂肪的堆積才是關鍵。因此正確的體重控制應該是：「如何消除脂肪」。

運動與飲食控制是減重的基本原則，然而正確選擇可以幫助脂肪燃燒的食物，比較容易達到減重的效益。燃脂食材在攝食後可以有效促進脂肪代謝，俗稱脂肪的燃燒，以下為常見的燃脂食材：

- **肉桂**：臺灣人較少食用肉桂，但隨著飲食西化，越來越多人飲用咖啡，並且在咖啡的奶泡上面灑上肉桂粉，或在麵包裡加入肉桂以增添濃郁香氣。其實，若想讓身體脂肪分解加速分解代謝，只要在食物中添加四

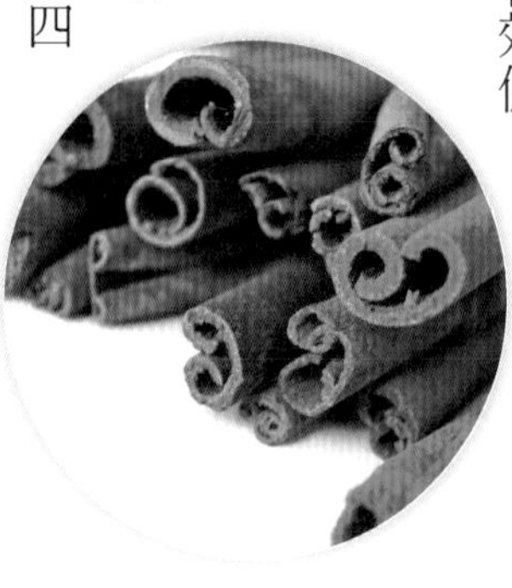

分之一至一茶匙的肉桂，不僅香濃可口，燃脂效果更是綠茶的二．五倍。

五穀雜糧類：也就是「粗糧」，相對於稻米、小麥、白麵等「細糧」，粗糧主要包括玉米（不包含甜玉米）、高粱、小米、蕎麥、燕麥、薯類及豆類等。粗糧既可滿足人體對澱粉的需求，又因富含維生素B1與B2，具有燃脂與控制體重的效果。

其中，又以玉米和地瓜為最佳燃脂代表。玉米中含有較多的粗纖維，比一般米、麵高出四至十倍，它還含有大量鎂，鎂可加強腸壁蠕動，促進機體廢物的排泄。

我建議將玉米保留玉米鬚煮湯，冷卻後取代茶飲，且玉米食後容易有飽足感，所含熱量卻很低，是減肥的最佳代用品之一。

至於地瓜，每一百公克的熱量為一百二十四大卡，熱量僅為饅頭的一半，它是生理鹼性食物，**食後可抑制皮下脂肪的增長與堆積。而且利於排便**，對於燃脂也相當有效。

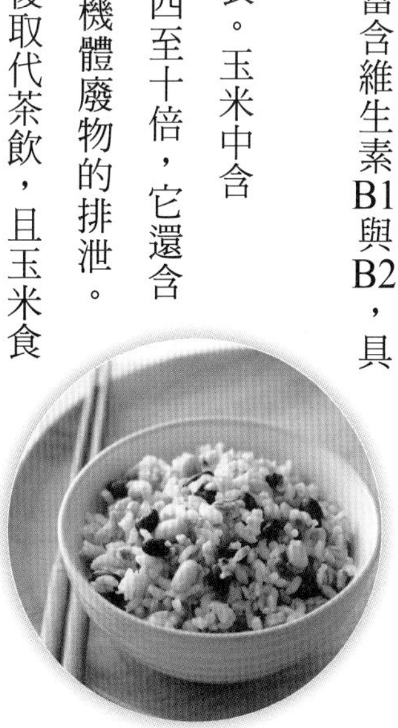

若是擔心吃完地瓜後導致排氣或脹氣，可以在烹煮之前，將其切塊，用鹽水泡一、兩個小時再煮或烤，就能減少食後腹部脹氣和排氣等不適感。

咖啡因：咖啡因是茶及咖啡苦味的來源，可以刺激腦部活動，振奮心情，同時還有利尿效果。咖啡因有促進脂肪分解的功效。綠茶、烏龍茶或咖啡等，都含有咖啡因，飲用時不加糖及奶精，燃脂功效才能充分發揮，但喝咖啡會心悸者並不建議嘗試。

大豆製品：大豆製品，如豆腐、豆皮、豆漿及味噌中，所含的大豆皂角含量都相當豐富，它能讓腸胃不易吸收多餘熱量，也具有調降膽固醇及血脂肪的作用，能抑制血栓生成，防止動脈硬化。

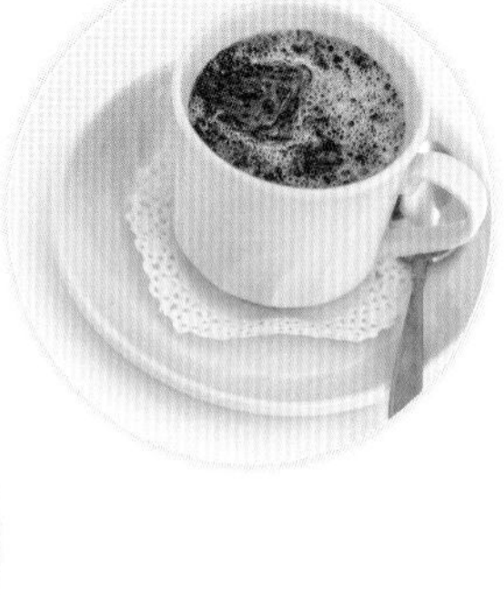

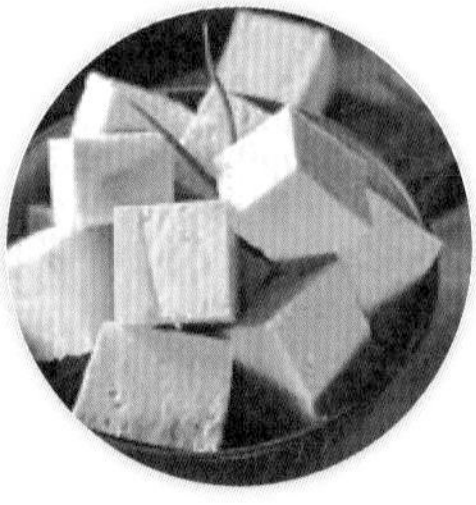

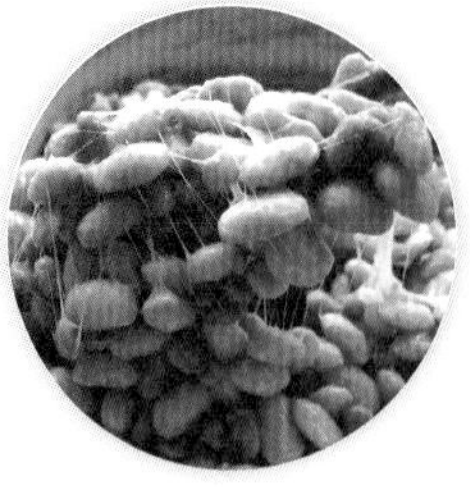

●**納豆激酶：**納豆黏液中的酵素可清除血栓，還能促進燃燒脂肪，抑制過剩脂肪儲存。適當攝取納豆有助健康。

●**辣椒素：**辣椒粉、辣椒油以及辣椒，都含有豐富的辣椒素，辣椒素被發現具有燃脂功用，它可以刺激副交感神經，加速能量代謝，但是腸胃道功能較差者要斟酌食用。

●**維生素B1、B2：**維生素B1及B2對於熱量的代謝相當重要，它們是酵素的輔酶，如果缺乏時，酵素就無法發揮作用。然而，由於維生素B1、B2是水溶性的維生素，無法儲存於體內，多餘的還會隨尿液排出體外，所以相當容易隨著食品加工過程而流失，必須時常補充。

動物肝臟稱得上是維生素B群的寶庫，而全穀類、五穀雜糧、酵母、小麥胚芽、豆類、牛奶、肉類等，也都是重要來源之一。

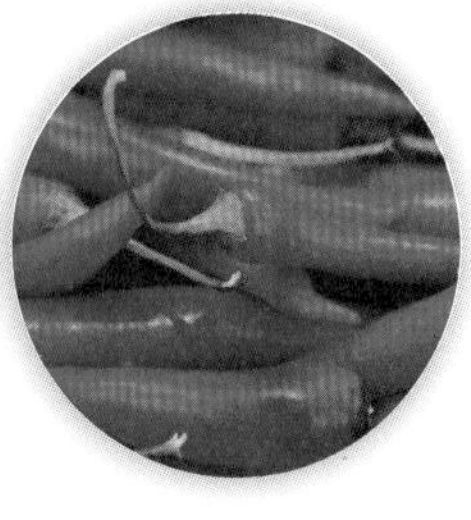

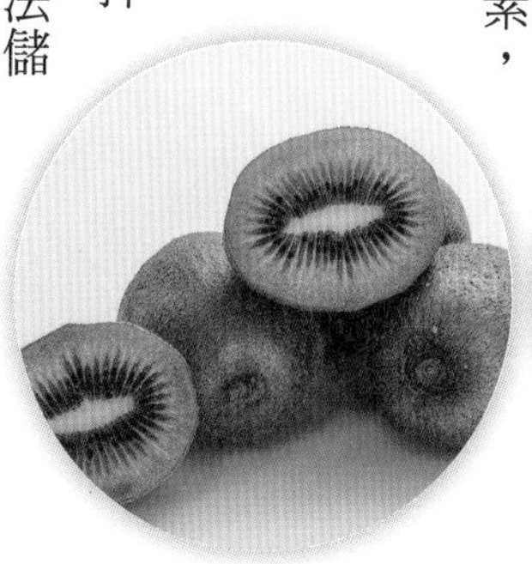

●**天然酵素：**天然物如蔬果含有可分解碳水化合物（澱粉）、脂質及蛋白質等天

然酵素，幫助身體的消化機能、促進吸收與代謝，對消化機能差或缺乏營養的人有實質的幫助。適當補充酵素，可以達到節省體內酵素的目的，身體就能有效利用體內酵素來消耗多餘脂肪，自然能促進熱量的代謝。

鳳梨、香蕉、木瓜、奇異果等，都含有非常豐富的酵素，另外，香菇、白蘿蔔、洋蔥、山藥、豆芽菜等蔬菜，酵素含量也很豐富。

市售所謂的酵素產品，其實並不是酵素，事實上是一種發酵液，主要是取自日本「酵素」一詞而來，在日本，「酵素」是泛指經發酵後的物質。

共軛亞麻油酸：共軛亞麻油酸是亞麻油酸的同分異構物，已發現具有增加肌肉及減少體脂肪囤積的功效。此外，也具有清除自由基及抗癌等效果，建議由葵花油中攝取。

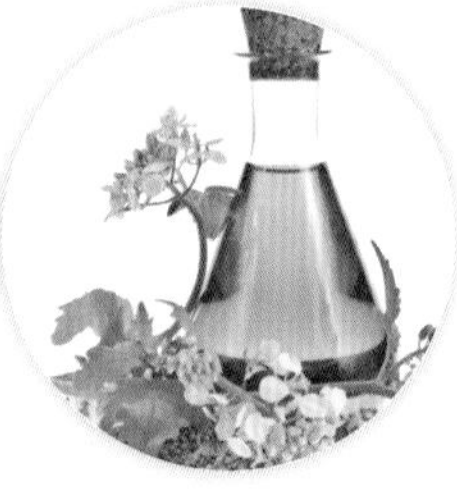

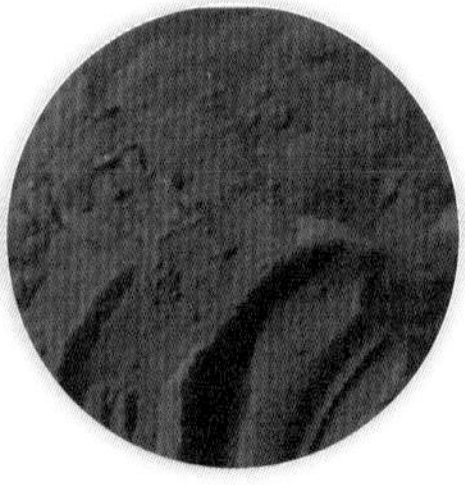

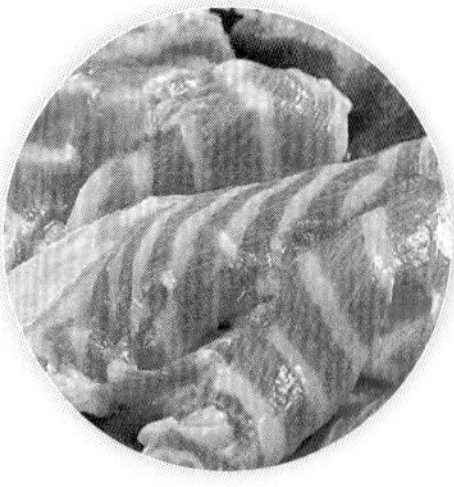

- **木質素：**木質素可活化腸道功能，使排便通暢，刺激新陳代謝，脂肪不容易堆積。常見食材如芝麻、燕麥、穀類、可可亞、大豆、亞麻仁等，都含有很豐富的木質素。
- **輔酶Q10：**Q10是身體燃燒熱量時所必備的物質，如果體內Q10足夠，則我們所攝取的脂肪就能充分被代謝分解。除了燃脂，Q10也具有抗氧化，並清除體內自由基，有助於維持健康。富含輔酶Q10的食物包括秋刀魚、沙丁魚、鮭魚、鮪魚等魚類。另外，牛肉或羊肉等紅肉、菠菜、花生、豆腐、豆漿、橄欖油、葵花油也有相當豐富的含量。

營養學博士的提醒

正確飲食有助脂肪燃燒，但過度大量食用燃脂食物也是不正確的。每天保持三十分鐘的活動或運動，可以活化身體的細胞，並持續有效燃燒脂肪。所以正確的食物選擇與適當的運動，才會對體重控制達到事半功倍的效果。

點心

肉桂蘋果派

事前準備：

將蘋果去皮（兩百四十公克），切成小丁塊狀，放進耐熱容器中。

灑入紅糖和肉桂粉，稍微混拌之後，放進微波爐中加熱三分鐘，取出放涼。

做法：

於事前準備的蘋果肉桂混紅糖中，加入低筋麵粉二十公克，攪拌至無粉狀。

表面的派皮：先將奶油三十公克切小塊後，加入糖三十公克、低筋麵粉一百公克，以打蛋器攪拌至奶油及麵粉混合成一麵糰。

將內餡包入麵糰中，以攝氏一百七十至一百八十度烤約三十至四十分鐘。

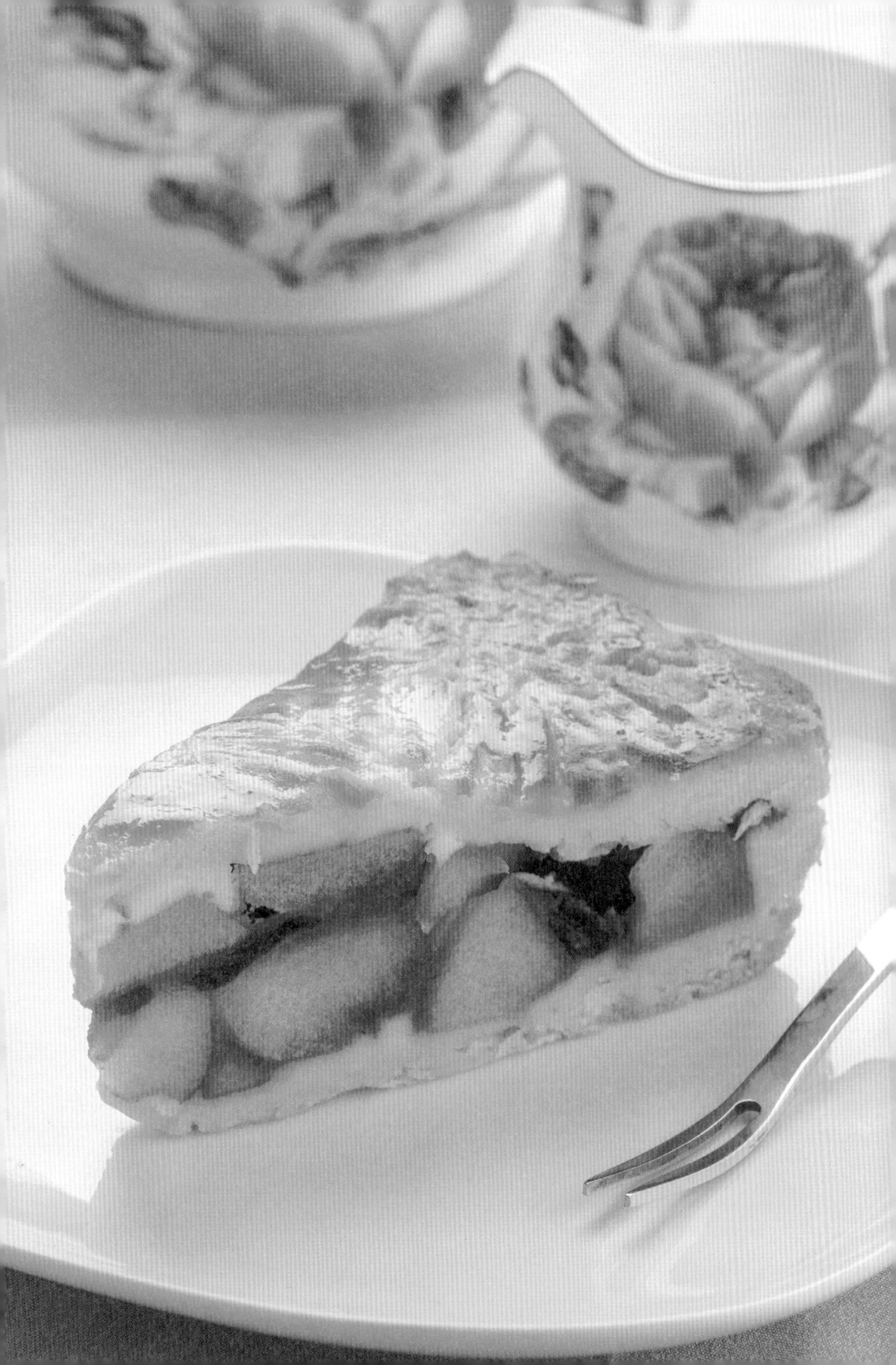

主食

百合紅薯粥

材料：百合、紅薯、青豆、白米、冰糖。

做法：

❶將紅薯去皮切成菱形塊，白米清洗乾淨待用。

❷取出壓力鍋的內鍋，放入所有材料，壓力鍋調到「煮飯」，調好後保壓時間為四十分鐘，煮好後即可食用。

適用：所有人皆適合食用。

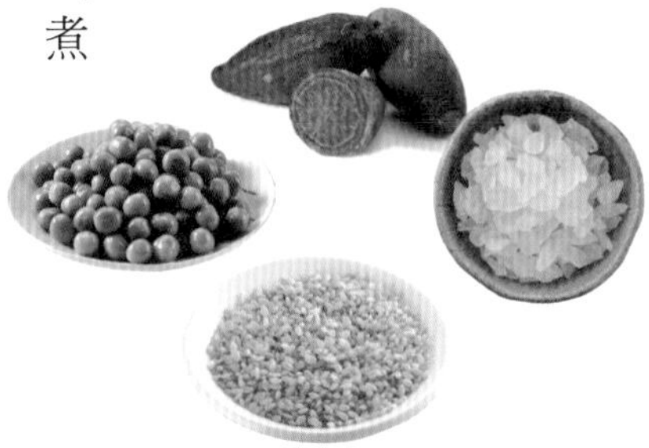

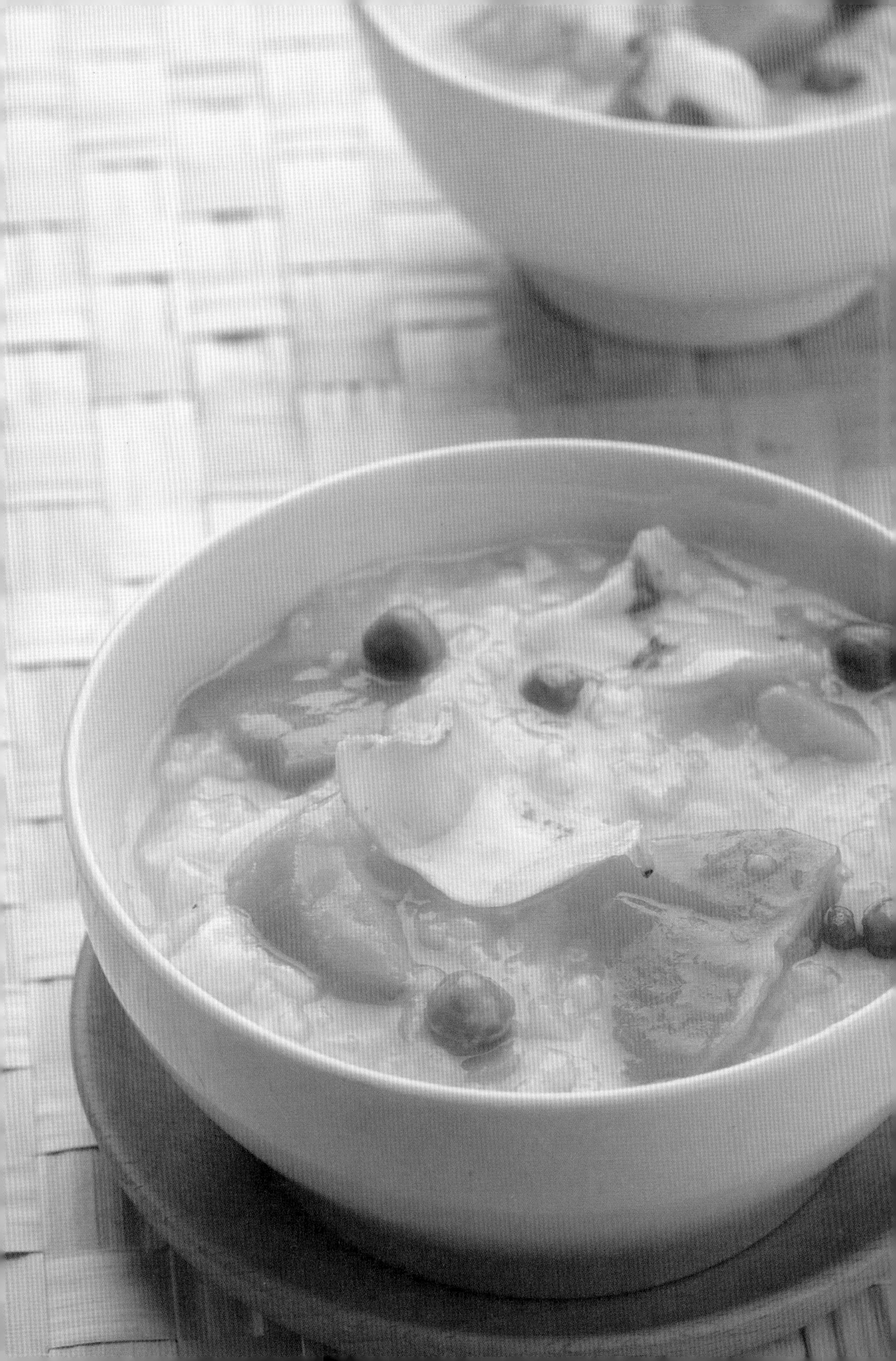

主菜

材料：香瓜1顆、蘋果半顆、草蝦仁4尾、小型鮮干貝4顆、蟹肉棒1條、低脂沙拉醬少許。

做法：
1. 蝦仁、干貝入沸水燙熟，放涼；蟹肉棒撕成絲狀備用。
2. 香瓜去皮切塊，蘋果去皮、切小丁，與處理好的海鮮一同用沙拉醬拌勻。

適用：對精神不振者有提神之效。

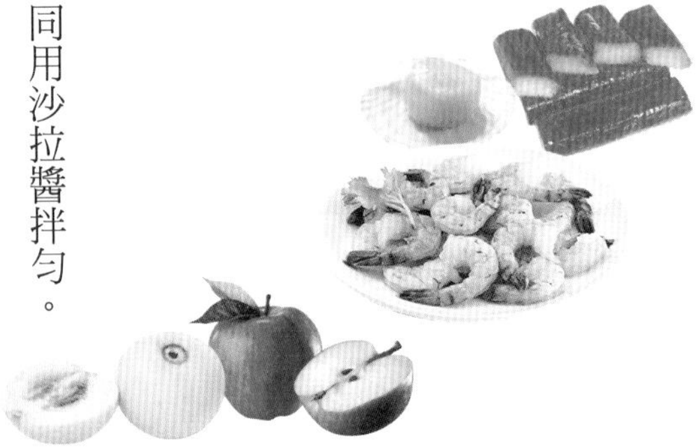

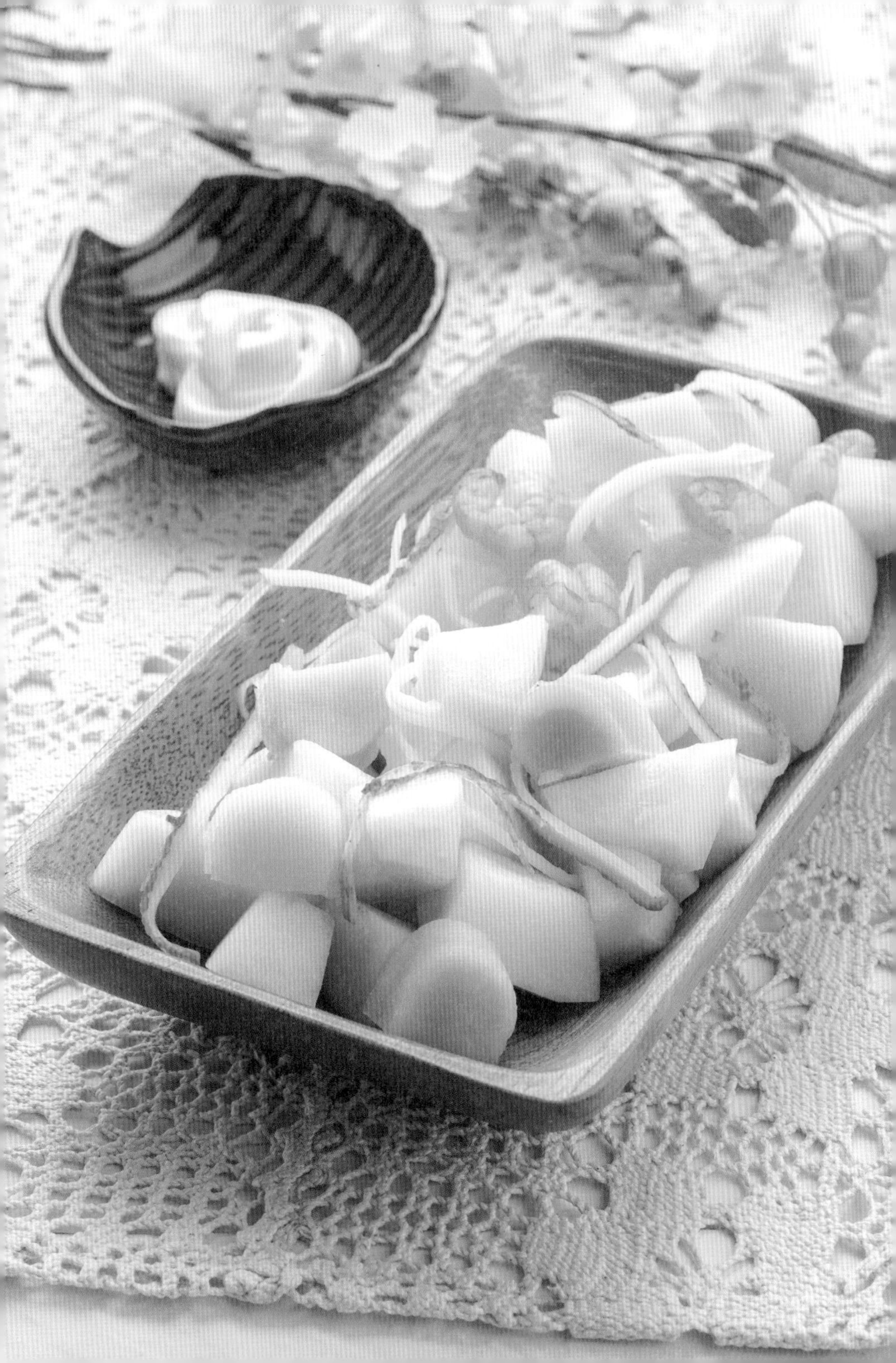

第9章

防疫、抗過敏、對抗慢性疲勞……你吃對了嗎？

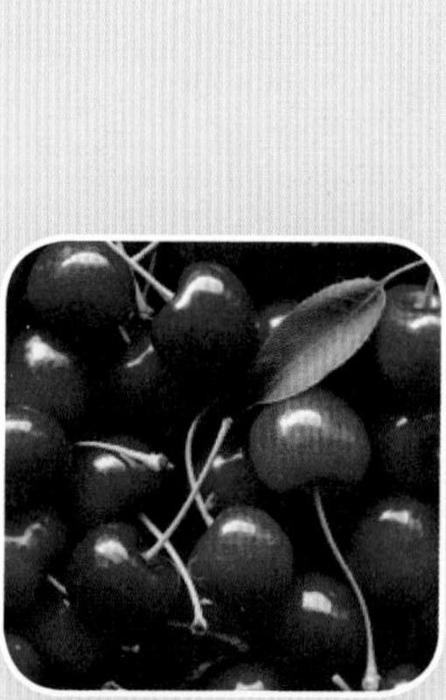
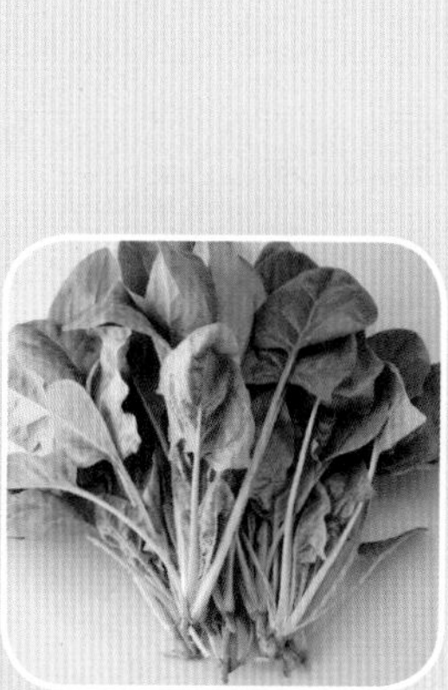
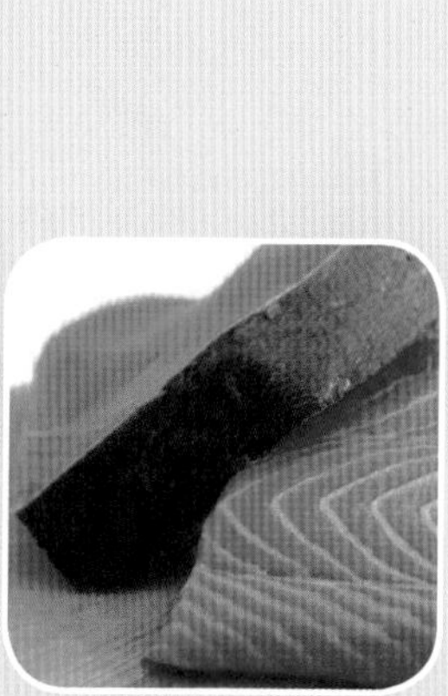

二〇二〇年全球陷入新冠肺炎危機，讀者除了藉由戴口罩、勤洗手保護自己，實踐以下的飲食原則，有助於增強身體的抵抗力。

七大飲食原則，增強抵抗力

- **多吃優質蛋白質：**每日三至五份（見本書附錄），動植物來源比例一：一。
- **多攝取五穀雜糧**。
- **攝取各色蔬果：**每天吃三份蔬菜、兩份水果、菇類，有助於黏膜修復與提升免疫。
- **吃大蒜：**每天吃二至三瓣，生吃或入菜皆可。可加洋蔥、薑黃一起吃。
- **喝優酪乳：**每天喝一百至兩百CC。持續喝兩週以上。
- **每天吃一顆綜合維他命**。

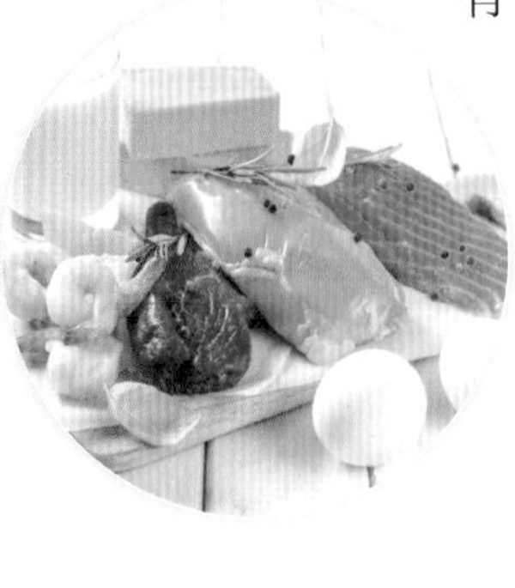

- **不吃油炸食物：**每少吃二%的油，可提高四〇%免疫力。
- **不吃甜食：**每天少吃一百公克糖，就會提升五〇%白血球的功能。
- **每天吃一顆梨子或蘋果：**有補肺效果。
- **補充水分：**隨身帶保溫杯以補充溫、熱開水。

遵守這幾點，遠離食物過敏

常見的食物過敏，通常與食物中的蛋白質有關。當這類蛋白質進入人體後，會刺激免疫系統產生免疫球蛋白抗體，當數量過多，會進一步活化肥胖細胞釋放出組織胺，而組織胺就是產生過敏的元凶。

食物過敏的症狀，會因每個人的體質與食物的種類而有差異。容易引起過敏的食物包含牛奶、蛋類、豆類、花生、堅果、海鮮等；麵粉製品（含麩質蛋白）

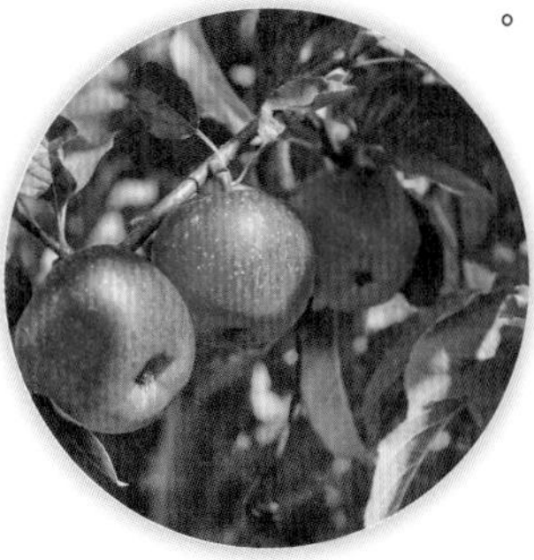

以及蔬果中的荔枝、芒果、茄子等所含有的特殊天然物，也較易引起過敏。

六歲以下的幼童約有一%至三%對食物過敏，主要是因為腸胃道尚未發育完整。對牛奶過敏的嬰兒，最好以母乳哺餵，或改喝黃豆製成的嬰兒配方乳，也可選用低過敏原的配方奶粉。通常透過藥物治療可減輕過敏的症狀，但只能治標，不能治本。因此，要防止食物過敏，最好的辦法就是**了解過敏來源，並避免吃會引發過敏的食物**。

若出現食物過敏的現象，就要先回想過去二十四小時吃過哪些東西。確定過敏原因後，應避免繼續食用這些食物，以降低發生過敏的機率。食物過敏原很多，不只是一般常見的海產、牛奶，有一些個案甚至對每天所吃的米過敏，因此仔細找出食物過敏來源常非常重要。也可到醫院的風濕免疫科進行血清抗體檢查，確認過敏來源。以下飲食原則有助於抗過敏：

1 購買食品前先看清楚營養標示，確認是否含有會引起過敏的成分。

2 少吃生食，食物加熱後再吃。由於高溫可使蛋白質變性而降低致敏風險，因此建議少吃生食。

3 均衡攝取多種食物。蛋白質是常見的過敏原，因此可以早上吃蛋、中午吃肉、晚上吃魚的方式輪替，盡量在三餐中攝取到不同食物。

4 攝取富含Omega-3脂肪酸的食物（見第一九〇頁），有抑制發炎的效果。

5 多吃新鮮的蔬菜、水果；蔬果中富含各種抗氧化成分與維生素。維生素A能維持細胞正常功能；維生素C、E能抗氧化，助於減輕過敏症狀。

6 多喝白開水，少喝含糖、冰冷飲料。

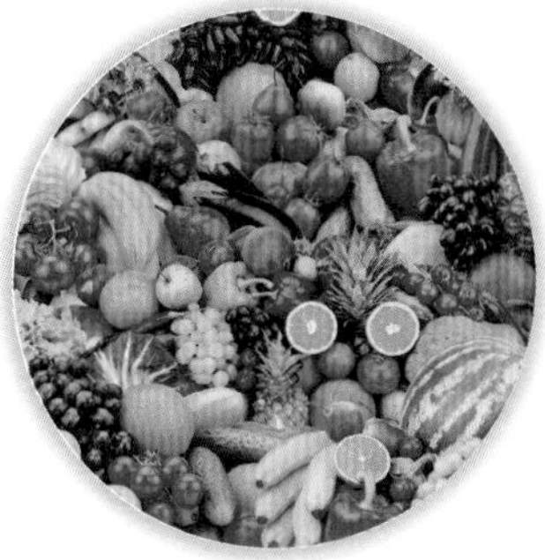

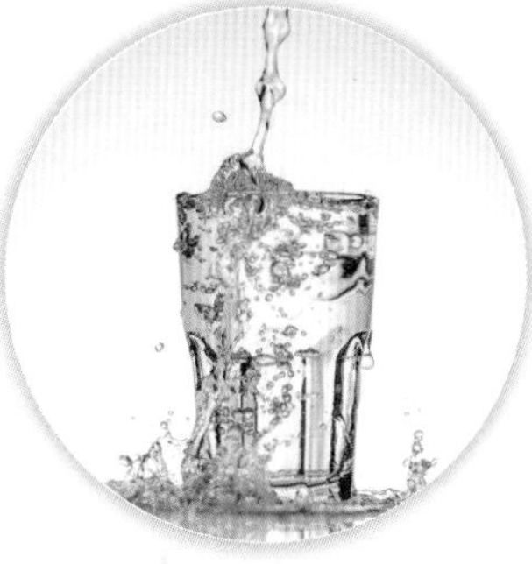

能對抗慢性疲勞的食物

經常覺得注意力無法集中、沮喪、意志消沉，甚至覺得全身肌肉痠痛、頭痛、四肢無力嗎？小心！你可能是罹患了「慢性疲勞症候群」。

對於慢性疲勞者，建議多攝取礦物質鈣、鎂、鐵、鋅及維生素B群含量豐富的食物，以幫助身體恢復精神及體力。除此之外，避免攝取任何對身體有害的食物，如咖啡、菸酒及碳酸飲料。急性疲勞者，服用維生素C可以快速發揮作用。

食物
多存在於動物內臟、豬肉、蘑菇及酵母等
豬（雞）肝、蛋類、牛奶、大豆、豌豆、蠶豆、花生及酵母等
全穀類、酵母、瘦肉、豬肝、番茄等
文蛤、小魚乾、牡蠣、豬肝、鮭魚、四破魚及秋刀魚等
甜椒、草莓、奇異果、番石榴、木瓜、花椰菜及番茄等
葵瓜子、芝麻醬、花生醬、小麥胚芽及松子等
黃鱔、甲魚、花生、核桃、桂圓、芝麻、綠藻及雞精等，尤其雞精中含量最多
而含有鋅的食物有牡蠣、南瓜子、葵瓜子、松子及腰果等，含有鎂的食物則包括南瓜子、葵瓜子及深綠色蔬菜等
納豆、番茄、南瓜、高麗菜、發芽米、味噌、泡菜、蕈菇類等

表㉔・各種可改善慢性疲勞的營養素及功效

營養素名稱	主要功效
維生素B1	能量代謝。維生素 B1 參與體內能量代謝，缺乏或不足時，會使人感到欲振乏力，因此多吃維生素 B1 可以消除疲勞
維生素B2	幫助新陳代謝。維生素 B2 參與身體新陳代謝，缺乏或不足，會使得肌肉運動無力，且耐力下降，而造成容易疲勞的現象
維生素B3（菸鹼酸）	缺乏時會情緒不安、脾氣暴躁
維生素B12	製造血紅素及核酸。維生素 B12 與血紅素及核酸形成有關，缺乏或者不足時，亦會造成貧血而導致身體含氧量不足，因而產生疲勞與其他不適的現象
維生素C	抗氧化、清除體內自由基， 可快速消除疲勞
維他命E	抗氧化、保護細胞
天門冬胺酸	能有效消除疲勞
鋅、鎂、鈣	穩定情緒，減輕疲勞
GABA（r 胺基丁酸）	對腦部有安定作用，放鬆和消除神經緊張，舒壓安眠

十種吃了會開心或變年輕的食物

1 **深海魚：**住在海邊的人都比較快樂，不只是因為大海讓人神清氣爽，還因為他們把魚當作主食。魚油中的Omega-3脂肪酸，與常用的抗憂鬱藥如碳酸鋰有類似作用，即阻斷神經傳導路徑，增加血清素的分泌量。

2 **香蕉：**香蕉含有天然植物鹼，這類植物鹼可以提神。此外香蕉是色胺酸和維生素B6的良好來源，這些都可以幫助大腦製造血清素。

3 **葡萄柚：**葡萄柚強烈的香味，可以淨化繁雜思緒、也可以提神。葡萄柚含高量的維生素C，維生素C具有抗氧化，在製造多巴胺、正腎上腺素時，維生素C是重要成分之一。

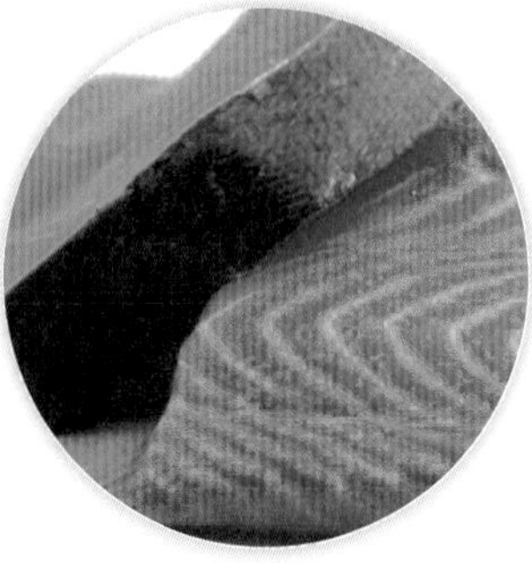

4 **全麥麵包：**碳水化合物可以幫助血清素增加，吃複合性的碳水化合物，如全麥麵包、蘇打餅乾，雖然效果慢一點，更合乎健康原則。微量礦物質硒能提

振情緒，而全穀類富含硒，吃完精神會比較好。

5 **菠菜：**缺乏葉酸會導致精神疾病，包括憂鬱症及早發性的失智等。幾乎所有的綠色蔬菜、水果都有葉酸，但菠菜的含量最高。

6 **櫻桃：**櫻桃富含花青素，可以降低發炎，研究發現，吃二十粒櫻桃比吃阿斯匹靈還要有效。

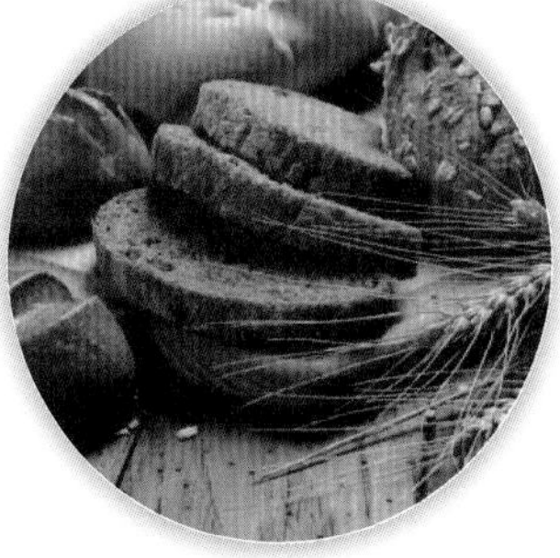

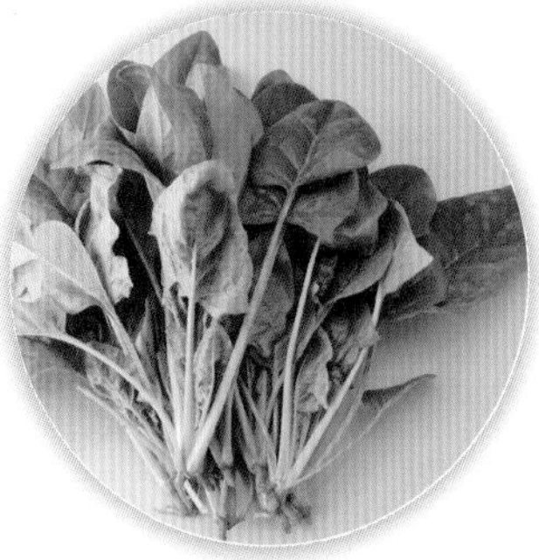

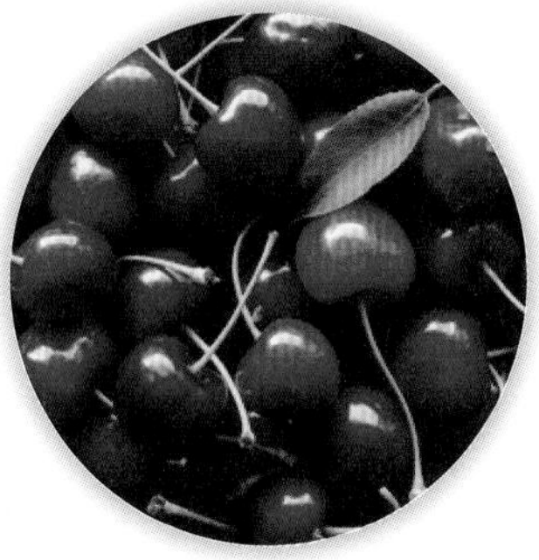

7 **大蒜：**大蒜雖然會造成口中氣味不佳，卻能帶來好心情。吃了大蒜之後，感覺比較不疲倦、不焦慮、不容易發怒。

8 **南瓜：**南瓜富含維生素B6和鐵與類胡蘿蔔素，對預防心臟病、抗老化等十分具有效用。

9 **低脂牛奶：**鈣的攝取可以使人較不緊張、暴躁或焦慮。鈣的最佳來源是牛奶、優格和起司，低脂或脫脂的牛奶擁有最多的鈣。

10 **雞肉：**雞肉、海鮮等白肉，以及全穀類中皆含有豐富的硒。硒是維持人體活力的元素之一，攝取一百微克的硒之後，便會覺得精神大振。

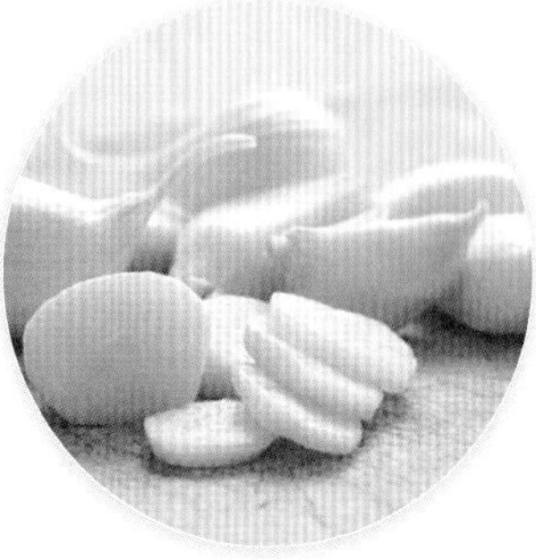

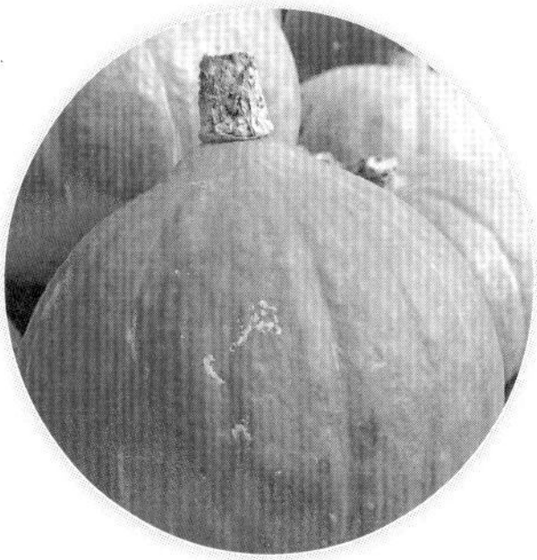

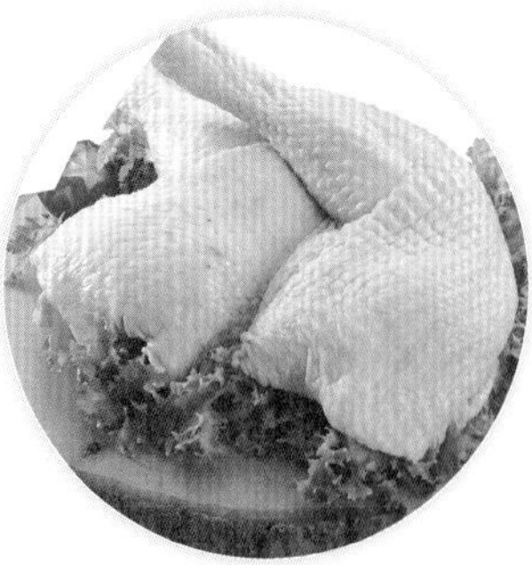

吃了會煩躁的食物

1 **醃製食品：**在醃製魚、肉、菜等食物時，會用到大量的鹽，所以若吃多了醃製食品，會因為攝取過量的鈉，而容易感到口渴煩躁。

2 **氧化的脂質：**油炸過的魚、蝦、肉等食物以及高溫烹調後的油脂，很容易生成過氧化物。脂質過氧化物在人體中，會引發自由基的連鎖反應，對抗氧化系統以及維生素等產生極大的破壞，干擾免疫系統，並造成煩躁等症狀。

3 **含鉛食品：**鉛會使腦內的多巴胺和血清素的含量明顯降低，造成神經傳導阻礙而引起記憶力衰退、痴呆症、智力發育障礙等症狀。當鉛攝取過多時，還會直接破壞神經細胞內脫氧核醣核酸的功能，使人疲憊無力、食慾減退、體重快速降低，且有煩躁的感覺。

4 **發霉食物：**穀類與花生發霉時，通常會產生大量的黴菌毒素。誤食這些毒素後，輕則嘔吐、腹瀉、煩躁、全身無力，重則導致肝癌。

附　　錄

各類食物分量與熱量代換表

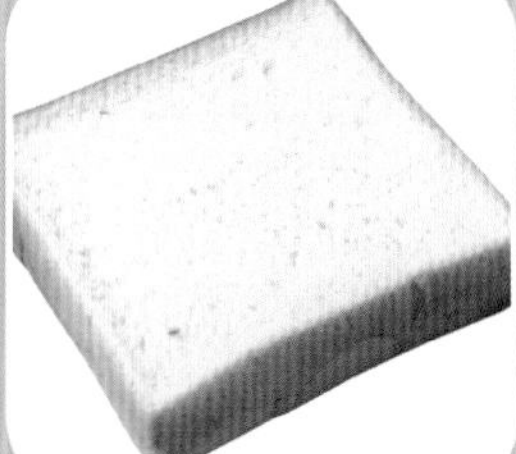
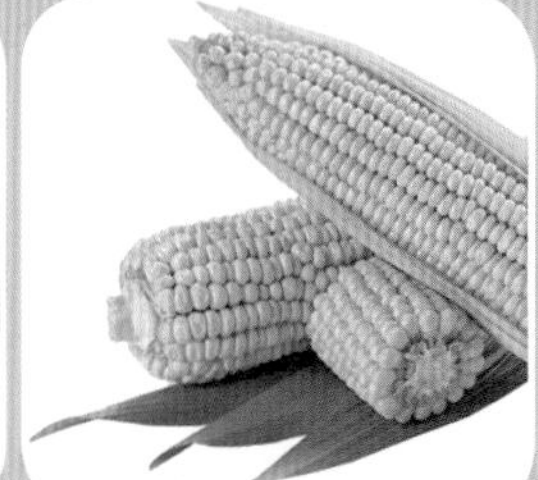
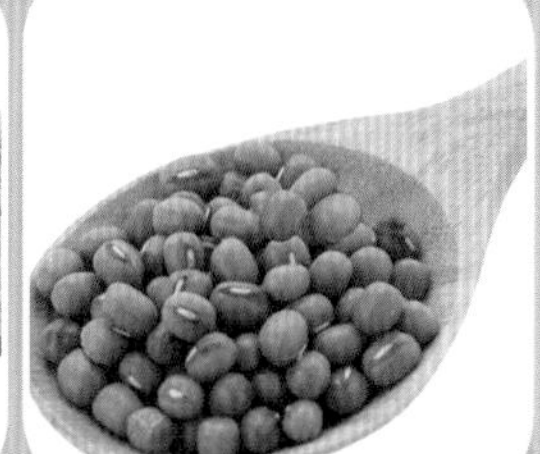

各類食物分量與熱量代換表

■食物分量代換表：五穀根莖類

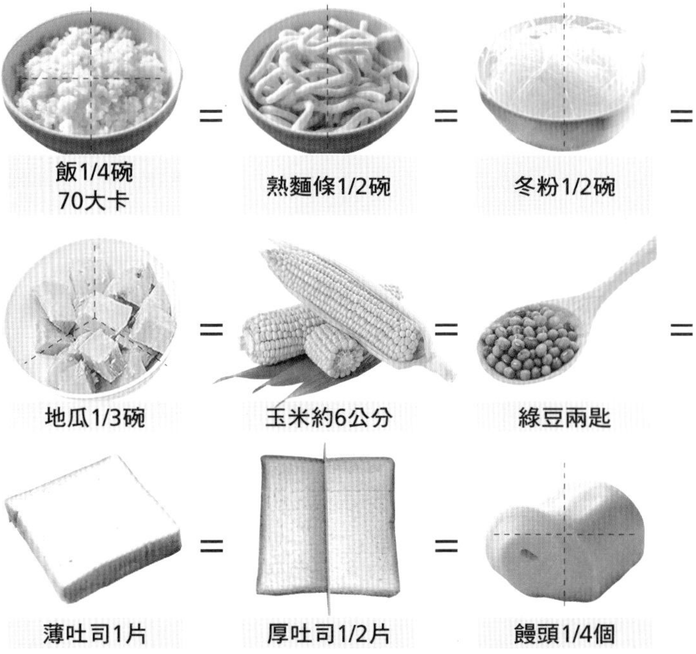

五穀根莖類（主食類）一份（約70大卡）

=1/4碗飯（50公克）
=1/4個饅頭（30公克）
=1/2碗稀飯（125公克）
=1/2片吐司（25公克）
=1/2碗麵條（60公克）
=1/2碗米粉、冬粉（20公克）
=3張水餃皮（35公克）
=1/2碗麥片、麥粉（20公克）
=1/2個馬鈴薯（90公克）
=1/3碗地瓜、芋頭（55公克）
=1/3碗紅豆、綠豆（55公克）
=1/3根玉米（110公克）
=3片蘇打餅乾（20公克）
=1/4包泡麵（15公克）
=1/2根油條（15公克）
=1/2個燒餅（20公克）

■食物分量代換表：奶類

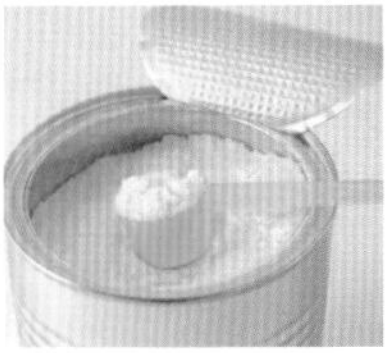

=

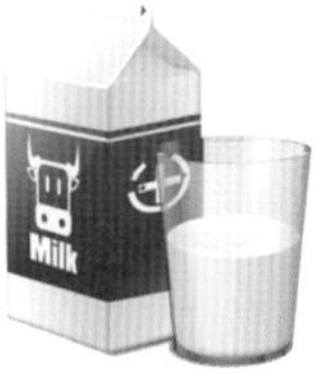

=

低脂奶粉3湯匙
120大卡

低脂鮮奶240CC

低脂起司2片

奶類一份（約80至150大卡）

=全脂奶粉4平湯匙（約150大卡）
=低脂奶粉3平湯匙（約120大卡）
=脫脂奶粉3平湯匙（約80大卡）
=全脂鮮奶1杯240CC（約150大卡）
=低脂鮮奶1杯240CC（約120大卡）
=脫脂鮮奶1杯240CC（約80大卡）
=優酪乳1瓶120CC（約85大卡）

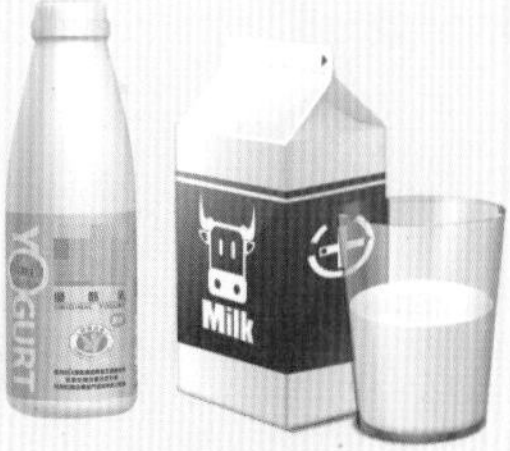

■食物分量代換表：蛋豆魚肉類

常見的蛋豆魚肉類可依脂肪含量分為三類

低脂（一份55大卡）

1. 大部分魚類、海鮮食品
2. 豬大里肌、雞里肌、雞胸肉
3. 豆漿、麵腸、烤麩

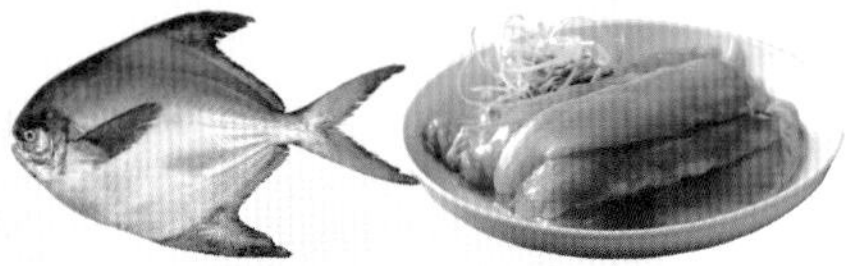

中脂（一份75大卡）

1. 虱目魚、魚肉製品
2. 豬大排、小排
3. 雞翅、雞排
4. 干絲、百頁、豆干、素雞、油豆腐
5. 全蛋

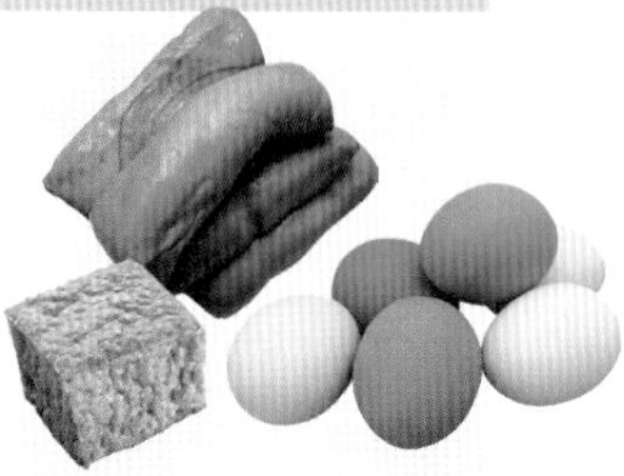

高脂（一份120大卡）

1. 秋刀魚
2. 豬後腿肉、臘肉
3. 豬蹄膀、五花肉、梅花肉、培根、熱狗、香腸
4. 醃漬麵筋

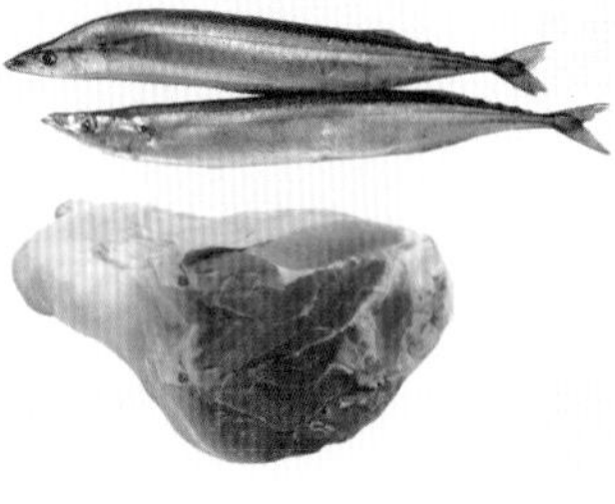

小撇步

平常在外選購蛋豆魚肉食品時，用手掌即可測量分量。
若以每份75大卡計算，一個成人手掌約相當於三份，即：

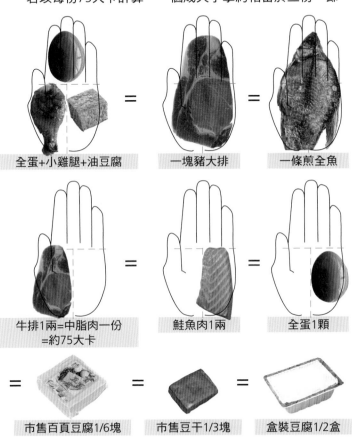

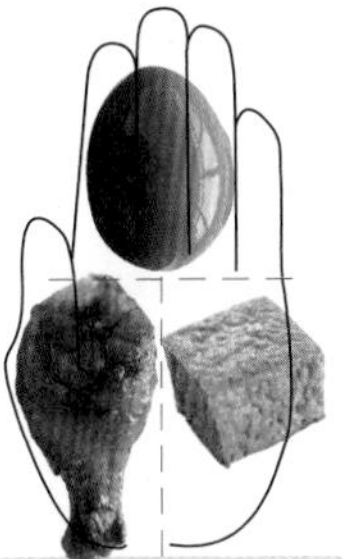
全蛋+小雞腿+油豆腐

=

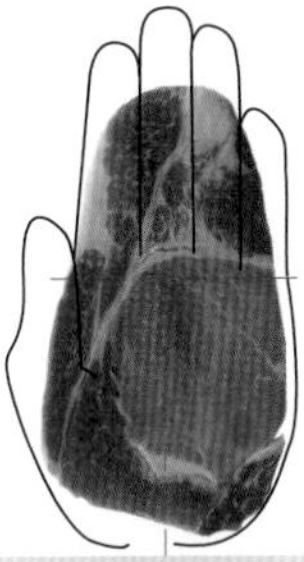
一塊豬大排

=

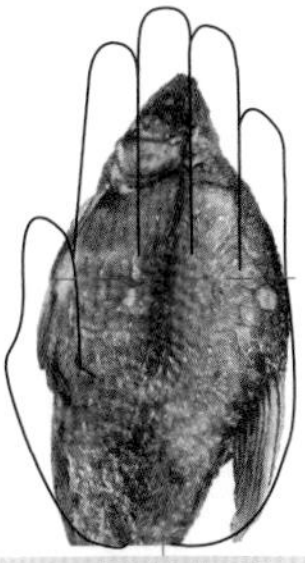
一條煎全魚

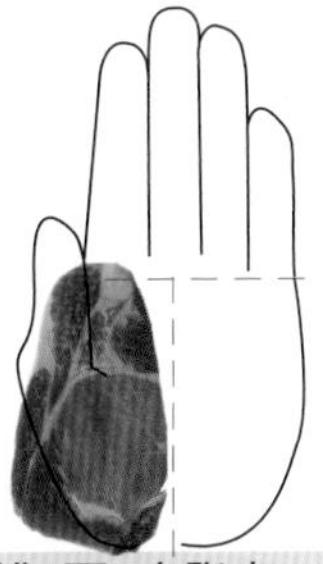
牛排1兩=中脂肉一份
=約75大卡

=

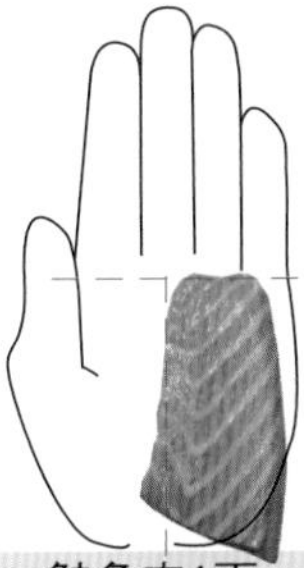
鮭魚肉1兩

=

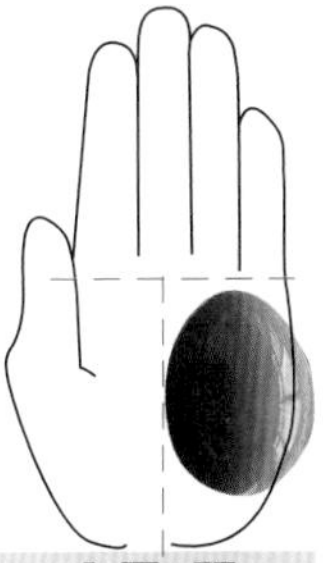
全蛋1顆

=

市售百頁豆腐1/6塊

=

市售豆干1/3塊

=

盒裝豆腐1/2盒

蛋豆魚肉類一份（約75大卡）

=瘦肉（魚、雞、豬、牛、羊）1兩

= 全蛋 1 顆	= 盒裝豆腐 1/2 盒	= 肉鬆 2 平湯匙
= 蛋白 2 個	= 板豆腐 3 小格	= 貢丸 2 顆
= 小方豆干 1 塊	= 三明治火腿 2 片	= 清豆漿 240CC

■食物分量代換表：水果及蔬菜類

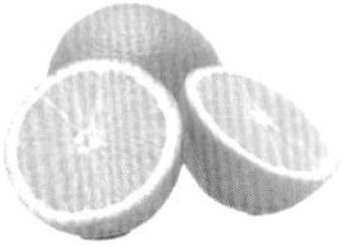

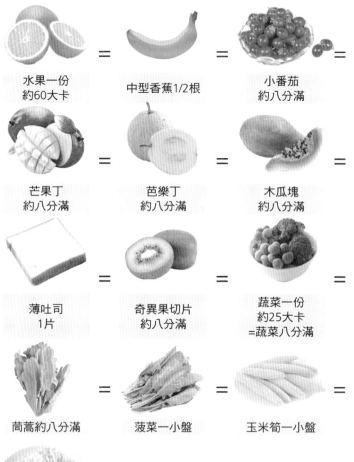

水果一份
約60大卡

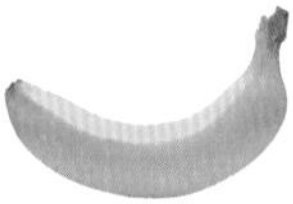

中型香蕉1/2根

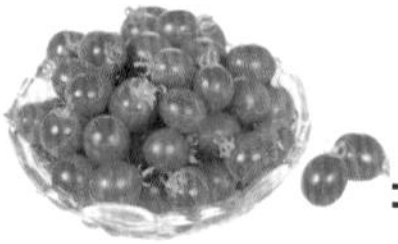

小番茄
約八分滿

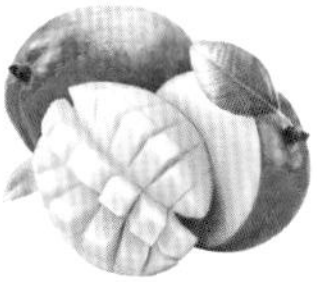

芒果丁
約八分滿

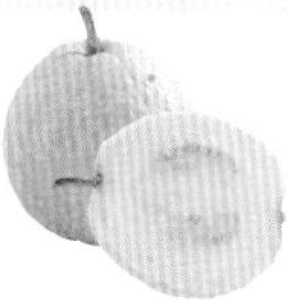

芭樂丁
約八分滿

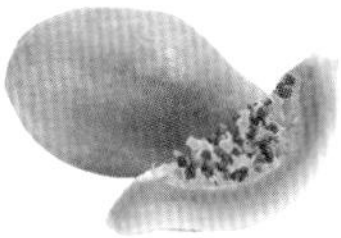

木瓜塊
約八分滿

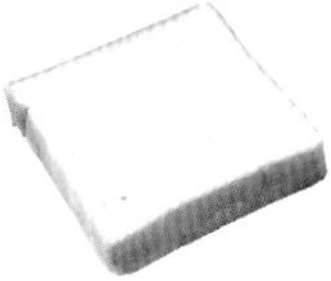

薄吐司
1片

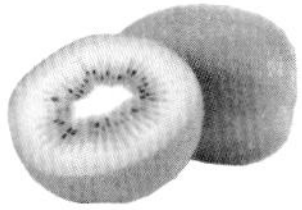

奇異果切片
約八分滿

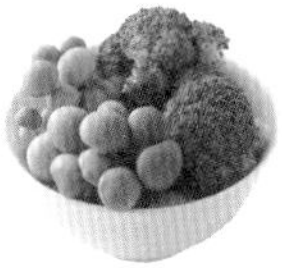

蔬菜一份
約25大卡
=蔬菜八分滿

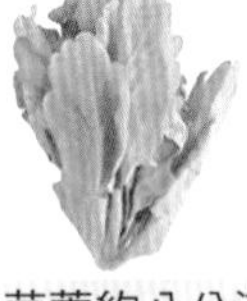

茼蒿約八分滿

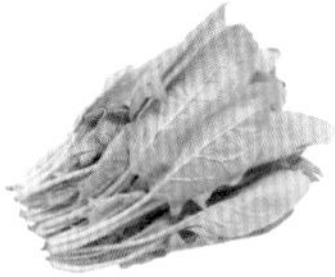

菠菜一小盤

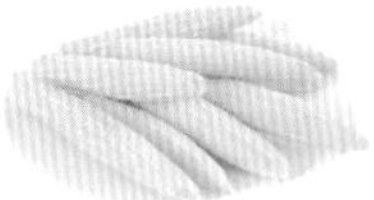

玉米筍一小盤

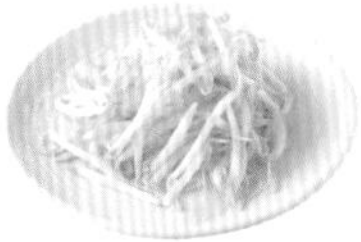

綠豆芽一小盤

水果一份（約60大卡）

=小蘋果、小梨子1個
=柑橘、柳丁1個
=桃子、李子1個
=土芭樂1個
=泰國芭樂1/3~1/4個
=中型蓮霧、棗子2個
=白柚2個
=中型香蕉1/2根
=木瓜、釋迦1/6個
=愛文芒果1/6個
=西瓜10小片（約250公克）
=美濃瓜1/2個
=楊桃、葡萄柚1/2個
=青芒果5片
=荔枝5顆
=葡萄、龍眼13粒
=草莓、櫻桃9顆
=小番茄23顆
=葡萄乾33粒

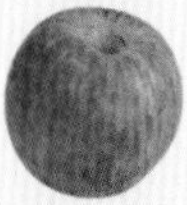
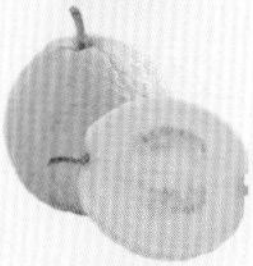
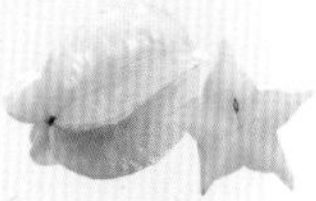

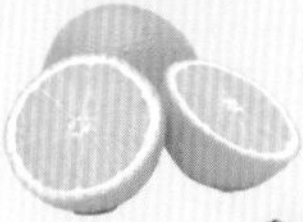
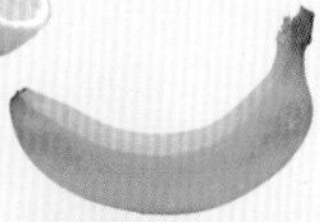
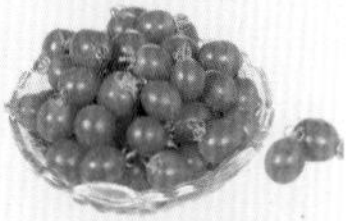
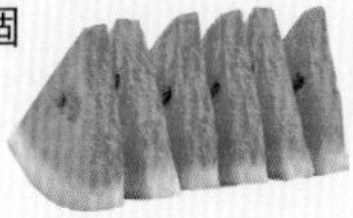
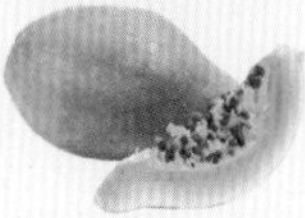
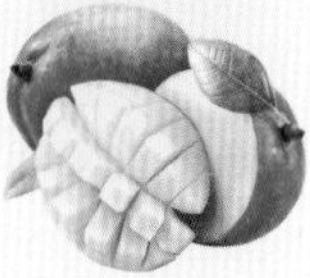

蔬菜一份（約25大卡）

=炒青菜一小盤
*水煮蔬菜不在此限

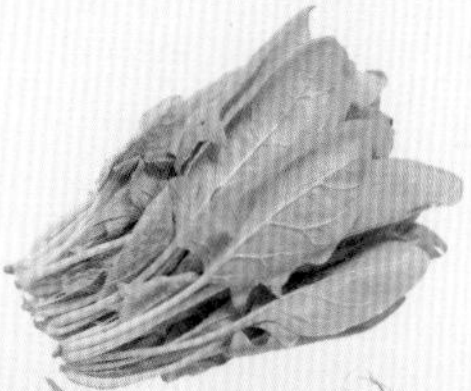
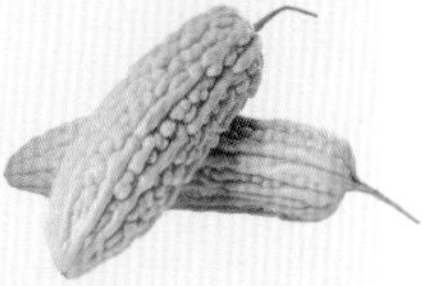
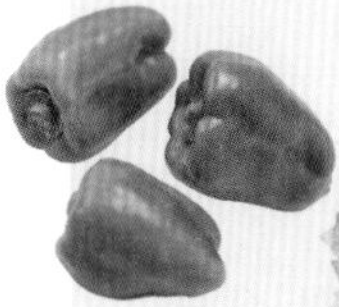
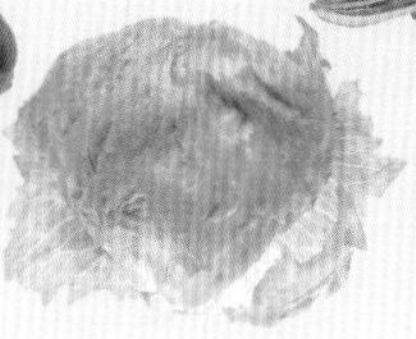
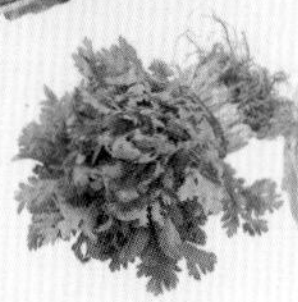
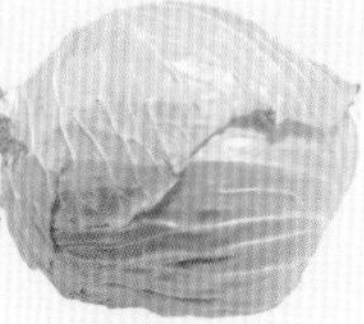

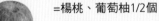

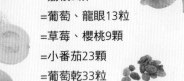

■食物分量代換表：油脂類

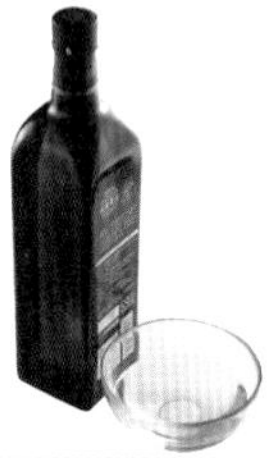

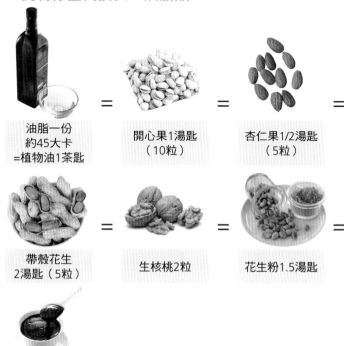

油脂一份
約45大卡
=植物油1茶匙

=

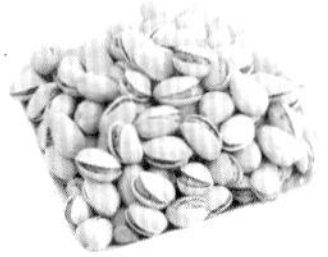

開心果1湯匙
（10粒）

=

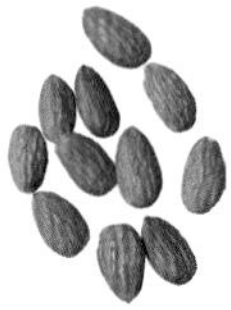

杏仁果1/2湯匙
（5粒）

=

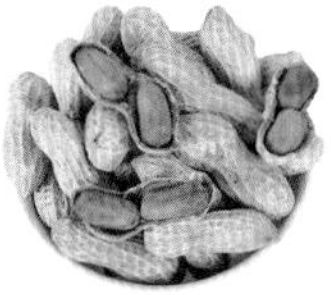

帶殼花生
2湯匙（5粒）

=

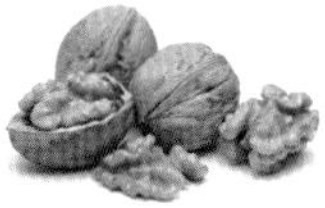

生核桃2粒

=

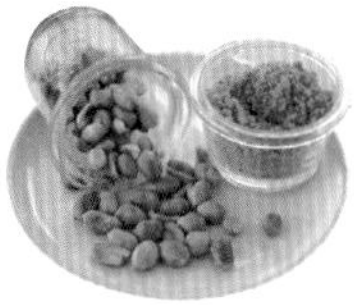

花生粉1.5湯匙

=

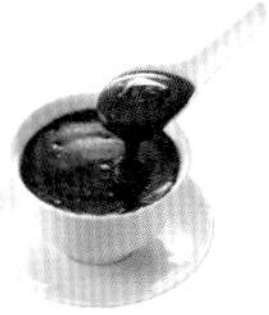

芝麻醬2湯匙

油脂類一份（約45大卡）

=植物油1茶匙（5公克）	=鮮奶油1湯匙（15公克）
=動物油1茶匙（5公克）	=花生粉1.5湯匙
=沙拉醬2茶匙（8公克）	=培根1片
=芝麻醬2茶匙（8公克）	=杏仁果、腰果5粒
=花生醬1茶匙（8公克）	=花生米10粒

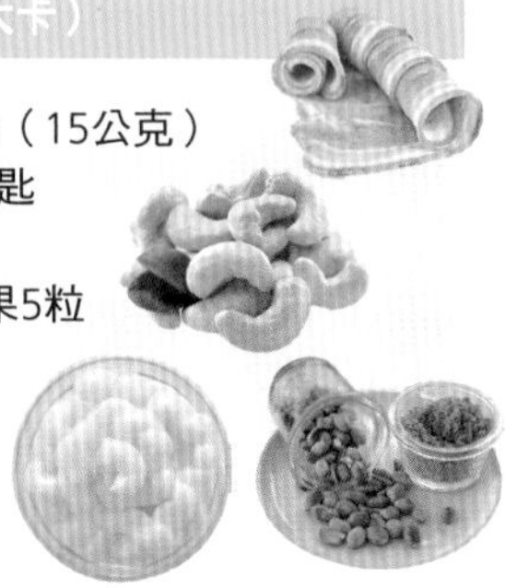

國家圖書館出版品預行編目（CIP）資料

王進崑營養學，白髮變黑髮，年輕15歲：薑黃、蜂蜜、辣木、木鱉果、青梅……營養學博士的太極飲食法，用天然食材強化自癒力。／王進崑著. -- 二版. -- 臺北市：大是文化，2021.01
336面；14.8x21公分. --（EASY；099）
ISBN 978-986-5548-29-2（平裝）

1. 健康飲食　2. 營養

411.3　　109018565

EASY 099

王進崑營養學，白髮變黑髮，年輕15歲

薑黃、蜂蜜、辣木、木鱉果、青梅……營養學博士的太極飲食法，用天然食材強化自癒力。

作　　者／王進崑
封面攝影／吳毅平
內頁攝影／吳毅平、林宗億、鍾君賢
校對編輯／林盈廷
美術編輯／張皓婷
副 主 編／馬祥芬
副總編輯／顏惠君
總 編 輯／吳依瑋
發 行 人／徐仲秋
會　　計／許鳳雪、陳嬅娟
版權經理／郝麗珍
行銷企劃／徐千晴、周以婷
業務助理／王德渝
業務專員／馬絮盈、留婉茹
業務經理／林裕安
總 經 理／陳絜吾

出 版 者／大是文化有限公司
臺北市 100 衡陽路7號8樓
編輯部電話：（02）23757911
購書相關諮詢請洽：（02）23757911 分機122
24小時讀者服務傳真：（02）23756999
讀者服務E-mail：haom@ms28.hinet.net
郵政劃撥帳號：19983366　戶名：大是文化有限公司

法律顧問／永然聯合法律事務所
香港發行／豐達出版發行有限公司
Rich Publishing & Distribution Ltd
香港柴灣永泰道70號柴灣工業城第2期1805室
Unit 1805, Ph.2, Chai Wan Ind City, 70 Wing Tai Rd, Chai Wan, Hong Kong
Tel：21726513　Fax：21724355　E-mail：cary@subseasy.com.hk

封面設計／林雯瑛
內頁排版／林雯瑛、Wendy
內頁插畫／盧宏烈
印　　刷／鴻霖印刷傳媒股份有限公司
出版日期／2021年1月15日　二版2刷
定　　價／新臺幣380元（缺頁或裝訂錯誤的書，請寄回更換）
I S B N　978-986-5548-29-2

※本書為作者前作《這樣吃，我的白髮變黑髮、年輕15歲》重新編輯之重製書。